Alimentação sem carne

Dr. Eric Slywitch

Alimentação sem carne

Um guia prático para montar a sua dieta vegetariana com saúde

2ª edição ampliada e revisada

EDITORA ALAÚDE

O texto deste livro foi fixado conforme o acordo ortográfico vigente no Brasil desde 1º de janeiro de 2009.

Este livro é uma obra de consulta e esclarecimento. As informações aqui contidas têm o objetivo de complementar, e não substituir, os tratamentos ou cuidados médicos. Os benefícios para a saúde de uma dieta baseada em frutas, legumes, verduras e sementes são reconhecidos pela medicina, mas o uso das informações contidas neste livro é de inteira responsabilidade do leitor. Elas não devem ser usadas para tratar doenças graves e solucionar problemas de saúde sem a prévia consulta a um médico ou a um nutricionista.

PREPARAÇÃO: Denise Turco
REVISÃO: Rosi Ribeiro Melo, Claudia Vilas Gomes
CAPA: Rodrigo Frazão
PROJETO GRÁFICO: Cesar Godoy
IMAGEM DE CAPA: Kninwong/Shutterstock.com

1ª edição 2010 (3 reimpressões) / 2ª edição, 2015 (5 reimpressões)

Dados Internacionais de Catalogação na Publicação (CIP)
(Câmara Brasileira do Livro, SP, Brasil)

Slywitch, Eric
Alimentação sem carne : guia prático: o primeiro livro brasileiro que ensina como montar sua dieta vegetariana / Eric Slywitch. - 2. ed. -- São Paulo : Alaúde Editorial, 2015. Bibliografia

ISBN 978-85-7881-298-0

1. Alimentos - Qualidade 2. Alimentos naturais 3. Carnes - Aspectos da saúde 4. Culinária 5. Culinária vegetariana 6. Natureza - Poder de cura 7. Qualidade de vida 8. Saúde - Aspectos nutricionais 9. Vegetarismo I. Título.

15-04175 CDD-613.262

Índices para catálogo sistemático:
1. Vegetarismo: Alimentação natural: Promoção da saúde 613.262

2020
Alaúde Editorial Ltda.
Avenida Paulista, 1337
Conjunto 11, Bela Vista
São Paulo, SP, 01311-200
Tel.: (11) 3146-9700
www.alaude.com.br

A todas as pessoas que se opuseram aos meus ideais, desde o início da minha trajetória com a alimentação sem carne. Foi, em parte, por intermédio delas que o fortalecimento dos meus argumentos, embasados cientificamente, se fez necessário. Impossível também seria não agradecer aos que me apoiaram.

Ao amigo irmão Tomaz Vello, pelas fotos cedidas, e à chef Tatiana Cardoso, do Restaurante Moinho de Pedra, pelo arranjo de alguns pratos que estão nesta obra.

A Abel Dias do Val Junior, Ana Carolina Bracht Moura, Fábio de Andrade, Gabriele C. Vilanova, Nicole Hannes Caldeira e Renata Balieiro Takebayashi. Espero que sejam tão atenciosos em suas futuras profissões quanto foram comigo na captação de diversos artigos científicos na Bireme.

Às pessoas que se comprometem voluntariamente, de corpo e alma, com a difusão do vegetarianismo, em especial à Marly Winckler e a todos os integrantes da Sociedade Vegetariana Brasileira (SVB).

A todas as pessoas interessadas em adquirir conhecimentos concretos e imparciais sobre esse assunto.

Espero que este livro seja mais uma ferramenta na difusão do vegetarianismo e que possa trazer amparo a esse pilar (nutrição) do vegetarianismo, que é sempre tão questionado.

Sumário

Prefácio

Meu objetivo ao escrever este livro, publicado pela primeira vez em 2008, foi fornecer informações consistentes, seguras e, sobretudo, imparciais sobre uma dieta sem carne. Não importa por qual motivo o indivíduo se tornou vegetariano nem qual é a linha que ele segue; o importante é que a opção pela dieta sem carne seja segura.

Este foi o primeiro livro brasileiro totalmente embasado em artigos científicos que ensina a montar um cardápio combinando grupos alimentares, para qualquer tipo de dieta vegetariana. Há também aqui as informações mais importantes sobre os principais nutrientes em relação aos quais existem dúvidas na dieta vegetariana, além de tabelas de valores nutricionais de centenas de alimentos.

Esta nova edição traz 50% a mais de conteúdo e diversas novidades. As tabelas foram ampliadas e atualizadas, o que trouxe informações de valores nutricionais de mais alimentos. Como exemplos, foram incluídos os germinados, assim como o teor de vitamina D e ômega-3 de diversos alimentos. Uma adição marcante foi a apresentação de tabelas com todos os aminoácidos essenciais dos alimentos vegetais e animais. Isso permitiu o cálculo de diferentes dietas para verificar o que ocorre com o teor final de aminoácidos e desmistificar a dieta vegetariana estrita nesse contexto.

A forma de elaboração da dieta traz agora diversas sugestões diferentes, simples, sem a necessidade de elaborar cálculos, para que você saiba facilmente pelo que trocar os alimentos de origem animal em diferentes refeições, seja em lanches, café da manhã, sopas, churrascos e massas.

O capítulo de ômega-3 traz uma inovação que é a mistura de óleos para que a proporção de ômega-6 e ômega-3 fique equilibrada, seja qual for o óleo que você utiliza no dia a dia. Além disso, mostra o teor dos ômegas 3 e 6 em centenas de alimentos, sejam de fonte animal ou vegetal.

Após quase dez anos do lançamento da primeira edição, me sirvo dos meus anos de experiência clínica diária de atendimento em consultório para fornecer ainda mais dicas sobre a alimentação vegetariana referente aos seus cuidados nutricionais, assim como condutas referentes à correção de deficiências, que também são encontradas na dieta onívora.

Com o objetivo de reunir dados consistentes, seguros e imparciais sobre o vegetarianismo, este livro se mantém um grande aliado para leigos ou profissionais de saúde como fonte de informações científicas seguras.

Boa leitura!

Dr. Eric Slywitch

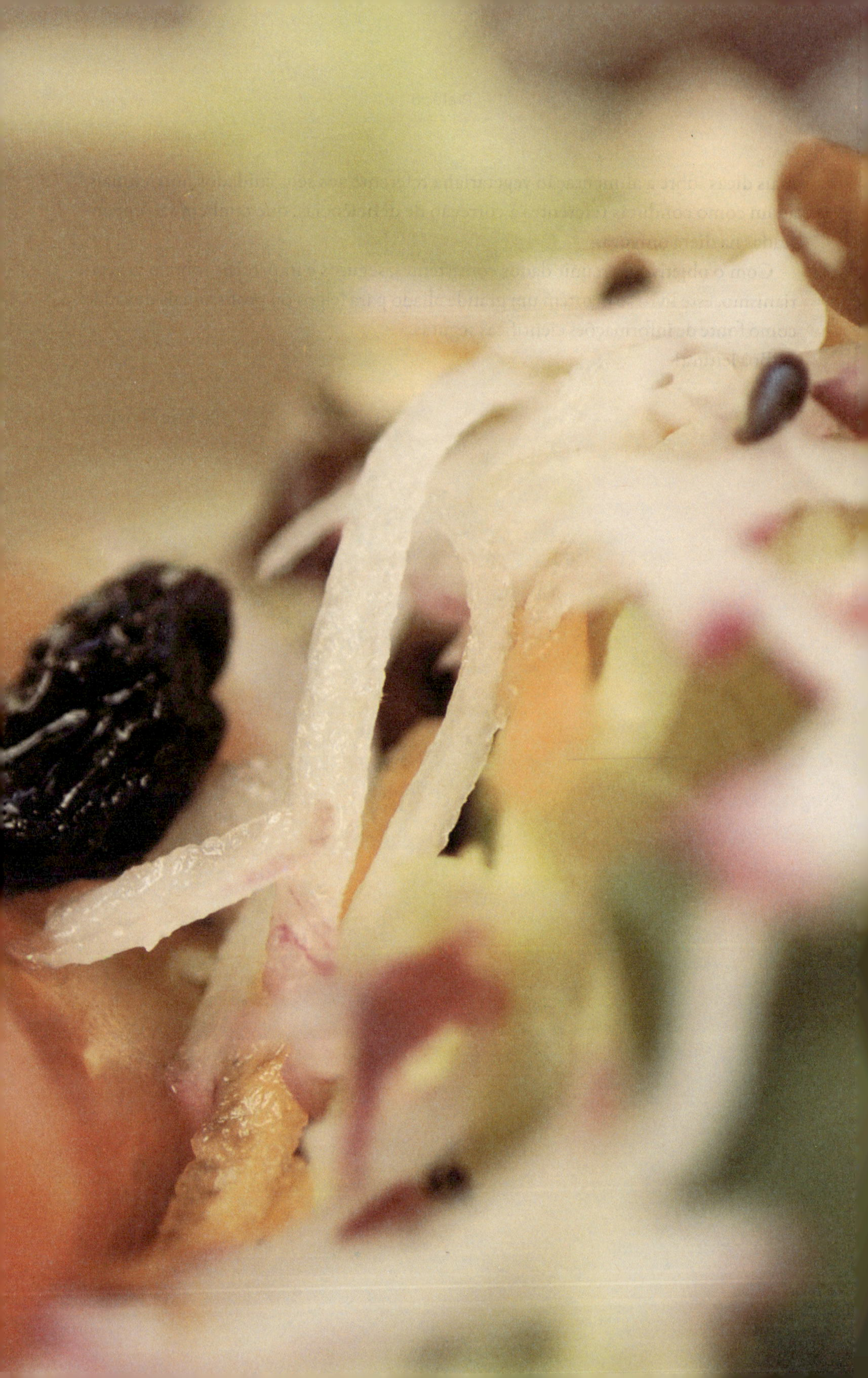

Introdução ao vegetarianismo

"Vegetariano" vem do latim *vegetus*, que significa "forte, robusto, vigoroso". Ser vegetariano significa ter como princípio não comer produtos que implicaram na morte de qualquer ser do reino animal. Assim, se você parar de comer todo tipo de carne (de boi, frango, porco, cabrito, peixes, frutos do mar) será considerado vegetariano.

Por que uma pessoa se torna vegetariana?

Existem três princípios básicos que podem fazer com que uma pessoa adote uma alimentação vegetariana: ética, saúde e meio ambiente.

Motivos éticos

Grande parte das pessoas torna-se vegetariana por considerar que os animais têm o mesmo direito à vida e à proteção contra o sofrimento do que as pessoas, completando seu ciclo de existência sem a interferência negativa das atitudes humanas.

Compartilhamos o mesmo planeta com outros seres, que possuem os mesmos direitos de usufruir desse local. Os animais são sencientes e, por essa razão, têm a capacidade de se defender da dor e a habilidade de experimentar alegria. Nós, seres humanos, às vezes, não vemos isso por falta de sensibilidade ou preferimos não encarar o fato porque temos interesses sobre o uso dos animais no dia a dia.

Além dessa questão, consideramos nesse contexto os motivos religiosos, uma vez que o vegetarianismo faz parte dos princípios éticos de algumas religiões, como o hinduísmo e o adventismo.

Para se ter uma ideia, no Brasil, o principal motivo que leva as pessoas a se tornarem vegetarianas é a questão ética. Isso se constitui como um juízo de valor, algo que não deve ser contestado em atendimento médico ou nutricional.

Motivos relacionados à saúde

Uma alimentação sem carne traz benefícios ao organismo, o que já foi demonstrado em inúmeras pesquisas científicas; falo mais sobre isso adiante.

Estudos internacionais apontam que o cuidado com a saúde é a razão que leva a maior parte das pessoas a adotar a alimentação vegetariana. No entanto, esse dado acaba sendo viciado, pois envolve grupos que são incentivados a seguir a dieta vegetariana para melhorar a condição de saúde, e não como uma opção espontânea. No Brasil, esse não é o principal motivo de adesão ao vegetarianismo.

Motivos relacionados ao meio ambiente

A consciência de que a criação industrial de animais causa forte impacto ambiental negativo, tanto localmente quanto para o planeta, é uma razão crescente para a adoção do vegetarianismo.

A devastação de florestas, a desertificação do solo, a poluição gerada com consequente contaminação de mananciais aquíferos, a distribuição e a ocupação de terras sem planejamento, a menor criação de empregos, entre outras práticas observadas atualmente, geram impactos na produção de carne. Sabemos que manter a floresta intacta favorece a formação de chuvas e que as alterações climáticas, que temos visto com cada vez mais frequência, estão diretamente ligadas à forma que tratamos o meio ambiente.

Um dado que ilustra essa situação é o de que o avanço da pecuária é responsável por 70% da área desmatada da Floresta Amazônica, de acordo com a Organização das Nações Unidas para a Alimentação e a Agricultura (FAO, na sigla em inglês). A instituição também estima que a pecuária emita mais gases de potencial efeito estufa do que os meios de transporte.

Cerca de 80% do milho e da soja plantados no Brasil são destinados à alimentação de animais. Isso torna a pecuária uma atividade ainda mais devastadora, porque esses grãos são cultivados em larga escala para alimentar animais que, depois de alguns anos de vida, terão sua carne comercializada. Nesse processo, os animais sofrem uma enorme perda de energia, pois parte das quilocalorias consumidas se dissipa em suas atividades metabólicas básicas, e o restante constitui seu organismo físico. Em outras palavras, o uso de carne como fonte alimentar representa uma ineficiência do ponto de vista da produção de alimentos. Por outro lado, o cultivo de vegetais representa uma produtividade muito maior e em espaço menor.

Não há interesse político em mostrar esses dados no Brasil. Nas eleições de 2014, vimos que o maior patrocinador das campanhas políticas dos três principais presidenciáveis foi uma indústria da carne. A candidata reeleita, por exemplo, recebeu dessa empresa mais da metade dos valores que custearam sua campanha. Da mesma forma, muitos canais de televisão têm a indústria da carne entre seus principais patrocinadores. Por isso, não espere informações a respeito dos impactos negativos da pecuária na maioria das mídias.

No site da Sociedade Vegetariana Brasileira (www.svb.org.br), é possível encontrar informações mais detalhadas sobre o vegetarianismo e sobre o impacto ecológico da criação de animais para o consumo humano.

Tipos diferentes de dietas vegetarianas

Além de não comer carne, algumas pessoas vão mais longe e deixam de consumir leite e derivados, ovos e outros alimentos de origem animal, como o mel. Assim, existem diferentes tipos de dietas vegetarianas. Todas elas têm dois pontos em comum: utilizar alimentos do reino vegetal e jamais ingerir carnes. Resumidamente temos os seguintes grupos:

Ovolactovegetariano: não come carne, porém aceita o consumo de ovos e laticínios. Essa é a opção da maioria dos vegetarianos que encontramos nos estudos científicos e que chegam ao meu consultório.

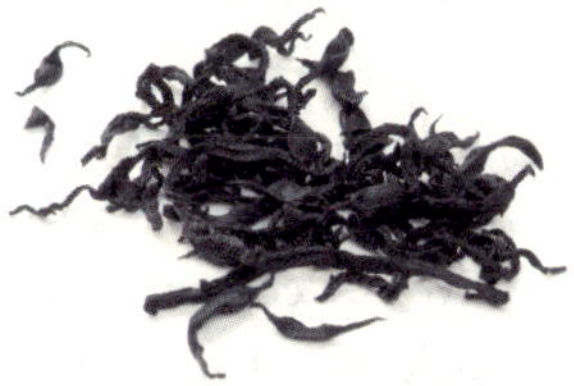

Lactovegetariano: não come carne nem ovo, mas ingere laticínios, como o nome sugere. Grande parte desses indivíduos não consome ovos por não gostar do sabor, por nunca terem desenvolvido o hábito de consumi-los ou por razões religiosas, já que o ovo (fecundado) seria uma vida em potencial.

Ovovegetariano: não come carne, leite e laticínios. Ingere ovo. São poucos os indivíduos que seguem esse padrão alimentar.

Vegetariano estrito: não come nenhum alimento derivado de animais (ovos, laticínios, mel, etc.). Após os ovolactovegetarianos, o vegetariano estrito é o mais comum de ser encontrado.

Vegano: adaptação do inglês "*vegan*", o termo indica quem vai além de adotar uma alimentação vegetariana estrita; é um indivíduo que também não utiliza outros tipos de produtos oriundos de ou testados em animais, como lã, couro, seda, pele, cosméticos ou cujos derivados sejam um dos componentes. Segundo a Vegan Society, instituição do Reino Unido que fornece informações e orientações sobre vários aspectos dessa prática, "o veganismo é um modo de viver que busca excluir, na medida do possível e praticável, todas as formas de exploração e tratamento cruel de animais na alimentação, vestuário ou qualquer outra finalidade". Em termos nutricionais, não faz diferença a subclassificação vegano ou vegetariano estrito. Assim, neste livro, chamo de veganos os indivíduos que não se alimentam de nenhum derivado animal.

Outros grupos: há vegetarianos que utilizam apenas alimentos crus (crudívoros). Outras correntes podem ser vegetarianas ou não, como a macrobiótica – nesse estilo de vida, os alimentos crus raramente são utilizados, e alguns praticantes admitem a ingestão de carnes brancas (frango ou peixe) esporadicamente, mas não utilizam laticínios. Alguns vegetarianos usam apenas alimentos orgânicos ou integrais e evitam tudo o que é industrializado. Outros não se preocupam tanto com os aspectos de saúde e não fazem discriminação entre integrais e refinados. Também há vegetarianos que consomem álcool e até mesmo fumam. Há os praticantes de atividades físicas e os sedentários.

Vale uma menção ao semivegetariano, que come carne (geralmente branca) em menos de três refeições por semana. Esse indivíduo não é vegetariano, mas onívoro, ou seja, come qualquer tipo de alimento. A criação desse termo ganha importância à medida que estudos científicos são feitos para avaliar a saúde de pessoas que comem carne, de quem não ingere proteína animal e dos que estão em situação de ingestão intermediária (semivegetarianos).

É importante salientar que o "rótulo" da dieta não é capaz de indicar o real estado nutricional do indivíduo. Temos a tendência de pensar, por exemplo, que um lactovegetariano, pela presença de laticínios na dieta, vai ingerir mais cálcio que um vegetariano estrito. Isso nem sempre é verdade, afinal esse "rótulo" nos diz apenas os tipos de alimentos utilizados, e não a quantidade consumida. Assim, pode acontecer de um vegetariano estrito ingerir mais cálcio que um lactovegetariano. Da mesma forma, um vegetariano pode consumir mais proteína que um onívoro. É fácil observar isso no dia a dia: duas pessoas onívoras não seguem o mesmo cardápio e, portanto, não têm uma ingestão similar de nutrientes.

As dietas vegetarianas não têm um protocolo que leve seus praticantes a comerem os mesmos alimentos e nas mesmas proporções. Assim, para profissionais de saúde, o importante, ao receber um paciente no consultório, é saber que o rótulo serve apenas para indicar o que pode ou não ser prescrito no seu cardápio. Sem uma avaliação detalhada dos hábitos alimentares e do metabolismo do indivíduo, é impossível saber se há alguma deficiência ou excesso nutricional.

Outro aspecto a ser ressaltado é que muitos ovolactovegetarianos têm a intenção de, em algum momento, se tornarem vegetarianos estritos. Entretanto, isso está longe de ser uma regra. Não há uma graduação de evolução do tipo de dieta dentro do vegetarianismo, como se o ovolactovegetariano fosse um faixa branca das artes marciais e o vegano, um faixa preta.

O desejo de um vegetariano estrito voltar a ser ovolactovegetariano, ou mesmo onívoro, costuma acontecer quando o meio social se torna excessivamente hostil, dificultando reuniões sociais ou mesmo a convivência harmoniosa no ambiente de trabalho ou familiar. Mas a maioria dos indivíduos nessa condição, especialmente se adotou o vegetarianismo por motivos éticos, como vimos anteriormente, não volta a comer carne. No meu livro *Virei vegetariano. E agora?*, explico praticamente todas as dificuldades que podem ocorrer com o vegetariano e dou dicas para escapar das saias justas.

DIETA E DIVERSIDADE

Existem diversos tipos de práticas dietéticas vegetarianas, assim como diferentes motivos para uma pessoa aderir a esse tipo de alimentação. Da mesma maneira, há vegetarianos coerentes, incoerentes, agradáveis, desagradáveis, bom caráter, mau-caráter, com saúde, doentes, empregados, desempregados, ricos, pobres...

Não discrimine o vegetariano como membro de um grupo de pessoas estereotipadas, que têm os mesmos hábitos, pensamentos e atitudes. As pessoas são diferentes! A diversidade de comportamento, crenças e atitudes está presente em toda a sociedade. Isso é intrínseco à natureza humana.

Nesse ponto, a frase do Dalai Lama é muito pertinente: "Sentimento de superioridade que resulta em depreciação é, afinal de contas, orgulho ou presunção, uma poderosa mancha mental".

Como seres humanos, diversas facetas do nosso desenvolvimento pessoal são trabalhadas. Algumas pessoas têm um desenvolvimento intelectual admirável, mas são pobres no desenvolvimento afetivo, e vice-versa. Outras conseguem olhar para os animais e sentir a compaixão que as fazem transformar seus próprios hábitos e até colocar em xeque seus relacionamentos pessoais. Outras têm mais dificuldade para fazer esse tipo de transformação.

Nosso desenvolvimento pessoal não é como uma escola regular, em que a cada ano devemos nos apossar de um conhecimento específico para chegar ao final do curso com um leque de conhecimentos bem incorporados. Na vida, os desafios se apresentam sem uma sequência predefinida, o que faz com que, por exemplo, pessoas de mesma idade tenham atitudes diferentes com relação ao mesmo assunto. Há onívoros que ignoram a dor dos animais que ingerem e são extremamente afetivos com outros seres humanos. Há vegetarianos que são sensíveis à questão animal, mas totalmente insensíveis ao sofrimento humano.

Ser vegetariano contribui para reduzir o sofrimento animal, independentemente do motivo que levou a pessoa a adotar esse estilo de vida, mas isso não faz dela um ser iluminado.

A dieta vegetariana traz benefícios à saúde?

Existem muitos artigos científicos publicados a respeito da saúde dos vegetarianos. O objetivo deste livro não é esgotar o assunto, mas, para matar a curiosidade, vou descrever, resumidamente, alguns achados desses estudos.

- A alimentação vegetariana reduz em 31% as mortes por infarto em homens, na comparação com aqueles que comem carne. No caso das mulheres vegetarianas, a diminuição é de 20%.
- O índice de mortalidade por doença cardíaca é menor nos vegetarianos em relação aos semivegetarianos (no estudo, considerados como consumidores de carne uma vez por semana).
- Os níveis sanguíneos de colesterol são, geralmente, 14% mais baixos em ovolactovegetarianos e 35% menores em veganos do que nos onívoros.
- A pressão arterial dos vegetarianos é menor que a dos onívoros, com redução de 5 a 10 mmHg.
- Os vegetarianos têm redução de até 50% do risco de apresentar diverticulite, doença que atinge, principalmente, o intestino grosso.
- O risco de apresentar diabetes é 50% menor nas pessoas que optam por uma dieta vegetariana.
- A probabilidade de as mulheres vegetarianas terem pedras na vesícula é duas vezes menor do que das onívoras.
- A redução da incidência de obesidade, um problema mundialmente preocupante, é clara entre os vegetarianos.
- As chances de desenvolver câncer do intestino grosso ou de próstata são, respectivamente, 88% e 54% maiores para quem consome carne vermelha ou branca.

Nesse contexto de saúde, é importante considerar dois pontos. O primeiro é que os estudos científicos apontam um padrão de alimentação melhor nos vegetarianos, o que tende a levar aos resultados positivos encontrados. Mas, como a indústria das porcarias vegetarianas já está presente no mercado de consumo, se esse grupo adotar uma alimentação mais industrializada, parte desse efeito protetor da dieta será perdido.

Uma alimentação vegetariana de qualidade se dá, em boa parte, por meio de um cardápio constituído por alimentos naturais e integrais. Uma dieta vegetariana estrita que prioriza alimentos processados e refinados pode ser muito menos saudável do que uma dieta onívora composta, exclusivamente, por alimentos naturais e integrais.

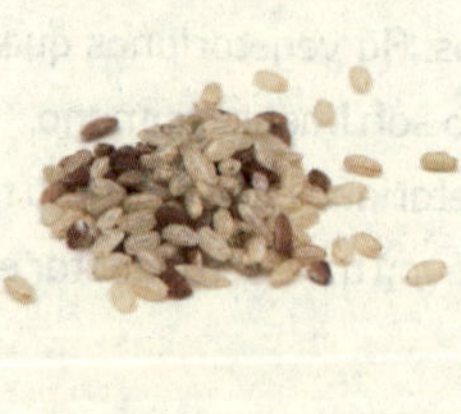

O segundo ponto é observar o impacto da presença de carne, ovos e laticínios em uma dieta onívora bem planejada e verificar que, mesmo assim, ela será menos saudável que a vegetariana com alimentos naturais e integrais. Em 2014, foi lançado o novo *Guia alimentar para a população brasileira* do Ministério da Saúde, que não traz proporções sugeridas de ingestão de grupos alimentares. Portanto, para esse raciocínio, utilizamos o que era descrito no guia anterior, que contempla as porções. Considerando o uso de uma única porção de carne (máximo 100 g) e três de laticínios, vemos que 25% do valor calórico total da dieta vem desses dois grupos alimentícios. Se o indivíduo trocá-los por alimentos de origem vegetal, ele já aumenta em 25%, pelo menos, a ingestão de fitoquímicos – substâncias vegetais que protegem contra todas as doenças crônicas não transmissíveis.

A dieta vegetariana é adequada do ponto de vista nutricional?

Uma alimentação adequada é aquela que fornece todos os nutrientes necessários para a manutenção da saúde, sem falta nem excessos. Além disso, a dieta saudável contempla a utilização de prebióticos e fitoquímicos, compostos benéficos presentes naturalmente nos alimentos vegetais e que podem modular o funcionamento do organismo.

Os prebióticos são compostos com propriedades semelhantes às das fibras, que auxiliam também na redução dos níveis de colesterol. Eles estimulam o crescimento de espécies benéficas de bactérias no intestino, como bifidobactérias e lactobacilos.

Como em qualquer dieta, a adequação nutricional dependerá da escolha dos alimentos que fornecem esses nutrientes. A posição da American Dietetic Association (ADA) desde 1993 é a seguinte: "Dietas veganas e ovolactovegetarianas bem planejadas são adequadas a todos os estágios do ciclo vital, inclusive durante a gravidez e a lactação. Dietas veganas e ovolactovegetarianas adequadamente planejadas satisfazem as necessidades nutricionais de bebês, crianças e adolescentes e promovem o crescimento normal". Em 2003, a ADA, em conjunto com a Associação de Nutricionistas do Canadá, publicou um novo parecer, no qual essas afirmações são mantidas. Nele, está incluída a seguinte orientação: "Os profissionais da nutrição têm a responsabilidade de apoiar e encorajar os que demonstram interesse pelo consumo de uma dieta vegetariana".

Frente a todos os benefícios vistos na prevenção de doenças crônicas não transmissíveis, seria no mínimo estranho pensar que uma dieta capaz de promover resultados tão impactantes fosse considerada deficiente. Vale lembrar que esse padrão alimentar deve ser seguido pela vida toda, ou, pelo menos, por um período bastante prolongado para que esses ganhos sejam efetivados.

A dieta vegetariana é estrita ou restrita?

Algumas pessoas pensam que, pelo fato de utilizar menos grupos alimentares, o cardápio vegetariano se torna mais pobre. Isso não é verdade. Os alimentos usados para a obtenção dos nutrientes em uma dieta vegetariana estrita são muito mais diversificados do que os ingeridos normalmente por onívoros. Isso demonstra que a dieta vegetariana estrita não é restrita. No capítulo referente à elaboração do cardápio, isso será exposto de forma bastante nítida.

Existem cuidados especiais ao se adotar a dieta vegetariana?

Nas dietas ovolacto e lactovegetariana bem planejadas, todos os nutrientes de que necessitamos podem ser obtidos por meio dos alimentos.

A vitamina B_{12} é o único nutriente que pode estar insuficiente em uma alimentação vegetariana estrita, mesmo se bem planejada. Isso não significa que o vegetariano estrito terá carência dessa substância e o onívoro apresentará um ótimo nível. No capítulo sobre a vitamina B_{12}, exploro em detalhe esse aspecto.

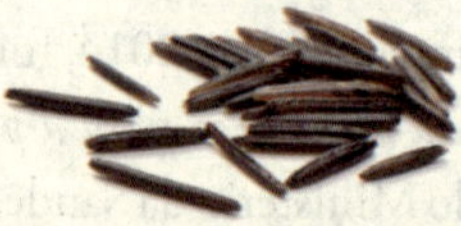

Ao ingerir um nutriente, estou bem nutrido dele?

Desde a infância aprendemos que sim, mas na prática não funciona dessa maneira. Vamos recordar o conceito de biodisponibilidade, porque falaremos bastante nisso daqui em diante:

> Biodisponibilidade é a quantidade de nutriente presente no alimento e que está disponível para absorção.

Há uma forte integração do nutriente com seu veículo (o alimento e seus fatores antinutricionais) e com o organismo que o recebe (processo digestivo, absorção, transporte e distribuição, utilização e perda do nutriente).

Portanto, é possível ingerir um nutriente em quantidade até superior à recomendação nutricional, mas apresentar deficiência dele. Isso é especialmente verdade no caso do ferro e da vitamina B_{12}. Confira mais nos respectivos capítulos.

Como é o consumo de nutrientes na dieta vegetariana?

Para não ter mais dúvidas de que a dieta vegetariana é adequada nutricionalmente, revisei mais de 250 trabalhos científicos sobre a ingestão de nutrientes por vegetarianos e onívoros em diversos países. A seguir, abordo informações sobre os nutrientes analisados nesses estudos, com exceção daqueles para os quais dedico capítulos especiais neste livro. Esses dados podem ser vistos como uma fotografia de centenas de estudos científicos e analisados com muito critério pelo fato de não haver padronização na dieta vegetariana. Assim, é possível ingerir alimentos com composição de nutrientes completamente diferentes do que os estudos mostram, seja em uma dieta onívora, seja em uma vegetariana.

Outra consideração importante nesse aspecto é que os nutrientes de atenção na dieta vegetariana (lembrando que também há pontos de atenção na alimentação onívora) podem ser facilmente medidos por meio de exames laboratoriais, o que a torna muito segura. Portanto, se você tem dúvidas sobre o seu estado nutricional, basta dosar os elementos no sangue. Um profissional de saúde com conhecimento apurado na área pode fazer uma avaliação com muita segurança.

Energia

Os nutrientes da alimentação que fornecem energia (calorias) ao indivíduo são chamados de macronutrientes. São eles: o carboidrato (4 kcal/g), a proteína, animal ou vegetal (4 kcal/g) e a gordura (9 kcal/g). Em geral, recomenda-se que aproximadamente 60% das quilocalorias da refeição sejam compostas de carboidratos, 15% de proteínas e 25% de gorduras. Diversos autores consideram que a dieta vegetariana é mais adequada para atingir essa recomendação.

A maioria dos estudos mostra que os onívoros ingerem mais calorias que os vegetarianos. É, provavelmente, por esse motivo que há mais obesos no grupo das pessoas que comem carne. No meu livro *Emagreça sem dúvida*, temos uma conversa detalhada sobre obesidade. Pelo fato de ingerir mais frutas, legumes e verduras, o consumo de fibras entre os vegetarianos costuma ser maior. Essa pode ser uma das possíveis explicações para a menor ingestão de energia nesse grupo, porque as fibras estimulam a saciedade e interferem na absorção de gorduras.

Por outro lado, também é possível para um vegetariano aumentar a ingestão de nutrientes a ponto de ultrapassar a quantidade de calorias ingeridas por um onívoro. Ou seja, o consumo de calorias ou o risco de obesidade depende das escolhas dos alimentos e da quantidade, e não do simples fato de adotar um determinado padrão alimentar.

Os vegetarianos ingerem, percentualmente, mais carboidratos que os onívoros. Isso é benéfico e, até mesmo, mais adequado à prática de atividades físicas, já que essa quantidade não é excessiva. Além disso, geralmente os carboidratos ingeridos na dieta vegetariana são do tipo complexo (presentes em alimentos não processados), cuja absorção é mais lenta e não eleva tanto o nível de açúcar do sangue (glicemia). Os carboidratos complexos são, por esse motivo, recomendados aos diabéticos. Não é à toa que os estudos sobre diabetes e cuidados com a glicemia mostram, praticamente em sua totalidade, melhora da condição ao se adotar uma dieta vegetariana, especialmente a estrita.

Diferentemente do que muitos pensam, a dieta vegetariana não é pobre em gorduras (lipídios), apesar de os vegetarianos ingerirem menos gorduras do que as pessoas que comem carne. Na verdade, a alimentação vegetariana apresenta menos gordura saturada e mais gordura do tipo poli-insaturada do que a onívora. Abordo isso no capítulo sobre ômega-3 – que é um ácido graxo muito importante para a saúde – e discorro a respeito da ingestão de proteínas vegetais no capítulo sobre proteínas.

Fibras

As fibras alimentares são compostos de origem vegetal não absorvidos pelo organismo. São muito importantes para a saúde, porque têm o poder de regular o trânsito intestinal e alterar a absorção de alguns nutrientes (especialmente gorduras) e compostos tóxicos ao organismo. As fibras também têm a capacidade de modificar a flora intestinal e aumentar a saciedade.

Por ingerir somente alimentos de origem vegetal, os vegetarianos comem mais fibras que os onívoros – algumas vezes mais que o dobro. A dieta onívora quase sempre está associada a um baixo consumo de fibras e quase nunca atinge o valor recomendado caso não se utilize alimentos integrais. Estes fornecem quantidade maior de fibras e de diversos micronutrientes quando comparados aos refinados.

Micronutrientes

São nutrientes essenciais para a saúde, mas de que o organismo precisa em quantidade reduzida, como vitaminas e minerais. Ao contrário dos macronutrientes, não fornecem energia e, portanto, não engordam. As vitaminas e os minerais têm diversas funções no organismo. Como não conseguimos produzi-los, é preciso obtê-los pela alimentação.

De forma geral, o que chama a atenção neste tópico é que os vegetarianos, quase sempre, ingerem vitaminas em quantidades significativamente maiores que os onívoros. É o caso da vitamina C, E, betacaroteno (precursora da vitamina A) e ácido fólico (também chamada de B_9). Uma nítida vantagem já comprovada em diversos estudos é que o organismo dos vegetarianos tem maior poder de neutralizar os radicais livres, compostos que, em excesso, são deletérios ao organismo, implicados no surgimento e na progressão de diversas doenças e no envelhecimento.

Quanto às demais vitaminas, as quantidades ingeridas costumam ser variáveis, mas também dependem das escolhas alimentares. É perfeitamente possível, em qualquer tipo de dieta, ingerir mais ou menos vitaminas que o necessário. Assim, os vegetarianos não apresentam risco de deficiência vitamínica maior que os onívoros, exceto, teoricamente, em relação à vitamina B_{12} na dieta vegetariana estrita.

Já os minerais merecem considerações especiais. O selênio, por exemplo, é importantíssimo para o sistema antioxidante do organismo. O sódio participa da manutenção do equilíbrio de água. O iodo, por sua vez, é essencial para o funcionamento da glândula tireoide.

Tanto vegetarianos quanto onívoros devem priorizar a ingestão de selênio. Nos vegetais, o teor desse mineral depende da proporção encontrada no solo. Por exemplo: os alimentos cultivados no Norte, no Sul e no litoral do Brasil são ricos em selênio, o que não ocorre no Sudeste e no Centro-Oeste.

Uma castanha-do-pará contém de 60 mcg a 87 mcg de selênio, o que é suficiente para ultrapassar as necessidades diárias (55 mcg) do adulto. Seus efeitos tóxicos ocorrem quando se excede a ingestão diária de 850 mcg por dia, ou seja, quando comemos, cronicamente, mais de dez castanhas por dia.

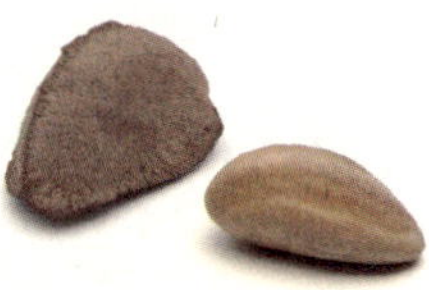

A ingestão de sódio também deve ser controlada, já que seu excesso pode provocar hipertensão em alguns indivíduos, além de perda de cálcio pela urina. A Organização Mundial da Saúde (OMS) recomenda ingestão de 2.000 mg de sódio por dia, o que equivale a menos de 5 g ou uma colher de chá de sal de cozinha comum. No entanto, vegetarianos e onívoros ingerem muito mais sódio do que necessitam. No Brasil, diferentes estudos mostram que as pessoas consomem de 4.700 mg a 9.600 mg de sódio, ou seja, mais do que o dobro do consumo diário recomendado. Somando o sal utilizado nas refeições ao dos produtos industrializados, esse número pode chegar a 12.000 mg/dia.

Por outro lado, estudos realizados com índios (que não adicionam sal aos alimentos) revelam uma ingestão diária menor que 500 mg de sódio, sem que isso acarrete nenhum distúrbio à saúde. Portanto, não há problema algum se você reduzir a ingestão de sódio abaixo dos padrões recomendados pela OMS. Assim, a orientação da OMS não representa uma meta para obter a quantidade suficiente de sódio para cobrir as perdas corporais. A questão está totalmente relacionada ao nosso paladar, que já está viciado em alimentos salgados. Por isso, temos dificuldade para sentir o sabor dos alimentos com menos sal.

Por fim, os alimentos ricos em iodo são aqueles cultivados próximos ao mar ou provenientes dele (peixes e algas). Os vegetarianos ou onívoros que comem algas apresentam alta ingestão de iodo. O pão também pode ser fonte do nutriente, pois alguns estabilizadores de massa contêm iodo. Estudos internacionais indicaram baixa ingestão de iodo por veganos que não consomem sal iodado. No Brasil, teoricamente, não há motivo para preocupação nesse sentido, já que é obrigatória, por lei, a adição de 15 mg a 45 mg de iodo para cada 1 kg de sal destinado ao consumo humano. Isso significa que, ao usar 5 g de sal (uma colher de chá) comum por dia, ingerimos de 75 mcg a 225 mcg de iodo, alcançando com facilidade a dose diária recomendada de 150 mcg/dia.

O alimento que não recebe iodo deve conter no rótulo a seguinte mensagem: "Contém sal não iodado". Essa medida é adotada pelo fato de a deficiência de iodo, mais comum em regiões distantes do litoral, causa bócio ("papo"), aumenta a incidência de deficiência mental (cretinismo) em crianças, diminui a capacidade de concentração e de aprendizado, reduz a fertilidade, causa abortos, mal formação congênita e parto prematuro e aumenta a mortalidade infantil.

Conclusões

A dieta vegetariana pode fornecer todos os nutrientes necessários para a saúde. Apesar de a ingestão calórica dos vegetarianos, em geral, ser menor do que a dos onívoros, a quantidade de vitaminas e minerais consumida é igual ou maior; além disso, estudos científicos mostram que a qualidade dos alimentos utilizados pelos vegetarianos é melhor.

Ao contrário do que muitos pensam, um cardápio sem carne ou produtos de origem animal não influencia na obtenção dos nutrientes; o que importa é a escolha dos alimentos consumidos. Lembre-se: o que você ingere é o que tornará a dieta mais ou menos adequada, é o que fará a dieta vegetariana ser melhor ou pior do que uma onívora.

Se você busca uma alimentação atenta aos impactos éticos, ambientais e também que melhore a saúde e a qualidade de vida, é fundamental optar por alimentos naturais e integrais; os refinados e industrializados são prejudiciais à saúde. Além disso, independentemente da orientação de sua dieta, prefira sempre produtos orgânicos e não transgênicos.

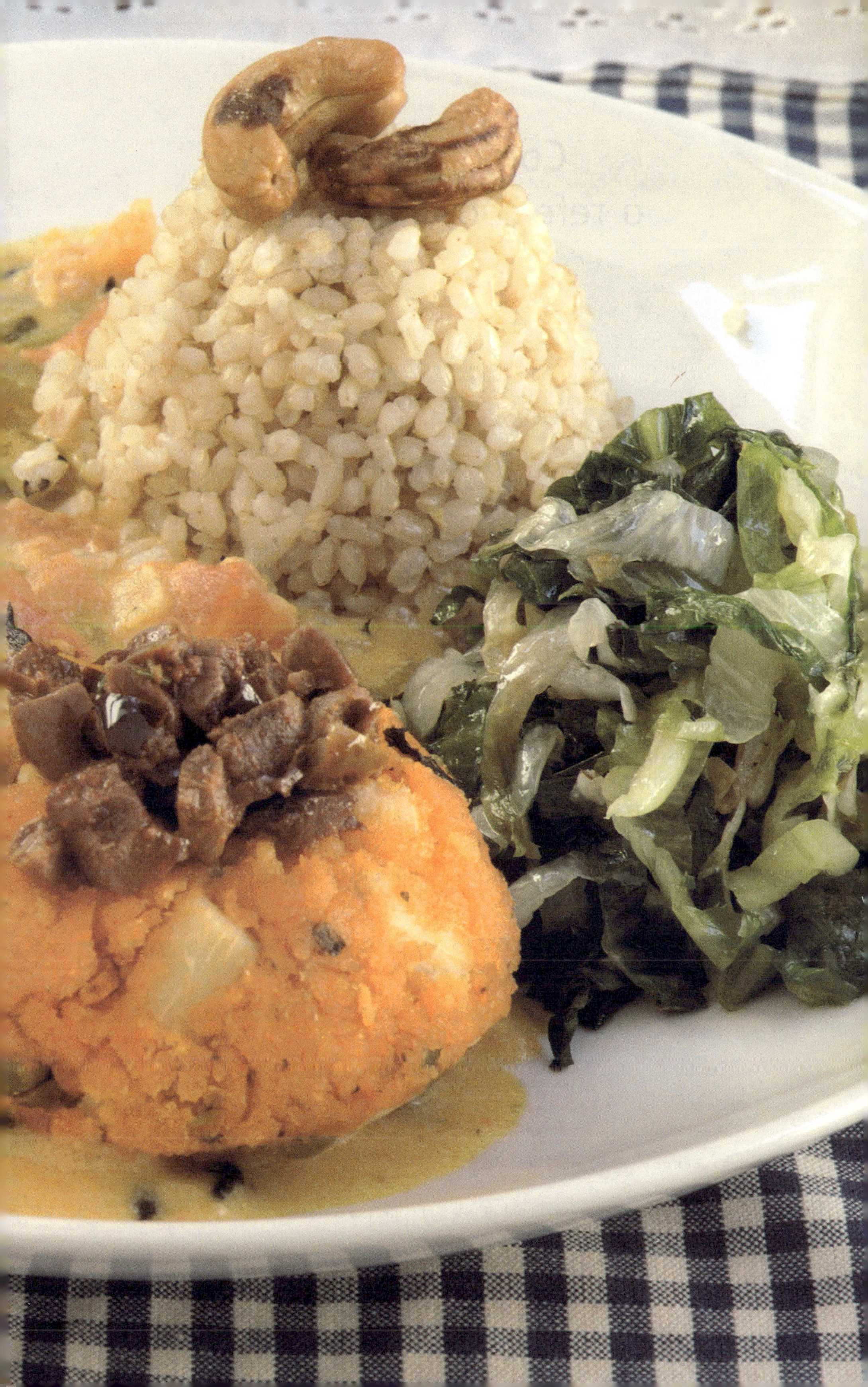

Como planejar a refeição vegetariana

Ao longo de anos de atendimento no consultório, tenho visto que o maior receio das pessoas que desejam se tornar vegetarianas está relacionado a três grandes questionamentos.

O primeiro é: "o que devo colocar no lugar da carne?" A resposta não é "ovos e laticínios", pois, ao fazer isso, o indivíduo ingere maior quantidade de gordura. Além disso, como a intolerância à lactose atinge 80% da população mundial, o aumento do consumo de laticínios potencializa distúrbios digestivos, especialmente relacionados ao aumento de flatulência e à alteração da consistência das fezes.

O ideal é substituir a carne pelo grupo das leguminosas – feijões, ervilha, lentilha, grão-de-bico – ou derivados, como o tofu. A conta é simples: a quantidade máxima de carne recomendada pelo Ministério da Saúde é de 100 g por dia, que pode ser trocada por feijão cozido, por exemplo; bastam de cinco a sete colheres de sopa ou uma concha. Essa troca fornece, igualmente, 190 kcal e não tem impacto no peso corporal. No capítulo sobre proteínas, abordo as questões ligadas a elas e aos aminoácidos.

SUBSTITUIÇÃO DA CARNE			
Carne	**Quantidade (190 kcal)**	**Leguminosa**	**Quantidade (190 kcal)**
Bife grelhado	64 g ou 1 unidade	Lentilha cozida	168 g ou 7 colheres de sopa
Carne cozida	80 g ou 4 pedaços pequenos	Grão-de-bico cozido	126 g ou 5¼ colheres de sopa
Carne moída refogada	63 g ou 3½ colheres de sopa	Soja cozida (grãos)	150,5 g ou 5¼ colheres de sopa
Espetinho de carne	92 g ou 2 unidades	Feijão cozido (apenas grãos)	175 g ou 7 colheres de sopa
Filé de frango grelhado	100 g ou 1 unidade	Ervilha seca cozida	253,7 g ou 8¾ colheres de sopa
Salsicha	60 g ou 1,5 unidade	Feijão-branco cozido	168 g ou 5¼ colheres de sopa

A segunda preocupação de quem pretende adotar uma dieta vegetariana é: "o reino vegetal fornece, realmente, o que precisamos em termos de nutrientes?" A resposta é "sim". Todos os nutrientes são encontrados em abundância nos alimentos vegetais. A única exceção é a vitamina B_{12}, que ganha destaque em um capítulo deste livro.

Por fim, a terceira dúvida pode ser resumida assim: "os nutrientes presentes nos vegetais são bem absorvidos pelo organismo?" Sim e há formas de otimizar ou reduzir essa absorção. Por isso, nos capítulos específicos, há informações sobre cada nutriente, suas particularidades e seus antinutrientes.

No entanto, do ponto de vista nutricional, há diferenças significativas entre a mesma estrutura de diversas plantas. Por exemplo, do ponto de vista da botânica, a banana e o arroz são frutos, mas suas características nutricionais são completamente diferentes entre si. Por essa razão, a nutrição modifica a classificação botânica dos alimentos para facilitar a distribuição dos grupos de acordo com as semelhanças nutricionais.

Portanto, neste livro, adotaremos a abordagem nutricional dos alimentos, dividindo-os no que chamamos de grupos alimentares. A representação gráfica é a conhecida "pirâmide alimentar", que visa orientar a elaboração das refeições.

A botânica e a nutrição

Para entender melhor sobre o que comer na dieta vegetariana, é preciso, inicialmente, conhecer os alimentos. Na natureza, existem muitos organismos vivos que podem fornecer alimentos. Eles estão classificados em cinco reinos: *Monera* (bactérias e cianofíceas), *Protista* (unicelulares, incluindo algumas algas e o plâncton marinho), *Fungi* (fungos), *Animalia* (animais) e *Plantae* (vegetais).

Podemos dizer que os vegetarianos não ingerem organismos vivos provenientes do reino animal, e que comem, principalmente, alimentos do reino vegetal. A classificação biológica da botânica pode ser vista na tabela da página 28.

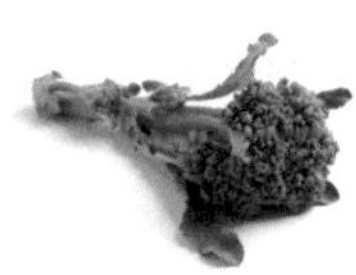

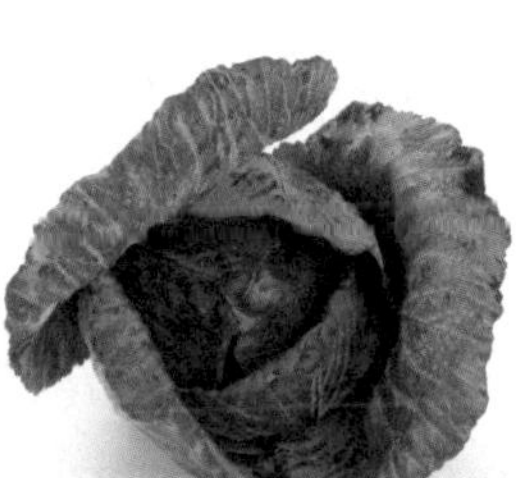

REINOS DA NATUREZA		
Reinos	O que se ingere	Exemplos de alimentos ingeridos pelo ser humano
Monera	Tudo	Lactobacilos e espirulina (cianofícea)
Protista	Tudo	Algas: nori, kombu, wakame e outras
Fungi	Tudo	Cogumelos: champinhom, shimeji, shitake, etc.
Animalia	Músculo, pele e vísceras	Vaca, porco, frango, peixe, escargot e outros
	Derivados	Ovos, leite e seus derivados (como queijo), mel
Plantae	Raiz	Mandioca, batata-doce, beterraba, cenoura, mandioquinha (batata-baroa ou batata-salsa), nabo, rabanete, etc.
	Caule	Batata-inglesa (batatinha comum), cará, inhame, gengibre, palmito, aspargo, couve-de-bruxelas, cebola, alho, canela (casca), cana-de-açúcar, cúrcuma, etc.
	Folha	Alface, agrião (folha e caule), almeirão, acelga, chicória, rúcula, couve, salsão, repolho, mostarda, erva-doce (pecíolo), aipo e salsão (pecíolo), espinafre, salsa, cebolinha, alecrim, alfavaca, basilicão, coentro, hortelã, louro, manjericão, orégano, tomilho, erva-mate, erva-cidreira, etc.
	Flor	Couve-flor, brócolis, flor de abobreira, cravo, açafrão, alcachofra, camomila, etc.
	Fruto	Abobrinha, maxixe, tomate, berinjela, jiló, pepino, pimentão, vagens de feijões e de ervilhas, chuchu, abóbora, quiabo, pimenta-do-reino, pimentas (de cheiro, malagueta, cumari), funcho, anis-estrelado, azeitona, etc.
		Abacate, ameixa, banana, caqui, carambola, cereja, goiaba, jabuticaba, laranja, manga, mamão, mexerica, poncã, tangerina, nectarina, pêssego, pitanga, kiwi, uva, melancia, maçã, pera, morango, pinha (fruta-do-conde), graviola, caju (polpa), abacaxi, figo, etc.
		Grãos de cereais (são frutos que contêm as sementes, que ocupam a maior parte do grão): arroz, trigo, milho, centeio, cevada, aveia, etc.
	Semente	Leguminosas: amendoim, ervilha, feijão comum, grão-de-bico, lentilha, soja, tremoço. Sementes de abóbora e de girassol, amêndoas, avelãs, castanha do pará, castanha portuguesa, castanha de caju, nozes, sementes de cominho, sementes de mostarda, noz-moscada, gergelim, sementes de papoula, urucum (colorau), café, pinhão, etc.

Os guias alimentares

O primeiro guia alimentar da história foi publicado pelo Departamento de Agricultura dos Estados Unidos (USDA, na sigla em inglês) em 1916. Naquela época, se conheciam apenas 13 nutrientes (seis minerais, quatro aminoácidos e três vitaminas). Em 1950, já se sabia da existência de 35.

Durante a Segunda Guerra Mundial, muitos norte-americanos, assim como outras populações no mundo todo, apresentavam deficiências nutricionais. Assim, impulsionado pelo vasto histórico de pesquisas e publicações científicas, o governo dos Estados Unidos criou recomendações para o planejamento de uma dieta mais segura, descritas na chamada Recommended Dietary Allowance (RDA; em português, Recomendação de Ingestão Dietética). Com o passar do tempo, essas orientações foram aproveitadas para diversos usos, como a rotulagem de alimentos e o planejamento de guias nutricionais.

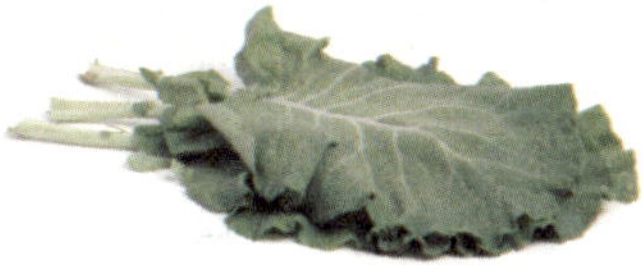

Depois de passarem por várias revisões, essas prescrições evoluíram para um conjunto de diretrizes denominado Dietary Reference Intakes (DRI), estabelecidas com o objetivo de prevenir carências nutricionais, bem como doenças crônicas não transmissíveis e riscos de toxicidade. As DRI são as recomendações aceitas atualmente e adotadas neste livro como referências para ingestão dietética.

Os valores nutricionais das DRI são propostos para indivíduos saudáveis, não para doentes. Vale destacar que nem sempre esses valores refletem a necessidade de cada pessoa, que pode precisar de uma quantidade maior ou menor de algum nutriente. Portanto, os valores descritos na tabela a seguir não podem ser interpretados como verdade absoluta, apenas servem de parâmetro para determinar a quantidade de nutrientes a ser ingerida.

A avaliação bioquímica é o parâmetro mais fiel para verificar os níveis de ingestão de nutrientes e outras funções corporais que se relacionam à atividade do nutriente. Por exemplo: mesmo que seus exames de rotina estejam dentro da faixa de normalidade, sua tireoide e seu fígado podem estar comprometidos caso você tenha deficiência de vitamina B_{12}. Assim, é possível reverter a disfunção desses órgãos ao corrigir os níveis dessa vitamina. Isso ocorre porque a faixa de referência de exames de sangue não foi determinada para detectar seus níveis ótimos, mas sim distúrbios ligados a doenças, disfunções ou deficiência severa.

Ainda que sua dieta atinja os níveis de nutrientes sugeridos, isso não significa que você tenha um bom padrão nutricional, pois, como veremos nos capítulos sobre cada nutriente, há variáveis que atrapalham essa manutenção. Portanto, apenas um profissional que domine essas variáveis é capaz de avaliar se uma pessoa está realmente bem nutrida ou não.

A tabela de necessidade de nutrientes a seguir mostra a quantidade de nutrientes recomendada para ingestão diária:

NECESSIDADE DE NUTRIENTES PARA ADULTOS		
Vitaminas		
Nutriente	**Homens**	**Mulheres**
A	900 mcg	700 mcg
Tiamina (B_1)	1,2 mg	1,1 mg
Riboflavina (B_2)	1,3 mg	1,1 mg
Niacina (B_3)	16 mg	14 mg
Ácido pantotênico (B_5)	5 mg	5 mg
Piridoxina (B_6)	1,3 mg	1,3 mg
Biotina	30 mcg	30 mcg
Folato (B_9)	400 mcg	400 mcg
Cobalamina (B_{12})	2,4 mcg	2,4 mcg
Colina	550 mg	425 mg
C	90 mg	75 mg
D	5 mcg	5 mcg
E	15 mg	15 mg
K	120 mcg	90 mcg
Minerais		
Nutriente	**Homens**	**Mulheres**
Cálcio	1.000 mg	1.000 mg
Cobre	900 mcg	900 mcg
Cromo	35 mcg	25 mcg
Ferro	8 mg	18 mg
Flúor	4 mg	3 mg
Fósforo	700 mg	700 mg
Iodo	150 mcg	150 mcg
Magnésio	420 mg	320 mg
Potássio	4,7 g	4,7 g
Selênio	55 mcg	55 mcg
Sódio	1,5 g	1,5 g
Zinco	11 mg	8 mg
Macronutrientes		
Nutriente	**Homens**	**Mulheres**
Proteínas	0,8 g/kg* (10-35%)	0,8 g/kg* (10-35%)

Macronutrientes		
Nutriente	Homens	Mulheres
Carboidratos	45-65%	45-65%
Gorduras	25-35%	25-35%
Ômega-6	17 g (5-10%)	12 g (5-10%)
Ômega-3	1,6 g (0,6-1,2%)	1,1 g (0,6-1,2%)
Saturadas, colesterol	O menos possível	O menos possível
Outros		
Nutriente	Homens	Mulheres
Fibras	38 g	25 g
Água	3,7 litros	2,7 litros

* De peso corpóreo.
As porcentagens referem-se às calorias diárias totais.

Os grupos alimentares para vegetarianos

Para montar seu cardápio vegetariano com facilidade, separei os alimentos em grupos. A classificação apresenta algumas diferenças na comparação com uma dieta onívora, as quais explico logo a seguir. No meu livro *Emagreça sem dúvida*, você encontra gráficos detalhados sobre estudos referentes a todos os grupos alimentares.

Grupo dos cereais

A principal recomendação é consumir cereais integrais, a exemplo dos grãos do trigo, do centeio e da aveia. Lembre-se de que as fibras, presentes nos alimentos integrais, promovem uma sensação maior de saciedade e não aumentam o valor calórico da refeição. É importante não restringir a alimentação a produtos como pão e macarrão integrais, pois, infelizmente, grande parte dos produtos encontrados no mercado contém uma quantidade vergonhosamente pequena de farinha integral.

É preciso explicar que o refinamento dos cereais objetiva modificar a textura do grão e aumentar sua durabilidade e seu tempo de estocagem. Nesse processo, ocorre a remoção de fibra dietética, de ferro, de zinco e de diversas vitaminas do complexo B. O enriquecimento industrial de produtos refinados (por meio da adição de vitaminas e minerais) é uma prática que encontramos, no Brasil, basicamente para a farinha de trigo, que recebe adição de ferro e ácido fólico, mas não de fibras. Também é importante saber que vários estudos demonstram que o alimento refinado é nocivo por fomentar o surgimento e o agravamento de doenças crônicas, como diabetes, doenças cardiovasculares e alguns tipos de câncer.

Vale destacar que o cereal refinado é bastante comum na alimentação do brasileiro e costuma ocupar boa parte do prato da maioria de nós, mas pode ser reservado às situações nas quais há intenção de aumentar a ingestão calórica, como por exemplo, em crianças com dificuldade de ganhar peso. Se você é vegetariano e costuma consumir esses alimentos com frequência, saiba que está fazendo uma má escolha. A troca pelo integral faz muita diferença no cardápio e na saúde. Quando você opta por um alimento refinado, podemos dizer que está se prejudicando em dobro: pelo fato de usar um produto ruim para a saúde e por deixar de comer um alimento bom, que é o cereal integral.

Grupo dos alimentos ricos em proteína

Para os onívoros, a carne é o principal representante dos alimentos ricos em proteína. Já vimos que as leguminosas (feijões, soja, ervilha, etc.) são seus substitutos.

Os feijões são considerados tão benéficos para a saúde que devem ser consumidos mesmo que o indivíduo já tenha outras fontes proteicas, como a carne (para os onívoros) em sua alimentação. O Departamento de Agricultura dos Estados Unidos considera que os feijões e as ervilhas fornecem tanto ferro, zinco e proteínas quanto as carnes (boi, frango e peixe). Além disso, são fontes de fibras alimentares, que estão ausentes nas carnes.

No Brasil, o feijão é bastante utilizado por causa do hábito alimentar da população, porém estudos mostram que, infelizmente, cada vez mais essa leguminosa perde espaço no prato do brasileiro.

Vale lembrar que as oleaginosas podem oferecer uma quantidade interessante de proteínas, mas longe de ser comparada com os feijões. A maioria das oleaginosas oferece um pouco mais de proteínas que os cereais. Seu teor de óleo é grande, sendo, por isso, também integrantes do grupo dos óleos.

Convém destacar que ovos e laticínios também são fontes proteicas importantes e, por isso, considero que eles compõem esse grupo de alimentos. Na pirâmide alimentar tradicional, leite e laticínios formam um grupo à parte, pois são bastante utilizados para fornecer cálcio. Mas, para contemplar escolhas que incluam o vegetariano estrito, agrego esse grupo ao dos alimentos ricos em proteína.

Para quem utiliza leite e derivados, a recomendação é optar por produtos com menor teor de gorduras, já que a oferta de cálcio é similar, independentemente da oferta de gordura. Nesse sentido, é importante desconstruir um mito a respeito dos queijos. Saiba que não existe queijo magro, porque 70% das kcal dos queijos provêm da gordura. O branco tem quase essa quantidade e a ricota possui cerca de 55% de gordura. Ou seja, existem apenas queijos menos gordos.

Portanto, lembre-se de que as fontes proteicas são as carnes, os ovos, os laticínios e as leguminosas. Para o vegetariano, a exclusão da primeira é mandatória, e a escolha da última é a mais sábia.

É muito comum que o vegetariano que não recebeu orientação adequada substitua as carnes por laticínios, aumentando consideravelmente o consumo desse tipo de produto. Isso potencializa sintomas que antes estavam camuflados ou mais discretos por ingerir menor quantidade desses alimentos. Assim, preste muita atenção nos sintomas decorrentes da intolerância à lactose, como sensação de refluxo, azia, e, especialmente, aumento da flatulência e alteração na consistência das fezes.

Grupo das hortaliças

As verduras, os legumes e os vegetais amiláceos (batatas e afins) compõem o grupo das hortaliças.

Dê preferência, em primeiro lugar, às verduras, escolhendo as mais ricas em cálcio (como menciono no capítulo sobre esse item). Em segundo lugar, consuma legumes e, por último, amiláceos.

Não se iluda, pensando que tem uma alimentação rica em hortaliças ao ingerir batatas e afins. É essencial comer maior quantidade de verduras e legumes. Na pirâmide onívora, os amiláceos fazem parte do grupo dos cereais em razão do seu elevado teor de carboidratos. No entanto, eles são muito menos proteicos do que os cereais. Assim, especialmente na dieta vegetariana estrita, recomendo não incluir os vegetais amiláceos no grupo dos cereais. Já na dieta ovolactovegetariana, se houver ovos e laticínios no prato, esses alimentos podem ser considerados como se fossem do grupo dos cereais.

Grupo das frutas

Esse grupo contempla as frutas frescas, as desidratadas e seus sucos. A melhor escolha costuma ser a fruta inteira e *in natura*.

Grupo dos óleos

É formado por óleos e gorduras. A importância desse grupo está no fornecimento de energia e de dois tipos de lipídios que nosso organismo necessita, mas que não consegue produzir: os ácidos graxos ômega-3 e ômega-6. Exponho mais detalhadamente esse tema no capítulo sobre o ômega-3.

Tenha em mente que você não precisa usar nenhum óleo concentrado na sua dieta. Basta comer os alimentos *in natura*. Mas, se preferir aumentar a ingestão de óleos, opte pelas oleaginosas, que podem ser consideradas fontes concentradas. Essa recomendação pode ser um pouco diferente no caso das crianças, que precisam de uma quantidade maior de gordura que os adultos. Portanto, ao retirar a carne, que é um alimento gorduroso, da dieta dos pequenos, convém utilizar mais óleos (como o de oliva e o de linhaça) e o abacate.

GRUPOS ALIMENTARES PARA VEGETARIANOS		
Grãos (cereais)		
Cereais integrais em grãos	Amaranto	Müsli
Arroz integral	Triticale	Pão de centeio, trigo integral
Aveia	Sorgo	
Centeio	**Derivados de cereais integrais**	Pipoca
Cevada	Aveia em flocos	**Cereais refinados**
Milho	Farelo de trigo	Arroz branco
Painço	Farinha de centeio, de trigo	Farinha de trigo comum
Quinoa	Fubá, flocos de milho	Macarrão
Trigo	Gérmen de trigo	Pão branco
Trigo-sarraceno	Macarrão de trigo integral, sobá, etc.	
Óleos		
Óleos	Milho	Margarina
Canola	Oliva	**Podem ser substituídos por:**
Coco	Soja	Abacate
Gergelim	**Gorduras**	Azeitonas
Girassol	Gordura vegetal hidrogenada	Oleaginosas e derivados
Linhaça	Manteiga	Sementes e derivados
Alimentos ricos em proteína		
Feijões (Leguminosas)	Avelã	**Derivados de soja**
Azuqui	Castanha de caju	Aguê
Branco	Castanha-do-pará	Tofu
Carioca	Noz	Leite de soja
Preto	Pistache	**Sementes**
Rosinha	**Derivados de sementes e oleaginosas**	Abóbora
Ervilha seca		Gergelim
Fava	Tahine	Girassol
Grão-de-bico	Pasta de amêndoas	Linhaça
Lentilha	Pasta de amendoim	Melancia
Soja	**Leite e iogurte**	**Ovos**
Oleaginosas	Iogurte	Galinha
Amêndoa	Leite de cabra	Codorna
Amendoim	Leite de vaca	Pata

Alimentos ricos em proteína		
Queijos	Parmesão	Ricota
Gorgonzola	Prato	Suíço
Mozarela	Provolone	Outros
Hortaliças		
Verduras	Salsão	Pimentão
Acelga	Algas*	Quiabo
Agrião	**Legumes**	Rabanete
Alcachofra	Abóbora	Tomate
Alface	Abobrinha	Vagem crua
Almeirão	Aspargo	Cogumelos*
Brócolis	Bardana	**Amiláceos**
Brotos	Berinjela	Batata-baroa (mandioquinha)
Chicória	Beterraba	Batata-doce
Couve-manteiga	Cenoura	Batata-inglesa
Couve-de-bruxelas	Chuchu	Cará
Couve-flor	Ervilha-torta	Castanha portuguesa
Espinafre	Jiló	Inhame
Mostarda	Maxixe	Mandioca
Acelga chinesa	Nabo	Yacon
Repolho	Palmito	
Rúcula	Pepino	
Frutas		
Frutas frescas	Manga	Romã
Abacate	Maracujá	Sapoti
Abacaxi	Marmelo	Tamarindo
Abio	Melancia	Tangerina
Açaí	Acerola	Jaca
Carambola	Ameixa	Jabuticaba
Cereja	Amora	Kiwi
Damasco	Banana	Laranja
Figo	Caju	Limão
Goiaba	Caqui	Maçã
Mamão	Pitaia	Uva

Frutas		
Frutas secas	Morango	Figo
Banana	Nêspera	Pêssego
Caqui	Pera	Tâmara
Damasco	Pêssego	Uva-passa
Melão	Pitanga	

*Cogumelos e algas não são vegetais, mas têm características nutricionais que os aproximam do grupo das hortaliças.

Elaborando o cardápio vegetariano

Seria muito interessante se conseguíssemos planejar uma refeição indicando a quantidade, em gramas, de cada alimento que a pessoa deveria ingerir a fim de obter a quantidade exata de nutrientes para suas necessidades específicas. Mas, como nem todo mundo possui uma balança de precisão em casa, cumprir a recomendação seria um tanto difícil. Assim, neste livro, dou a quantidade de alimentos também em medidas caseiras (xícara, colher de sopa, fatia, etc.).

A maioria dos cardápios e das pirâmides apresenta o número de porções de cada grupo alimentar que devemos usar diariamente. Isso pode ser muito útil para o profissional de saúde, mas nem sempre para leigos. Pensando nesse aspecto, para os profissionais que buscam opções de proporções e números de porções, recomendo a leitura do "Guia alimentar de dietas vegetarianas", material que preparei e está disponível no meu site (www.alimentacaosemcarne.com.br) gratuitamente. Com linguagem mais técnica, o guia contém quase 200 referências científicas, com diversas possibilidades de compor os grupos, dentro do modelo de porções.

Para você que busca conhecer mais opções e ter noções de quantidades, no meu livro *Emagreça sem dúvida*, estruturei um cardápio masculino e feminino completo para 28 dias. Nele há também uma lista de compras e 72 receitas para preparar os pratos. O material é rico em imagens comparativas para que você possa visualizar possibilidades de trocas alimentares saudáveis e vegetarianas. Ou seja, é um material complementar a este que você está lendo agora.

Neste capítulo, minha ideia é facilitar o entendimento para quem não é profissional de saúde. Optei por mostrar várias alternativas de elaboração de pratos diferentes. Como sempre digo, não há um único jeito de preparar um cardápio saudável e completo.

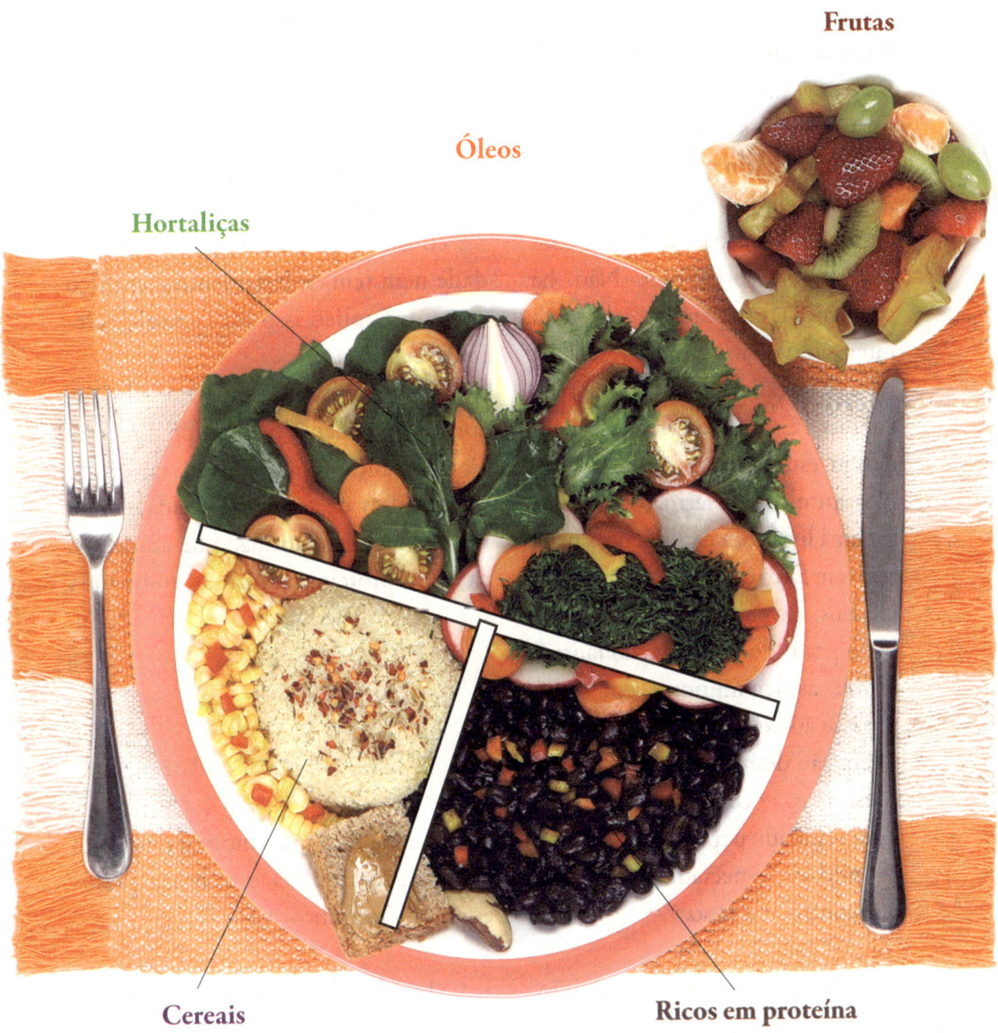

Prato cheio

Siga estas recomendações como diretrizes básicas da alimentação:

- Consuma, no mínimo, três frutas por dia.
- Consuma verduras, pelo menos, em duas refeições diárias. No momento de montar seu prato, metade dele deve ser constituído de hortaliças (verduras e legumes). Dê mais ênfase às verduras do que aos legumes. Caso precise ganhar peso,

reduza o tamanho dessa parte do seu prato ou coloque mais azeite.

- Preparar um suco verde é uma forma interessante de otimizar o consumo de frutas e verduras.
- Algumas linhas alimentares não permitem a mistura de frutas com as refeições principais. Não há problema em separá-las, mas, se a intenção for usá-las para melhorar a absorção de ferro por meio de vitamina C, as folhas cruas também devem estar presentes na refeição. No capítulo sobre ferro, você encontra uma lista com os alimentos mais ricos em ferro e vitamina C.
- Cereais devem compor cerca de ¼ do prato do almoço e do jantar; utilize as leguminosas em igual proporção nessas duas refeições.
- Óleos são desnecessários nas refeições, mas você pode utilizá-los. Tome cuidado para não exagerar na quantidade, especialmente se precisa controlar o peso.

A partir dessas diretrizes, a composição do prato saudável fica assim: metade do seu conteúdo é de hortaliças, e a metade que sobrou é dividida ao meio, sendo preenchida igualmente por cereais (como arroz) e leguminosas (como feijões).

É interessante mencionar que, mesmo em uma dieta vegetariana estrita com pouca variação alimentar, a ingestão de uma concha de feijão diariamente costuma ultrapassar com ampla margem de segurança a quantidade mínima recomendada de lisina, o aminoácido essencial mais procurado nos vegetais. Assim, como meta, sugiro consumir, no mínimo, essa quantidade de feijão por dia. Apesar de ser muito divulgada a ideia de que feijão e arroz devem sempre ser consumidos juntos, isso não é verdade nem tem embasamento científico correto. Explico isso no capítulo referente às proteínas.

Caso você tenha feito um almoço constituído apenas pelo grupo dos cereais e hortaliças (como uma macarronada com molho de tomate e salada), pode utilizar maior quantidade de alimentos ricos em proteínas no jantar, como uma sopa de ervilha e salada.

Dicas importantes

Siga estas dicas para montar uma dieta vegetariana saudável e elaborar pratos equilibrados e nutritivos.

- Escolha diferentes alimentos para compor sua alimentação. Essa variação não precisa ser excessiva nem diária. Assim, se você cozinhou feijão-preto, não há problema em comê-lo por três a sete dias seguidos. Mas é interessante que, na próxima vez, mude o tipo de leguminosa usando, quem sabe, a lentilha. Se na compra da semana você optou por banana, laranja e pera, na seguinte leve mamão, manga e abacate para casa, por exemplo.

- Dentro de cada grupo alimentar, escolha sempre os alimentos mais ricos em cálcio, ferro e zinco; verifique as tabelas nos capítulos correspondentes a esses nutrientes. Se você for vegetariano estrito, o cálcio deve ser o mineral mais enfatizado nessa forma de construção do cardápio. No capítulo sobre cálcio há uma lista extensa dos alimentos mais ricos de cada grupo.
- Evite os alimentos ricos em ácido oxálico nas refeições mais ricas em cálcio. Para saber mais, leia o capítulo sobre os fatores antinutricionais.
- Reduza o ácido fítico dos alimentos, especialmente dos feijões. Confira como fazer isso e saiba mais sobre o assunto também no capítulo sobre os fatores antinutricionais.
- Utilize temperos naturais em abundância, pois eles são riquíssimos em nutrientes e antioxidantes. Veja a tabela abaixo.

CONDIMENTOS		
Açafrão	Cerefólio	Gengibre
Alcaparra	Coentro	Hortelã
Alcaravia (kümmel)	Cominho	Louro
Alecrim	Cravo-da-índia	Macis
Alho	Cúrcuma	Manjericão
Alho-poró	Curry	Manjerona
Anis-estrelado	Endro	Menta
Assa-fétida (férula)	Erva cidreira	Mostarda
Canela	Erva-doce	Nirá (alho japonês)
Cardamomo	Estragão	Noz-moscada
Cebola	Feno-grego	Orégano
Cebolinha	Funcho	Páprica
Pimenta-branca	Pimenta rosa	Sálvia
Pimenta calabresa	Pimenta Sichuan	Segurelha
Pimenta-da-jamaica	Pimenta-de-caiena	Sumac
Pimenta-do-reino	Pignoli	Tomilho
Pimenta chili	Raiz-forte	Urucum
Pimenta-malagueta	Salsa	Zimbro

- Ao escolher os óleos, dê preferência aos ricos em ômega-3. Falo mais a respeito no capítulo correspondente.
- Utilize oleaginosas e sementes no lugar (como equivalentes) do grupo dos óleos.
- Dê preferência aos óleos prensados a frio e minimamente industrializados. Evite aquecê-los diretamente na panela exposta ao fogo ou no forno, pois suas propriedades nutricionais podem ser modificadas em altas temperaturas. Sabemos que o óleo está perdendo suas propriedades quando, durante o aquecimento, sentimos seu odor; é o chamado ponto humeo do óleo.
- Certifique-se de que você consegue obter vitamina D suficiente para o seu organismo. Nesse sentido, a exposição ao sol é fundamental. Do contrário, o uso de suplementos pode ser uma opção. Leia mais no capítulo sobre a vitamina D.
- Preste atenção na vitamina B_{12}. Leia o capítulo correspondente.
- Se você gosta de doces e álcool, consuma-os com moderação. Mas minha sugestão mais sincera é: tente abandoná-los. Seu corpo e seu paladar agradecerão.
- Se você adota uma linha vegetariana que trabalha com regras específicas para combinar grupos alimentares – por exemplo, não misturar cereais com leguminosas – procure consumir os dois grupos ao longo do dia.
- Utilize alimentos integrais, mais saudáveis que os processados. Se o vegetariano, especialmente o estrito, consome só alimentos integrais e não faz uso dos industrializados, dificilmente se tornará obeso.
- Lembre-se de que produtos diet e light são alimentos processados.
- Se você tem o hábito de usar mel ou açúcar, procure substituí-los por melado de cana ou açúcar mascavo, pois estes contêm mais ferro.
- Coma comida e não conservantes, corantes, aromatizantes, estabilizantes. Quanto mais nomes estranhos estiverem presentes no rótulo dos alimentos, pior. Alimento saudável é integral e não possui mais do que um item na lista de ingredientes.
- Exercite-se! Atividade física regular é fundamental para o bom funcionamento do organismo e está diretamente relacionada à utilização dos nutrientes consumidos.

Sugestões de pratos e cardápios vegetarianos

Além das receitas no final deste livro, criei outras que estão disponíveis em meu livro *Emagreça sem dúvida*, que apresenta os teores nutricionais calculados e um cardápio detalhado de quatro semanas.

Com base no conteúdo apresentado anteriormente, veja algumas possibilidades de elaboração de pratos e cardápios.

Substituindo pratos

Nas trocas de refeições onívoras para vegetarianas, observe a presença de cereais, alimentos ricos em proteína e hortaliças em sua composição.

Note que, na versão vegetariana do prato típico brasileiro, não seria preciso trocar a carne por nada, pois já há feijão no prato. Mas, se quiser, inclua nuggets de legumes, por exemplo.

COMO RETIRAR A CARNE DAS REFEIÇÕES	
Prato típico brasileiro	
Versão onívora	**Versão vegetariana**
Arroz branco	Arroz integral
Feijão	Feijão
Farofa	Farofa
Bife	Nuggets de legumes ao forno (p. 266)
Batata frita	Beterraba assada com salsinha ou coentro
Salada de alface e tomate	Salada com legumes assados
Massas	
Versão onívora	**Versão vegetariana**
Macarrão branco com molho à bolonhesa	Macarrão integral com molho ao sugo e tofu esmigalhado
Salada de alface e tomate	Salada de alface com rúcula e tomate-cereja
Vinho	Suco de uva tinto
Pudim	Abacaxi com morango e raspa de limão ao forno
Lanche	
Versão onívora	**Versão vegetariana**
Pão branco com hambúrguer bovino e queijo	Pão integral com homus sem tahine
Alface e tomate	Abobrinha grelhada
	Tomate seco
	Alface e rúcula
Refrigerante	Suco verde
Café da manhã	
Versão onívora	**Versão vegetariana**
Pão francês	Pão integral
Manteiga	Tofupiri (p. 268)
	Banana com granola
Café com leite	Suco de laranja com hortelã

Sopas	
Versão onívora	**Versão vegetariana**
Sopa cremosa de cebola	Sopa de ervilha ou de lentilha com legumes
Queijo parmesão ralado	Castanha-do-pará ralada
Pão branco	Torrada de pão integral

Queijos, frios, pães e vinhos	
Versão onívora	**Versão vegetariana**
Pães com:	Pães com:
Queijo prato	Homus sem tahine
Queijo parmesão	Sardella vegetariana (p. 268)
Queijo mozarela	Babaganuche sem tahine
Presunto	Pesto
Copa	Salaminho macrobiótico (p. 269)
Salame	Bruschetta
Vinho tinto	Suco de uva tinto

TROCAS IMPORTANTES	
Troque	**por**
Carnes	Feijões
Queijos e ovos	Tofu, homus, babaganuche, alimentos ricos em cálcio (ver capítulo correspondente)
Frituras	Alimentos crus ou cozidos
Doces	Frutas
Alimentos refinados	Alimentos integrais
Óleos (mesmo azeite)	Use pouco ou nenhum ou prefira condimentos naturais
Álcool e refrigerantes	Água e sucos
Alimentação em excesso	Alimentação em quantidade adequada

Ideias de refeições para o dia todo

Considerei aqui a condição de uma pessoa que tem a tarde longa, ou seja, que chega em casa para jantar mais tarde, e sugeri vários pequenos lanches para matar a fome até a noite. Vamos ver quatro possibilidades de refeições para o dia inteiro.

DIA 1	
DESJEJUM	Suco verde
Lanche 1	Pão integral ou pão sueco ou bolacha de arroz integral Homus sem tahine
ALMOÇO	Arroz integral Feijão Broto de feijão com cogumelos Abobrinha ao forno Salada de folhas ao shoyu com gengibre
Lanche 2	Uva itália
Lanche 3	Pão integral ou pão sueco ou bolacha de arroz integral Homus sem tahine
Lanche 4	Granola com polpa de goiaba
JANTAR	Pão integral (torrado ou não) Omelete de tofu (p. 269) Suco de laranja

DIA 2	
DESJEJUM	Suco de laranja Pão integral Tofupiri (p. 268)
Lanche 1	Pão integral ou pão sueco ou bolacha de arroz integral Homus sem tahine
ALMOÇO	Arroz integral Tofu xadrez (p. 270) Broto de feijão com cogumelos Salada de folhas
Lanche 2	Banana-prata
Lanche 3	Pão integral ou pão sueco ou bolacha de arroz integral Homus sem tahine
Lanche 4	Damasco seco Castanha-do-pará
JANTAR	Creme de lentilha com legumes Pão integral torrado Salada de folhas temperada com shoyu e gengibre

DIA 3	
DESJEJUM	Leite de aveia com cacau em pó e açúcar mascavo Pão integral ou pão sueco ou bolacha de arroz integral Tofupiri (p. 268)
Lanche 1	Banana-prata
ALMOÇO	Arroz integral com açafrão e legumes Hambúrguer de lentilha (p. 273) Beterraba assada com coentro Salada verde
Lanche 2	Uva itália
Lanche 3	Pão integral ou pão sueco ou bolacha de arroz integral Sardella vegetariana (p. 268)
Lanche 4	Suco verde
JANTAR	Pão integral (torrado ou não) Babaganuche sem tahine Hambúrguer de lentilha (p. 273) Suco de laranja

DIA 4	
DESJEJUM	Pão integral ou pão sueco ou bolacha de arroz integral Chutney de abacaxi Suco de laranja
Lanche 1	Salada de frutas com suco de uva integral
ALMOÇO	Macarrão integral com molho de tomate Salada de folhas com legumes
Lanche 2	Abacaxi
Lanche 3	Pão integral ou pão sueco ou bolacha de arroz integral Babaganuche sem tahine Suco verde
Lanche 4	Barrinha de cereais caseira com frutas secas
JANTAR	Sopa de ervilha

O atleta vegetariano

Existe a crença de que o vegetariano precisa ficar em repouso o tempo todo, como se corresse o risco de perder uma perna ou um braço. Puro mito! Se uma dieta fornece todos os nutrientes necessários para o bom funcionamento do organismo, não há motivo para nenhuma limitação de atividades.

A dieta vegetariana é excelente para a prática de atividades físicas. Ela fornece uma ótima proporção de carboidratos e proteínas, um excelente estado antioxidante (proteção contra radicais livres), assim como uma grande quantidade de alimentos de cinzas alcalinas (que auxiliam na neutralização de ácidos produzidos durante a atividade física). Tudo isso é muito benéfico para a prática de atividades físicas. Experimente!

Carl Lewis foi um dos maiores medalhistas olímpicos e era vegano. Éder Jofre, diversas vezes campeão de boxe, era (e continua sendo) vegetariano. Há vários atletas famosos que são vegetarianos.

A dieta vegetariana exige cuidados especiais?

Todas as dietas têm particularidades. Os vegetarianos, geralmente, devem prestar atenção para aumentar a ingestão de ferro, cálcio, zinco e vitamina B_{12}. Já os onívoros devem ampliar o consumo de ferro, cálcio, ácido fólico, fibras e alimentos integrais e reduzir a quantidade de proteínas e gorduras.

Alterações de peso com a dieta vegetariana

A mudança de dieta pode levar a variações de peso, quando a troca é feita alterando-se a quantidade de calorias ingeridas. A alimentação vegetariana pode engordar, emagrecer ou manter o peso do indivíduo. Isso depende apenas das escolhas de cada um.

Sobre os gases intestinais

Algumas pessoas reclamam que, ao aumentar o consumo de alimentos integrais, apresentam mais gases. Como essa situação traz desconforto, é importante entendê-la e verificar como é possível resolvê-la.

Consideramos normal a eliminação de 500 ml a 1,5 litro de gases por dia. Isso é bem difícil de medir por causa do estado gasoso, como o nome sugere. Sendo assim, há excesso quando os gases incomodam a pessoa por meio de dores abdominais, quantidade excessiva de produção, odor e desconforto social.

Há várias possibilidades para a formação de gases, mas destaco as principais causas:

Ingestão de ar

A deglutição de ar se chama aerofagia e é mais comum em quem come rápido ou fala enquanto come e também em quem consome bebidas gaseificadas.

Com a movimentação do estômago, boa parte dos gases deglutidos tende a subir para a parte alta dele e voltam para o esôfago, retornando para a boca. Assim, soltamos esses gases por cima, na condição chamada de eructação, ou arroto. Quem arrota demais é porque, provavelmente, está engolindo muito ar. Parte dos gases passa para o intestino, chegando, muitas vezes, ao intestino grosso. Daí surgem os flatos ou gases.

Para cuidar disso é importante comer com calma. A mastigação adequada envolve o alimento em saliva, deixando a comida mais pastosa, o que facilita que ela deslize para o esôfago sem levar o ar junto. Evite comer e falar ao mesmo tempo. Se vai conversar comendo, procure ingerir os alimentos enquanto o outro fala.

Comer com tranquilidade também propicia que o estômago fique mais relaxado, fazendo com que o sistema digestório exerça uma ação no sistema nervoso parassimpático. Isso é muito importante para a digestão, porque melhora a secreção de enzimas digestivas e a movimentação do estômago. Desse modo, o ar ingerido tem mais facilidade para voltar e sair na forma de eructação.

Outro ponto importante nesse tópico é a bebida gaseificada. Ela propicia a ingestão do conteúdo gasoso (dióxido de carbono), que se dissolve no líquido.

Assim, para evitar a formação de gases intestinais por excesso de ar deglutido, coma devagar, mastigue bem, dispense as bebidas gaseificadas, e, se estiver acompanhado, saiba quando falar e escutar.

Má digestão de lactose

Essa condição é muito comum, mas grande parte das pessoas nem sequer associa a formação de gases intestinais aos laticínios. Nesse caso, estamos nos referindo aos produtos de origem animal. Leites e queijos vegetais não contêm lactose.

A lactose, o carboidrato do leite, é formada pela união da glicose com a galactose. No intestino, a glicose precisa ser separada da galactose para ser absorvida. Quem faz isso é a enzima chamada lactase. Nosso corpo tem uma capacidade limitada de produzir a lactase, e isso tende a piorar conforme envelhecemos.

Sempre que o laticínio traz uma quantidade de lactose maior do que temos capacidade de digerir, sobra um pouco dessa substância no intestino, onde é fermentada pela flora bacteriana, o que gera gases e irritações. Os sintomas podem variar – algumas pessoas têm apenas gases, outras ficam com a barriga bastante inchada ou apresentam alteração da consistência das fezes (tendendo à diarreia).

Há exames específicos para detectar o problema (teste oral de tolerância à lactose ou de expiração de hidrogênio). Uma vez confirmado, a forma mais eficiente de saná-lo é não ingerir nada que contenha lactose. Outra forma é utilizar a enzima que digere a lactose, ou seja, a lactase, junto das refeições que contêm lactose. Muitas pessoas também utilizam leite de vaca sem lactose, que pode ser encontrado no mercado.

Estudos apontam que cerca de 80% da população mundial tem algum grau de intolerância à lactose. Sendo assim, considere a retirada dos laticínios da sua dieta por um período para verificar se eles são a origem dos seus problemas. Lembre-se: queijos e laticínios brancos têm mais lactose do que os amarelos. Assim, leite, iogurte, queijo branco, ricota e mozarela de búfala são as fontes mais concentradas de lactose.

MITOS

Enzimas

Alguns grupos vegetarianos acreditam que os vegetais devem ser consumidos crus por causa da presença das enzimas, que facilitariam a digestão do alimento. Se fossem cozidos, as enzimas seriam destruídas pelo calor.

As enzimas presentes nos vegetais são importantes para que ocorram certas reações bioquímicas dentro deles. Como nosso estômago possui elevado teor de ácido, além de enzimas altamente concentradas, o teor das enzimas presentes nos próprios alimentos acaba sendo irrelevante frente à nossa produção de enzimas digestivas e à sua elevada capacidade de digestão.

Além disso, se a função das enzimas fosse degradar a estrutura do alimento para digeri-lo, ele seria destruído antes mesmo de chegar à mesa. Portanto, comer alimentos crus é saudável e traz muitos benefícios, porém sugiro que a presença de enzimas não seja o único estímulo para o seu consumo.

Combinação de alimentos

Algumas pessoas dizem que não devemos ingerir carboidratos e proteínas na mesma refeição. Isso é impossível, pois praticamente todos os alimentos naturais contêm esses elementos.

O mais correto, em termos de conceitos nutricionais, seria defender a ideia de não misturar alguns grupos distintos no mesmo prato. Nesse caso, seria correto entender a proposta de que essa combinação apresenta uma digestão mais difícil, de modo que um prejudicaria a digestão do outro. No entanto, não é possível separar os carboidratos das proteínas nos alimentos, exceto por métodos industriais.

Tipo de fibra ingerida

Essa condição é bastante comum. Há diversos tipos de fibra nos alimentos, mas os três que mais chamam atenção, considerando a questão dos gases, são os seguintes: a rafinose, a estaquiose e a verbascose. O trato digestório humano não tem a enzima alfagalactosidase para digerir esses tipos de fibra, que podem chegar intactos ao intestino grosso e servir de substrato para a fermentação bacteriana.

O fato interessante é que o feijão contém essa enzima capaz de reduzir o teor das fibras, mas é preciso ativá-la; para tanto, basta deixar o feijão de molho em água por cerca de dez horas. A água do molho conterá rafinose, estaquiose e verbascose e, por isso, deve ser descartada.

Ao cozinhar o feijão que ficou previamente de molho cuja água foi desprezada, ocorre redução de cerca de 25% do teor de rafinose e estaquiose e de cerca de 40% do teor de verbascose. Essa diminuição já costuma ser suficiente para reduzir a produção de gases.

O feijão tem outros elementos que chamamos de fatores antinutricionais, como os fitatos e os taninos, que também influenciam a formação de gases. Os fitatos dificultam a absorção de ferro, de cálcio e de zinco. Falo sobre esse ácido no capítulo sobre fatores antinutricionais. Quando os feijões ficam de molho na água por cerca de doze horas, o teor de fitato é reduzido em 85%. Ao desprezar essa água, jogamos parte do fitato que ficou dissolvido nela, mas a quantidade é muito pequena. A maior vantagem em desprezar a água é mesmo por causa da rafinose, estaquiose e verbascose, como dito anteriormente.

Há ainda algo importante que você precisa saber. O fitato também pode dificultar a ação de enzimas digestivas (pepsina, pancreatina e amilase). Com isso, é possível ocorrer má digestão de carboidratos e proteínas, que chegam inteiros ao intestino grosso. Se uma proteína, uma gordura ou um carboidrato não for bem digerido, vai ser fermentado pelas bactérias do intestino grosso e gerar muitos gases.

Já o tanino é um tipo de polifenol, substância produzida por algumas plantas para ficarem com sabor desagradável para alguns insetos e parasitas. Ou seja, o tanino é uma substância que protege a planta de ataques. Em nosso organismo, pode ter efeito na prevenção do câncer, mas, nutricionalmente, pode dificultar a digestão de proteínas, carboidratos e minerais.

Vários alimentos e chás contêm taninos, que são removidos somente pelo cozimento – no caso do feijão, esse processo é capaz de eliminar quase 85% do teor de taninos. Não há problema em ingerir um pouco de fitato e tanino, pois eles têm efeito de proteção contra o câncer. Mas quantidades elevadas podem reduzir a absorção de outros nutrientes.

Além disso, há formas de preparar o feijão que podem ajudar a reduzir a formação de gases. Confira:

- Deixe os grãos de molho em água de oito a doze horas. A água precisa estar em temperatura ambiente. Se estiver quente, ela mata o grão e o processo de início de germinação não ocorre, mantendo os mesmos níveis de fitato e demais elementos. Se a água estiver gelada, o processo fica mais lento.

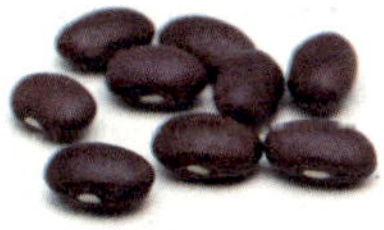

- Despreze a água que ficou de molho. Cozinhe o feijão apenas com água e um pouco de sal. Se gostar, adicione folhas de louro ou cominho.
- Não adicione óleo na hora do cozimento. Também não recomendo fritar alho ou cebola antes.
- Após o cozimento ter amolecido o feijão (cerca de dez minutos em panela de pressão), desligue a panela e espere a pressão reduzir. Abra a panela e coloque os temperos: talo de salsão (dá um sabor bem diferenciado), cenoura, abobrinha, outros legumes de que gostar, alho ou cebola. Feche a panela, cozinhe por mais cinco minutos e está pronto.
- Evite consumir óleos na refeição em que o feijão será o protagonista. O óleo é o nutriente que mais deixa o processo digestivo lento. Em segundo lugar está a proteína. Assim, juntar um elemento altamente gorduroso com outro altamente proteico, afeta o esvaziamento gástrico e piora o processo digestivo. Não é à toa que carnes e laticínios têm digestão mais demorada.

Excesso de fibras na dieta

É comum que pessoas não habituadas a ingerir grande quantidade de fibras tenham excesso de gases ao utilizar alimentos integrais. Isso acontece porque as bactérias do intestino grosso passam a receber grande quantidade de alimento – as fibras – e ocorre fermentação excessiva.

Observe que, nesse caso, não se trata exatamente de um excesso, pois antes a pessoa ingeria pouca fibra e então passa a consumi-la em quantidade adequada. A condição de excesso real de fibras, pelo fato de comer apenas alimentos integrais, é muito difícil de conseguir com a dieta. Isso ocorre se a pessoa consome fibras industrializadas além da dieta de alimentos integrais ou se consome farelos em grande quantidade.

Alimentos refinados (pão branco, macarrão branco, etc.) são nocivos à saúde. Substitua-os pelos integrais, mas, para evitar os gases, é conveniente fazer isso aos poucos para que a flora intestinal se adapte.

Verminoses

Tudo o que atrapalha o processo digestivo pode levar à formação de gases, pois carboidratos e proteínas chegam intactos ao intestino grosso e provocam fermentação excessiva pelas bactérias. Se a infestação de vermes intestinais atrapalhar de forma significativa a digestão de nutriente, haverá mais substrato chegando ao intestino grosso. Para sanar o problema, o tratamento é eliminar os parasitas.

TRATAMENTO COM LACTOBACILOS

A flora intestinal é composta por centenas de tipos diferentes de bactérias e, dependendo das que estão em maior quantidade, pode resultar na formação excessiva de gases e mau cheiro. No entanto, é possível utilizar as próprias bactérias, ou lactobacilos, para equilibrar a flora intestinal. As bactérias vivas que vão colonizar nosso intestino são chamadas de probióticos.

É importante saber que a constituição da flora do intestino decorre do tipo de alimentação adotada. Quem usa mais alimentos naturais e integrais, por exemplo, tem uma flora completamente diferente de quem ingere produtos refinados, artificiais ou carne. Sendo assim, tomando os cuidados necessários com a dieta, é possível manter a flora intestinal saudável sem precisar dos probióticos. Para isso, pode ser de grande auxílio introduzir na alimentação banana verde, alcachofra, escarola, alho-poró e kefir.

Má digestão de gordura

A formação de gases por má digestão de gordura é bastante comum em pessoas que foram submetidas a cirurgias específicas para combater a obesidade e que tomam o medicamento conhecido como Orlistat para inibir a absorção de gorduras, na tentativa de emagrecer.

Se a gordura não é absorvida e chega intacta ao intestino grosso, ela gera irritação e excesso de fermentação, causando forte diarreia. Para evitar esse desconforto, muitas pessoas optam por diminuir a ingestão de gordura e acabam emagrecendo por causa disso, e não porque estão comendo normalmente e o medicamento está impedindo a absorção da gordura.

No caso de quem fez um tipo específico de cirurgia de obesidade, na qual a absorção de gorduras é comprometida, a forma mais eficiente de evitar a diarreia e os gases é reduzindo o consumo de gorduras.

Má digestão de carboidratos

A exemplo do medicamento citado acima, há também aqueles para diminuir a absorção de carboidratos. Como qualquer carboidrato mal digerido resulta em fermentação e formação de gases, esses remédios podem causar flatulência. Se você quer emagrecer, é muito melhor ingerir menos carboidrato do que comer o quanto quiser e depois tentar reduzir sua absorção.

Em resumo, se você tem gases em excesso, os principais pontos para observar são os seguintes: fazer as refeições com calma para evitar a ingestão de ar enquanto come; observar a presença de lactose na dieta; preparar os feijões de maneira adequada; adotar progressivamente uma alimentação rica em fibras; verificar a presença de verminoses, e combater a má digestão de carboidratos, proteínas e gorduras, especialmente por uso de medicamentos.

COMA POUCO, MAS SEMPRE

Não exagere nas refeições principais e coma a cada três horas. Se você almoçar e depois desse período nem pensar em comida, é porque comeu demais. Todas as bases fisiológicas que explicam os benefícios de comer com esse intervalo de tempo foram descritas detalhadamente no meu livro *Emagreça sem dúvida.*

O que é importante saber é que a falta de carboidrato (em decorrência de ficar muitas horas sem comer) destrói os músculos do organismo para transformar essa proteína em glicose (representante do carboidrato) e alimentar o cérebro.

Ao comer demais, o nível de insulina (hormônio produzido pelo pâncreas em resposta à presença de glicose no sangue) sobe e impede seu organismo de queimar a gordura que está estocada. Assim, comer quantidades reduzidas e em horários regulares faz com que entre pouco carboidrato no sangue, alimentando o cérebro sem perda de massa muscular. Ao mesmo tempo, pelo fato de a ingestão ser pequena, não ocorre aumento de insulina, permitindo a queima de gordura acumulada.

VOCE SABIA...

... que os efeitos da hiperalimentação e da obesidade foram considerados nocivos há pouco tempo? Isso aconteceu em 1992, quando, em paralelo, começou a se dar ênfase à importância dos alimentos de origem vegetal na alimentação saudável.

Em 2014, o Ministério da Saúde publicou o novo *Guia alimentar para a população brasileira,* que aborda os cuidados para uma alimentação saudável, com o objetivo de orientar as pessoas no combate à obesidade e ao avanço das doenças crônicas. A novidade foi reconhecer a viabilidade das dietas vegetarianas e expor os problemas ambientais decorrentes da pecuária. O documento pode ser consultado no site www.portalsaude.saude.gov.br.

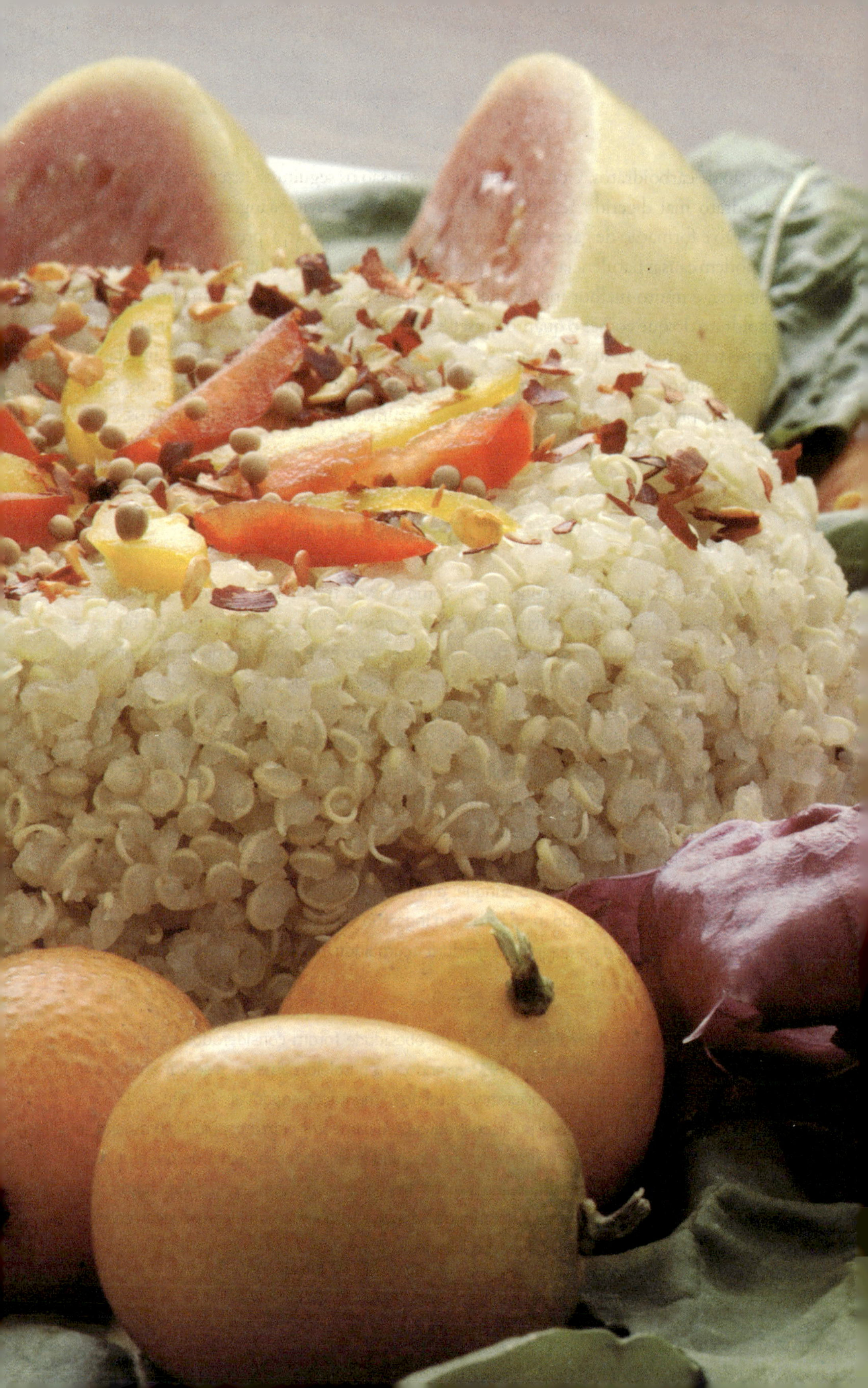

Ferro

O ferro é o mineral encontrado em maior abundância em nosso planeta. Por causa disso, era de se esperar que não houvesse deficiência desse composto no organismo das pessoas, mas não é o que ocorre, uma vez que uma dieta inadequada e, principalmente, a perda de sangue podem contribuir para a carência de ferro.

Segundo a Organização Mundial da Saúde (OMS), essa é a desordem nutricional mais comum no mundo: cerca de ⅓ da população mundial tem carência de ferro, proporção significativa tanto nos países em desenvolvimento quanto nos desenvolvidos. No Brasil, 30% das gestantes têm deficiência desse mineral, índice que atinge 50% das crianças.

Para que serve o ferro?

Ele é fundamental para diversas reações químicas do corpo e para a construção das células vermelhas do sangue, as hemácias. O ferro faz parte de um grupo de enzimas (compostos químicos que auxiliam em determinadas reações bioquímicas) necessárias para extrair a energia do alimento. Sem ferro, temos dificuldade de produzir energia e neurotransmissores. Quando as células de defesa identificam um microrganismo invasor (por exemplo, uma bactéria), elas utilizam ferro para matar esse microrganismo. Assim, sem esse composto, o exército do seu organismo fica desarmado.

Como o ferro está distribuído?

O corpo humano possui de 3 g a 5 g de ferro, sendo que de 60% a 70% dessa quantidade está incorporada às hemácias – por isso, sangramentos causam tanta perda de ferro. O restante – de 20% a 30% – fica armazenado em outras células.

O estoque de ferro se chama ferritina e não é muito grande. Mas vale saber que uma ferritina consegue armazenar cerca de 4.500 átomos de ferro. As células musculares (mioglobina) e as enzimas também contêm ferro.

Guarde esta informação: quando falta ferro no organismo, o estoque (ferritina) é utilizado na produção das hemácias. Apesar de o estoque diminuir, ainda há ferro circulante, que o organismo leva para a medula óssea a fim de que ela possa manter a formação das células vermelhas. Quando não há mais ferro guardado, a ferritina quase desaparece e o ferro no sangue fica baixo. Com isso, a produção das células vermelhas se reduz e pode surgir a anemia.

O que acontece se temos pouco ferro no corpo?

São várias as ocorrências observadas. Quando há deficiência de ferro, as células vermelhas (hemácias), responsáveis pelo transporte do oxigênio pelo organismo via hemoglobina, são produzidas em menor escala. Mas é importante saber que, como o oxigênio é vital para o corpo, a última coisa que será afetada pela falta de ferro é a hemoglobina, cujos níveis podem ser acompanhados pelo hemograma.

A diminuição na produção de hemácias deixa a pessoa pálida. O sistema imunológico fica prejudicado e a pele pode apresentar alterações, como fissuras nos cantos dos lábios; queda de cabelo e alterações nas unhas são outras manifestações possíveis.

Quem apresenta insuficiência de ferro sente cansaço, tontura, fraqueza, indisposição e falta de apetite. É muito comum ter dificuldade de acordar pela manhã, mesmo depois de uma boa noite de sono, e sentir tristeza sem motivo aparente, pois a falta de ferro afeta a produção de neurotransmissores. Alguns indivíduos têm pernas inquietas, condição que é mais comum à noite, quando, ao deitar, a pessoa não acha posição confortável para as pernas.

Durante a atividade física, o ferro é fundamental para a produção de energia e a consequente contração muscular durante o exercício. Na falta de ferro e com pouca energia, o músculo não consegue ficar ativo por muito tempo e ocorre a produção do ácido lático, que causa queimação durante o exercício e pode reduzir o pH do sangue, resultando em náuseas, mal-estar e forte dor muscular no dia seguinte. Assim, quem treina precisa ter boas reservas de ferro no organismo, pois, caso contrário, não obterá seu melhor rendimento no exercício.

Nas crianças, a falta de ferro pode prejudicar o desenvolvimento cognitivo porque elas ficam menos ativas. Sei que os pais dificilmente acham seus filhos pouco ativos, pois a energia das crianças é algo impressionante, mas o problema tende a ficar evidente quando a reposição de ferro é realizada.

Na gestação há risco de anormalidade no desenvolvimento cerebral do feto e de parto prematuro. É muito importante também saber que a depressão pós-parto pode ser causada ou agravada pela falta de ferro. Isso porque a mulher, principalmente, costuma ter um período de sono "picotado" que dura alguns meses, além de fadiga intensa. A falta de ferro multiplica a sensação de mal-estar.

Uma condição interessante é a chamada perversão do apetite, que ocorre pelo desajuste de neurotransmissores em razão da falta de ferro. Em razão disso, a pessoa pode ter desejo de comer terra, barro, tijolo, arroz cru e mastigar gelo. Tenho pacientes que relataram vontade de comer sabonete, talco e bucha de banho. Essas condições desapareceram com a correção da deficiência de ferro.

Por que ocorre a deficiência de ferro?

A alimentação inadequada não é o principal motivo que leva à deficiência de ferro. De forma prática, quem perde sangue está em grande risco de ter o problema, pois, como vimos, a maior parte do ferro não está estocada na ferritina, mas sim circulando no sangue. Veja algumas situações que propiciam a perda ou a dificuldade de absorção de ferro:

- Pessoas que se submeteram a cirurgias com perda de sangue considerável têm maior chance de apresentar carência de ferro.
- Hemorroidas que sangram constantemente também aumentam a chance de se ter o problema.
- Pessoas que precisaram retirar todo ou parte do estômago por causa de cirurgia de câncer ou para tratamento da obesidade, por exemplo, podem experimentar redução da absorção do ferro porque a acidez do estômago tem papel importante nesse processo. Pela mesma razão, o uso de antiácidos também dificulta a absorção do ferro, além do cálcio e da vitamina B_{12}.
- Verminoses podem comprometer a absorção de ferro e ocasionar microssangramentos intestinais, levando à perda desse mineral.
- Crianças com menos de 1 ano que tomam leite de vaca podem ter microssangramentos intestinais, potencializando a perda de sangue em um período de importante consumo de ferro pelo organismo por causa do crescimento.
- A obesidade é outro fator de risco para deficiência de ferro, porque o acúmulo de tecido adiposo leva a maior produção de substâncias, resultando num desgaste (inflamação) corporal. Havendo inflamação, a absorção de ferro é significativamente reduzida.
- A deficiência de ferro pode ser causada ainda por baixa ingestão ou dieta mal planejada. Ao contrário do que se possa imaginar, isso não ocorre apenas em populações desnutridas, já que encontramos mulheres cuja alimentação é muito bem desenhada quanto à oferta e

às combinações alimentares para potencializar a absorção de ferro, porém apresentam deficiência desse nutriente. Também observamos homens (sem perda de sangue) com dieta péssima quanto às fontes de ferro e sua combinação alimentar, mas que apresentam estoques excelentes do mineral.

Como ocorre a falta de ferro nas mulheres, especialmente durante a gestação e a amamentação, já que não há perda de sangue?

As mulheres que menstruam podem ser acometidas pela falta de ferro. Para termos uma ideia, o corpo possui de 4 a 5 litros de sangue e cada período menstrual leva facilmente à perda de 70 ml de sangue, o que significa 840 ml de sangue por ano, no mínimo. Ou seja, é como se a mulher fizesse duas doações de sangue no período de um ano.

No consultório, é difícil atender mulheres que menstruam e que possuem ótimos níveis de ferro. Quando elas optam por suspender a menstruação (usando pílula anticoncepcional de uso contínuo ou outros métodos) ou precisam retirar o útero por alguma razão, a ferritina começa a subir, pois o ferro entra no organismo, mas não sai mais pela perda de sangue. Essa elevação de ferritina sem suplementação associada é lenta, e algumas mulheres chegam a demorar cerca de cinco anos para atingir um ótimo nível de ferro estocado, se não houver perda de sangue.

Talvez a mulher pense que, na gravidez, por não haver mais perda de sangue, o ferro alcançaria um bom nível, mas não é isso que ocorre. Durante os três primeiros meses de gestação, há um aumento de pelo menos 20% no volume de sangue, o que ocasiona grande consumo de ferro. Já no último trimestre, a entrega de ferro ao bebê é intensificada, pois o mineral que se forma no sangue e nos músculos da criança é fornecido pela mãe. Além disso, a placenta chega ao final da gestação repleta de sangue e há perda dele no parto. Nesse sentido, a demanda de ferro na gestação é elevadíssima. Desse modo, é preciso que as gestantes recebam ferro extra por meio de suplementos para não esgotarem seus estoques. Resumindo, as mulheres podem ter problemas com a perda de ferro pela menstruação ou pelo elevado consumo durante a gestação.

Pois bem, o bebê nasce e recebe leite materno de forma exclusiva até seis meses de idade. Esse leite não é rico em ferro, mas o pouco que é oferecido ao bebê tem ótima biodisponibilidade. Passado esse período, porém, o estoque de ferro da criança costuma estar muito baixo, entre outras razões porque a criança cresce muito rápido, gastando grande quantidade desse mineral. Por isso, a recomendação de suplementação dos seis meses aos dois anos é feita por diversas entidades, inclusive pela Sociedade Brasileira de Pediatria

(SBP), tanto para a criança onívora quanto a vegetariana. Vale saber que o estoque de ferro do bebê se forma no final da gestação. Por isso, os prematuros precisam receber suplementação precocemente.

O pós-parto costuma ser um excelente período para acertar o estoque de ferro da mulher, pois geralmente não há menstruação por alguns meses, favorecendo bastante a correção da deficiência.

O que é anemia?

É a condição na qual a hemoglobina no sangue está abaixo do que seria considerado normal. Pode ser causada por várias doenças, como insuficiência renal crônica, hipotireoidismo, câncer e doenças inflamatórias. Em termos nutricionais, a carência de ferro, vitamina B_{12} e ácido fólico são as principais causas. O problema é constatado por meio de exame laboratorial. Após verificar que o indivíduo tem anemia, o médico inicia uma pesquisa para saber o motivo.

A anemia recebe um "sobrenome" de acordo com suas características, por exemplo anemia megaloblástica (geralmente por falta de vitamina B_9 e/ou B_{12}) ou perniciosa (deficiência de absorção de B_{12} por destruição do fator intrínseco, elemento que auxilia sua absorção). Quando a anemia é diagnosticada em razão de falta ou privação de ferro, é chamada de anemia ferropriva. Trata-se de uma anemia microcítica, pois, se não houver deficiência de vitamina B_{12} ou de ácido fólico simultaneamente, a célula vermelha fica pequena (micro). Há também outros tipos de anemia causados por fatores genéticos, como a talassemia e a falciforme.

É possível apresentar deficiência de ferro sem ter anemia?

A anemia por falta de ferro ocorre só em estágio avançado de deficiência desse mineral. Assim, é possível ter deficiência de ferro sem estar com anemia; ainda que as reservas estejam baixas, há ferro suficiente para manter a formação das células vermelhas e o transporte de oxigênio. Ou seja, a hemoglobina está dentro da faixa de referência – portanto não há anemia –, mas a ferritina está baixa e a pessoa já pode apresentar os sintomas de deficiência.

Anemia por deficiência de ferro em vegetarianos

Onívoros e vegetarianos têm anemia por deficiência de ferro com a mesma frequência. Há estudos importantes que demonstram isso. Mas quase todas essas pesquisas apresentam um sério erro metodológico, pois não são feitas em homens, e sim em mulheres, que estão sujeitas a mais perdas de sangue, cada uma de forma distinta, afinal, apresentam menstruação com fluxo diferente em termos de intensidade e duração. Por isso, não é possível comparar de forma segura o estoque de ferro no organismo das mulheres.

Assim, a ausência de um padrão nos grupos estudados mistura dois parâmetros diferentes: a alimentação e a perda de sangue. No entanto, não é feita uma associação direta de um parâmetro com o outro. Se a ideia for avaliar a questão da alimentação com o ferro, os estudos devem ser feitos com homens, por não apresentarem perda de sangue.

RESUMINDO

A falta de ferro pode ocorrer por baixa oferta alimentar (dieta carente, desnutrição), má absorção (ausência de ácido no estômago, cirurgia para retirada do estômago), aumento da demanda do organismo (gestação, fases de crescimento acelerado) e perda de ferro (menstruação, sangramento crônico). Vale lembrar que essas situações podem ser simultâneas, como no caso de uma gestante obesa, com dieta pobre em ferro, que usa antiácido por causa de azia e tem hemorroida que sangra.

Lembre-se: a alimentação inadequada pode contribuir para a deficiência de ferro, mas não é o motivo principal. A perda de sangue é o fator mais comum que leva à deficiência de ferro no adulto. Se isso ocorrer, ajustar a alimentação e corrigir (quando possível) os fatores que causam má absorção ou perda de sangue é sempre importante, mas o uso do suplemento de ferro é fundamental para o equilíbrio dos níveis do mineral.

E não é frustrante não resolver a falta de ferro por meio da alimentação?

Sim, claro! Quando comecei a estudar o ferro, me senti bem frustrado, pois acreditava que a alimentação seria suficiente para resolver toda e qualquer carência. Na prática, percebi que não era exatamente assim. Acompanhei várias pessoas (que comem carne ou não) que optaram por tentar corrigir a deficiência sem uso de suplemento. Por mais que elas ajustassem a alimentação, havendo perda de sangue, os resultados eram desanimadores. E isso não é uma condição apenas ligada à vida nas cidades, pois populações indígenas também mostram claros sinais de deficiência de ferro na segunda gestação, durante a qual as gestantes relatam intensa vontade de comer terra.

Os relatos médicos históricos mostram que a deficiência de ferro sempre existiu. A literatura antiga já registrava pessoas brancas, pálidas, cansadas, apáticas, na época chamadas de pacientes cloróticos. O "antídoto" para essa condição era o uso de vinho com limalha de ferro – vale saber que o álcool potencializa a absorção de ferro.

Deficiência de ferro se corrige com suplementação, e não apenas com a alimentação. Mesmo com suplementos, uma boa correção pode demorar mais de dois anos para formar um estoque excelente.

Depois do tratamento, a anemia pode voltar?

É muito comum encontrarmos casos de pacientes que têm anemia, tratam a doença, mas ela sempre volta. A pessoa anêmica usa suplementação de ferro por três meses e se sente bem. Mas, ao parar de utilizar o suplemento, pode apresentar novamente essa condição.

Explico: quando o ferro é ingerido, nosso corpo o aproveita para formar as células vermelhas, que são a prioridade. Assim, em pouco tempo, não há mais anemia, apesar de o estoque de ferro continuar baixo. Ao parar de usar o suplemento, se ocorrer perda de sangue ou qualquer uma das condições citadas anteriormente, a doença volta a se manifestar. O nível de ferro se eleva com lentidão e pode baixar muito rapidamente. Portanto, quem tem deficiência de ferro precisa ter em mente que o tratamento para corrigir os baixos estoques é prolongado.

Os tipos de ferro

Ferro é um elemento único. Quando ele chega ao sangue, não importa de onde vem, será utilizado pelo organismo da mesma forma. Mas na alimentação ele pode estar "disfarçado" de ferro heme ou não heme.

O ferro heme, ou "de origem animal"

O ferro heme representa a menor porção do ferro ingerido pelas pessoas, mesmo no caso daquelas que comem carne. Ele costuma ser bastante abordado pelos profissionais de saúde, porque sofre pouca alteração de fatores que prejudicam ou intensificam sua absorção. Nesse contexto, "absorção" é a passagem do nutriente que chega ao trato gastrointestinal para o sangue. Cerca de 10% a 40% do ferro heme pode ser absorvido contra cerca de 2% a 20% do ferro não heme ingerido.

A principal diferença entre o ferro heme e o não heme é que o primeiro contém uma bolha de proteção ao seu redor, que tecnicamente chamamos anel de porfirina. Essa bolha de proteção faz com que o ferro heme seja menos sensível a fatores que estimulam ou inibem sua absorção.

O ferro heme é derivado das células vermelhas (hemoglobina) e das células musculares (mioglobina), portanto tem origem animal. É obtido de carnes e alimentos derivados de sangue (como o chouriço). As carnes vermelhas têm maior teor de ferro que as de aves ou peixes. Veja a tabela a seguir. Utilizei a Tabela Brasileira de Composição de Alimentos (Taco), que é uma ótima referência nacional para o assunto. Caso não conste algum alimento nela, a tabela SR27 do Departamento de Agricultura dos Estados Unidos (USDA, na sigla em inglês) é um material complementar interessante.

TEOR DE FERRO EM 100 G DO ALIMENTO CRU			
CEREAL INTEGRAL EM GRÃO			
Descrição dos alimentos	**Ferro (mg)**	**Tabela fonte**	**Número do alimento na tabela**
Amaranto	7,6	SR27	20001
Aveia	4,7	SR27	20038
Quinoa	4,6	SR27	20035
Cevada descascada	3,6	SR27	20004
Trigo *durum*	3,5	SR27	20076
Sorgo	3,4	SR27	20067
Centeio	2,6	SR27	20062
Triticale	2,6	SR27	20069
Trigo-sarraceno	2,2	SR27	20008
Arroz selvagem	2,0	SR27	20088
Arroz marrom de grão médio	1,8	SR27	20040
Arroz marrom de grão longo	1,5	SR27	20036
Arroz integral	0,9	Taco	2
Milho verde	0,4	Taco	44
DERIVADOS DE CEREAL INTEGRAL			
Descrição dos alimentos	**Ferro (mg)**	**Tabela fonte**	**Número do alimento na tabela**
Farelo de arroz	18,5	SR27	20060
Farelo de trigo	10,6	SR27	20077
Gérmen de trigo	6,3	SR27	20078
Farelo de aveia	5,4	SR27	20033
Glúten de trigo	5,2	SR27	48052
Farinha de centeio	5,0	SR27	20063
Farinha de centeio integral	4,7	Taco	32
Aveia em flocos	4,4	Taco	7
Farinha de trigo	3,6	SR27	20080
Cereal matinal de milho	3,1	Taco	25
Farinha de milho amarela	2,3	Taco	33
Farinha de arroz integral	2,0	SR27	20090

DERIVADOS DE CEREAL INTEGRAL			
Descrição dos alimentos	Ferro (mg)	Tabela fonte	Número do alimento na tabela
Milho em flocos sem sal	1,7	Taco	22
Fubá	0,9	Taco	43
CEREAL REFINADO			
Descrição dos alimentos	Ferro (mg)	Tabela fonte	Número do alimento na tabela
Farinha de rosca	6,7	Taco	34
Farinha de trigo branca	1,0	Taco	35
Macarrão de trigo com ovos	0,9	Taco	41
Macarrão de trigo branco	0,9	Taco	40
Macarrão instantâneo	0,8	Taco	39
Macarrão de arroz	0,7	SR27	20133
Arroz branco tipo 1	0,7	Taco	4
Arroz branco tipo 2	0,6	Taco	6
Canjica branca	0,3	Taco	19
Amido de milho	0,1	Taco	42
AMILÁCEOS E DERIVADOS			
Descrição dos alimentos	Ferro (mg)	Tabela fonte	Número do alimento na tabela
Farinha de mandioca	1,1	Taco	121
Mandioquinha	0,6	SR27	11298
Polvilho doce	0,5	Taco	146
Batata-doce	0,4	Taco	89
Batata-inglesa	0,4	Taco	92
Inhame	0,4	Taco	126
Farinha de araruta	0,3	SR27	20003
Batata-baroa	0,3	Taco	87
Mandioca	0,3	Taco	130
Cará	0,2	Taco	103
Fécula de mandioca	0,1	Taco	124
LEGUMINOSAS			
Descrição dos alimentos	Ferro (mg)	Tabela fonte	Número do alimento na tabela
Feijão-rajado	18,6	Taco	570
Soja, semente	15,7	SR27	16108
Feijão branco	10,4	SR27	16049
Feijão-carioca	8,0	Taco	562
Feijão-mungo, sementes maduras	7,6	SR27	16083
Lentilha rosa ou vermelha	7,4	SR27	16144
Lentilha	7,0	Taco	578
Feijão-jalo	7,0	Taco	566
Feijão-amarelo, sementes maduras	7,0	SR27	16047
Feijão-roxo	6,9	Taco	574
Favas, semente madura	6,7	SR27	16052

LEGUMINOSAS			
Descrição dos alimentos	Ferro (mg)	Tabela fonte	Número do alimento na tabela
Feijão-preto	6,5	Taco	568
Grão-de-bico	5,4	Taco	575
Feijão-rosinha	5,3	Taco	572
Feijão-guando (grão vermelho), sementes maduras	5,2	SR27	16101
Feijão-fradinho	5,1	Taco	564
Feijão-azuqui, sementes maduras	5,0	SR27	16001
Ervilha, partida	4,8	SR27	16085
Soja verde	3,6	SR27	11450
Tremoço	2,8	Taco	585
Feijão-guando	1,9	Taco	576
DERIVADOS DE LEGUMINOSAS			
Descrição dos alimentos	Ferro (mg)	Tabela fonte	Número do alimento na tabela
Proteína isolada de soja	14,5	SR27	16122
Proteína texturizada de soja desengordurada	13,7	SR27	16119
Soja, farinha	13,1	Taco	581
Soja, extrato solúvel, pó	7,0	Taco	583
Farinha de grão-de-bico	4,9	SR27	16157
VERDURAS			
Descrição dos alimentos	Ferro (mg)	Tabela fonte	Número do alimento na tabela
Agrião	3,1	Taco	75
Catalônia	3,1	Taco	105
Folha de uva	2,6	SR27	11974
Alface roxa	2,5	Taco	80
Folha de abóbora	2,2	SR27	11418
Taioba	1,9	Taco	156
Couve-de-bruxelas	1,4	SR27	11098
Serralha	1,3	Taco	155
Alfavaca	1,3	Taco	81
Mostarda, folha	1,1	Taco	135
Folha de batata-doce	1,0	SR27	11505
Jurubeba	0,9	Taco	128
Rúcula	0,9	Taco	152
Brócolis, folha	0,9	SR27	11739
Brócolis, talo	0,9	SR27	11741
Endívia	0,8	SR27	11213
Feijão, broto	0,8	Taco	125
Acelga chinesa (*bok choy*)	0,8	SR27	11116
Chicória, raiz	0,8	SR27	11154

VERDURAS			
Descrição dos alimentos	Ferro (mg)	Tabela fonte	Número do alimento na tabela
Almeirão	0,7	Taco	84
Aipo	0,7	Taco	76
Alho-poró	0,6	Taco	83
Alface lisa	0,6	Taco	79
Brócolis	0,6	Taco	101
Radicchio	0,6	SR27	11952
Couve-flor	0,5	Taco	117
Repolho roxo	0,5	Taco	150
Broto de bambu	0,5	SR27	11026
Couve-manteiga	0,5	Taco	115
Chicória	0,5	Taco	111
Alface crespa	0,4	Taco	78
Espinafre Nova Zelândia	0,4	Taco	119
Pepino, com casca	0,3	SR27	11205
Acelga	0,3	Taco	74
Alface-americana	0,3	Taco	77
Pepino, sem casca	0,2	SR27	11206
Repolho branco	0,2	Taco	149
ALGAS			
Descrição dos alimentos	Ferro (mg)	Tabela fonte	Número do alimento na tabela
Espirulina, seca	28,5	SR27	11667
Ágar, seca	21,4	SR27	11663
Kelp	2,9	SR27	11445
Espirulina	2,8	SR27	11666
Wakame	2,2	SR27	11669
Ágar	1,9	SR27	11442
Nori	1,8	SR27	11446
VERDURAS USADAS COMO CONDIMENTO			
Descrição dos alimentos	Ferro (mg)	Tabela fonte	Número do alimento na tabela
Tomilho, fresco	17,5	SR27	02049
Hortelã, fresca	11,9	SR27	02065
Capim limão (citronela), fresco	8,2	SR27	11972
Alecrim, fresco	6,7	SR27	02063
Dill, folha fresca	6,6	SR27	02045
Hortelã-pimenta, fresca	5,1	SR27	02064
Salsa	3,2	Taco	153
Manjericão de folha larga	3,2	SR27	02044
Alho-poró	2,1	SR27	11246
Coentro, folha	1,8	SR27	11165
Alho	1,7	SR27	11215

VERDURAS USADAS COMO CONDIMENTO			
Descrição dos alimentos	Ferro (mg)	Tabela fonte	Número do alimento na tabela
Mostarda preparada amarela	1,6	SR27	02046
Manjericão	1,0	Taco	133
Alho	0,8	Taco	82
Cebolinha	0,6	Taco	108
Raiz de gengibre	0,6	SR27	11216
Pimentão vermelho	0,4	SR27	11821
Pimentão verde	0,3	SR27	11333
Cebola	0,2	Taco	107
SEMENTES GERMINADAS			
Descrição dos alimentos	Ferro (mg)	Tabela fonte	Número do alimento na tabela
Lentilha	3,2	SR27	11248
Ervilha, madura	2,3	SR27	11316
Trigo	2,1	SR27	20087
Soja, madura	2,1	SR27	11452
Feijão-carioca, maduro	2,0	SR27	11653
Sementes de alfafa	1,0	SR27	11001
Feijão-mungo, maduro	0,9	SR27	11043
Sementes de rabanete	0,9	SR27	11676
Feijão-rim, maduro	0,8	SR27	11029
LEGUMES			
Descrição dos alimentos	Ferro (mg)	Tabela fonte	Número do alimento na tabela
Aspargo	2,1	SR27	11011
Ervilha verde	1,5	SR27	11304
Alcachofra (globo ou francês) em bruto	1,3	SR27	11007
Raiz de lótus	1,2	SR27	11254
Wasabi, raiz	1,0	SR27	11990
Cenouras baby	0,9	SR27	11960
Raiz de bardana	0,8	SR27	11104
Abóbora, flor	0,7	SR27	11416
Tomate verde	0,5	SR27	11527
Vagem	0,4	Taco	162
Pimentão amarelo	0,4	Taco	143
Pimentão verde	0,4	Taco	144
Abóbora cabotiã	0,4	Taco	65
Quiabo	0,4	Taco	147
Maxixe	0,4	Taco	134
Rabanete	0,4	Taco	148
Jiló	0,3	Taco	127
Pimentão vermelho	0,3	Taco	145
Beterraba	0,3	Taco	98

LEGUMES			
Descrição dos alimentos	Ferro (mg)	Tabela fonte	Número do alimento na tabela
Tomate, salada	0,3	Taco	161
Abóbora-pescoço	0,3	Taco	69
Berinjela	0,2	Taco	96
Abobrinha italiana	0,2	Taco	71
Tomate, com semente	0,2	Taco	157
Nabo	0,2	Taco	137
Cenoura	0,2	Taco	110
Abobrinha paulista	0,2	Taco	73
Chuchu	0,2	Taco	113
Abóbora-menina	0,2	Taco	66
Pepino	0,1	Taco	142
Abóbora-moranga	0,0	Taco	67
COGUMELOS			
Descrição dos alimentos	Ferro (mg)	Tabela fonte	Número do alimento na tabela
Shitake	1,3	SR27	11987
Cogumelo-de-paris	0,5	SR27	11260
Portobello	0,3	SR27	11265
OLEAGINOSAS			
Descrição dos alimentos	Ferro (mg)	Tabela fonte	Número do alimento na tabela
Tahine (pasta de gergelim)	19,2	SR27	12169
Semente de abóbora, seca	8,8	SR27	12014
Chia, seca	7,7	SR27	12006
Semente de melancia, seca	7,3	SR27	12174
Castanha de caju	6,7	SR27	12087
Tahine (pasta de gergelim não torrado)	6,4	SR27	12171
Pignoli, secos	5,5	SR27	12147
Gergelim, semente	5,4	Taco	593
Sementes de girassol, seca	5,3	SR27	12036
Avelã	4,7	SR27	12120
Linhaça, semente	4,7	Taco	594
Pistache, torrado, sem sal	4,0	SR27	12152
Pistache	3,9	SR27	12151
Amêndoa	3,7	SR27	12061
Macadâmia	3,7	SR27	12131
Polpa de coco, seca, sem açúcar	3,3	SR27	12108
Amendoim, grão	2,5	Taco	557
Noz-pecã	2,5	SR27	12142
Castanha-do-pará	2,3	Taco	589
Leite de coco grosso	2,3	SR27	12115
Noz	2,0	Taco	597

OLEAGINOSAS			
Descrição dos alimentos	Ferro (mg)	Tabela fonte	Número do alimento na tabela
Coco	1,8	Taco	590
Pasta de amêndoa	1,6	SR27	12071
Castanha portuguesa, sem casca	0,9	SR27	12098

FRUTAS			
Descrição dos alimentos	Ferro (mg)	Tabela fonte	Número do alimento na tabela
Amora-silvestre	1,9	SR27	09190
Abio	1,6	SR27	09427
Uchuva	1,0	SR27	09138
Kinkan	0,9	SR27	09149
Macaúba	0,8	Taco	223
Amora, congelada, sem açúcar	0,8	SR27	09048
Sapoti	0,8	SR27	09313
Marmelo	0,7	SR27	09296
Framboesa	0,7	SR27	09302
Framboesa, congelada	0,6	SR27	09167
Amora-preta	0,6	SR27	09042
Pinha	0,6	SR27	09321
Mirtilo, congelado	0,6	SR27	09053
Maracujá	0,6	Taco	232
Tamarindo	0,6	Taco	250
Cupuaçu	0,5	Taco	192
Pitanga	0,4	Taco	247
Damasco, fresco	0,4	SR27	09021
Jaca	0,4	Taco	204
Banana-prata	0,4	Taco	182
Banana-pacova	0,4	Taco	181
Cereja doce	0,4	SR27	09070
Ciriguela	0,4	Taco	191
Banana-nanica	0,3	Taco	179
Banana-ouro	0,3	Taco	180
Pera park	0,3	Taco	242
Morango	0,3	Taco	239
Cereja azeda	0,3	SR27	09063
Groselha	0,3	SR27	09107
Lichia	0,3	SR27	09164
Romã	0,3	SR27	09286
Banana-da-terra	0,3	Taco	175
Mirtilo	0,3	SR27	09050
Nectarina	0,3	SR27	09191
Pequi	0,3	Taco	241

FRUTAS			
Descrição dos alimentos	Ferro (mg)	Tabela fonte	Número do alimento na tabela
Abacaxi	0,3	Taco	164
Cacau	0,3	Taco	183
Romã	0,3	Taco	249
Kiwi	0,3	Taco	207
Cranberry	0,3	SR27	09078
Mamão-formosa	0,2	Taco	225
Fruta-pão	0,2	Taco	196
Melão	0,2	Taco	236
Melancia	0,2	Taco	235
Pêssego aurora	0,2	Taco	244
Acerola	0,2	Taco	169
Abacate	0,2	Taco	163
Pinha	0,2	Taco	246
Banana-maçã	0,2	Taco	178
Figo	0,2	Taco	194
Pitanga	0,2	SR27	09276
Carambola	0,2	Taco	190
Banana-figo	0,2	Taco	177
Mamão-papaia	0,2	Taco	226
Limão-tahiti	0,2	Taco	220
Uva rubi	0,2	Taco	257
Goiaba branca, com casca	0,2	Taco	197
Goiaba vermelha, com casca	0,2	Taco	200
Graviola	0,2	Taco	201
Atemoia	0,2	Taco	174
Abio	0,2	Taco	166
Cajá-manga	0,2	Taco	184
Caju	0,2	Taco	186
Caqui japonês	0,2	SR27	09263
Nêspera	0,1	Taco	240
Laranja-da-terra	0,1	Taco	210
Uva-itália	0,1	Taco	256
Jambo	0,1	Taco	205
Laranja-baía	0,1	Taco	208
Laranja-lima	0,1	Taco	212
Poncã	0,1	Taco	251
Ameixa	0,1	Taco	172
Caqui chocolate	0,1	Taco	189
Manga haden	0,1	Taco	228
Jabuticaba	0,1	Taco	203

FRUTAS			
Descrição dos alimentos	Ferro (mg)	Tabela fonte	Número do alimento na tabela
Maçã fuji, com casca	0,1	Taco	222
Pera williams	0,1	Taco	243
Umbu	0,1	Taco	254
Manga palmer	0,1	Taco	229
Laranja-valência	0,1	Taco	216
Laranja-pera	0,1	Taco	214
Mexerica rio	0,1	Taco	238
Manga tommy	0,1	Taco	231
Mexerica murcote	0,1	Taco	237
Maçã argentina, com casca	0,1	Taco	221
Jamelão	0,0	Taco	206
FRUTAS SECAS			
Descrição dos alimentos	Ferro (mg)	Tabela fonte	Número do alimento na tabela
Pêssego, seco	4,1	SR27	09246
Damasco, seco	2,7	SR27	09032
Uva-passa, com sementes	2,6	SR27	09299
Pera, seca	2,1	SR27	09259
Figo, seco	2,0	SR27	09094
Uva-passa, sem sementes	1,9	SR27	09298
Lichia, seca	1,7	SR27	09165
Maçã, seca	1,4	SR27	09011
Ameixa, seca	0,9	SR27	09291
Tâmara, seca	0,9	SR27	09421
Caqui japonês, seco	0,7	SR27	09264
POLPA DE FRUTA CONGELADA			
Descrição dos alimentos	Ferro (mg)	Tabela fonte	Número do alimento na tabela
Framboesa	0,7	SR27	09518
Açaí	0,4	Taco	168
Pitanga	0,4	Taco	248
Abacaxi	0,4	Taco	165
Cajá	0,3	Taco	185
Maracujá	0,3	Taco	233
Cupuaçu	0,3	Taco	193
Umbu	0,2	Taco	255
Acerola	0,2	Taco	170
Caju	0,1	Taco	187
Graviola	0,1	Taco	202
Manga	0,1	Taco	230

SUCOS DE FRUTA			
Descrição dos alimentos	Ferro (mg)	Tabela fonte	Número do alimento na tabela
Maçã, concentrado congelado	0,9	SR27	09017
Acerola	0,5	SR27	09002
Maracujá, concentrado envasado	0,3	Taco	234
Uva, enlatado ou engarrafado, sem açúcar	0,3	SR27	09135
Caju, concentrado envasado	0,1	Taco	188
Uva, concentrado envasado	0,1	Taco	258
Laranja-da-terra	0,1	Taco	211
Limão-cravo	0,1	Taco	218
Laranja-baía	0,1	Taco	209
Limão-galego	0,1	Taco	219
Laranja-lima	0,0	Taco	213
Laranja-pera	0,0	Taco	215
Laranja-valência	0,0	Taco	217
Ponçã	0,0	Taco	252

CONDIMENTOS			
Descrição dos alimentos	Ferro (mg)	Tabela fonte	Número do alimento na tabela
Tomilho, seco	123,6	SR27	02042
Manjericão, seco	89,8	SR27	02003
Hortelã, seca	87,5	SR27	02066
Manjerona, seca	82,7	SR27	02023
Coentro, folha desidratada	81,4	Taco	114
Sementes de cominho	66,4	SR27	02014
Cúrcuma	55,0	SR27	02043
Dill, folha desidratada	48,8	SR27	02017
Sementes de aipo	44,9	SR27	02007
Folha de louro	43,0	SR27	02004
Folhas de coentro, secas	42,5	SR27	02012
Sementes de anis	37,0	SR27	02002
Orégano, seco	36,8	SR27	02027
Sementes de feno-grego	33,5	SR27	02019
Estragão, seco	32,3	SR27	02041
Cerefólio, seco	32,0	SR27	02008
Alecrim, seco	29,3	SR27	02036
Sálvia, seca	28,1	SR27	02038
Salsa, seca	22,0	SR27	02029
Páprica	21,1	SR27	02028
Gengibre, em pó	19,8	SR27	02021
Curry, em pó	19,1	SR27	02015

CONDIMENTOS			
Descrição dos alimentos	Ferro (mg)	Tabela fonte	Número do alimento na tabela
Sementes de funcho	18,5	SR27	02018
Pimenta chili em pó	17,3	SR27	02009
Sementes de dill	16,3	SR27	02016
Sementes de coentro	16,3	SR27	02013
Sementes de cominho	16,2	SR27	02005
Cacau em pó	14,5	SR27	19859
Pimenta-do-reino branca	14,3	SR27	02032
Cardamomo	14,0	SR27	02006
Cravo	11,8	SR27	02011
Açafrão	11,1	SR27	02037
Semente de papoula	9,8	SR27	02033
Pimenta-do-reino preta	9,7	SR27	02030
Semente de mostarda em pó	9,2	SR27	02024
Canela	8,3	SR27	02010
Pimenta vermelha ou caiena	7,8	SR27	02031
Pimenta-da-jamaica	7,1	SR27	02001
Alho em pó	5,7	SR27	02020
Cebola em pó	3,9	SR27	02026
Noz-moscada em pó	3,0	SR27	02025
Cebola, flocos desidratados	1,6	SR27	11284
CONDIMENTOS EM CONSERVA			
Descrição dos alimentos	Ferro (mg)	Tabela fonte	Número do alimento na tabela
Azeitona preta	5,5	Taco	520
Alcaparras	1,7	SR27	02054
Azeitona verde	0,2	Taco	521
ÓLEO VEGETAL			
Descrição dos alimentos	Ferro (mg)	Tabela fonte	Número do alimento na tabela
Óleo de coco	0,0	SR27	04047
Óleo de palma	0,0	SR27	04055
Azeite de dendê	0,0	Taco	259
Azeite de oliva extra virgem	0,0	Taco	260
Óleo de babaçu	0,0	Taco	267
Óleo de canola	0,0	Taco	268
Óleo de girassol	0,0	Taco	269
Óleo de milho	0,0	Taco	270
Óleo de pequi	0,0	Taco	271
Óleo de soja	0,0	Taco	272
Óleo de gergelim	0,0	SR27	04058
Óleo de cártamo	0,0	SR27	04510
Óleo de palmiste	0,0	SR27	04513

ÓLEO VEGETAL			
Descrição dos alimentos	Ferro (mg)	Tabela fonte	Número do alimento na tabela
Óleo de semente de uva	0,0	SR27	04517
Óleo de nozes	0,0	SR27	04528
Óleo de amêndoa	0,0	SR27	04529
Lecitina de soja	0,0	SR27	04531
Óleo de avelã	0,0	SR27	04532
Óleo de abacate	0,0	SR27	04581
Óleo de linhaça prensado a frio	0,0	SR27	42231

ÓLEO DE PEIXE			
Descrição dos alimentos	Ferro (mg)	Tabela fonte	Número do alimento na tabela
Óleo de fígado de bacalhau	0,0	SR27	04589
Óleo de arenque	0,0	SR27	04590
Óleo de salmão	0,0	SR27	04593
Óleo de sardinha	0,0	SR27	04594

MARGARINA E MANTEIGA			
Descrição dos alimentos	Ferro (mg)	Tabela fonte	Número do alimento na tabela
Manteiga, com sal	0,2	Taco	261
Margarina com óleo hidrogenado, com sal (65% de lipídeos)	0,1	Taco	263
Margarina com óleo interesterificado, sem sal (65% de lipídeos)	0,1	Taco	266
Margarina com óleo hidrogenado, sem sal (80% de lipídeos)	0,1	Taco	264
Manteiga, com sal	0,0	SR27	01001
Manteiga, sem sal	0,0	SR27	01145
Margarina com óleo interesterificado, com sal (65% de lipídeos)	0,0	Taco	265
Manteiga, sem sal	0,0	Taco	262

OUTRAS GORDURAS ANIMAIS			
Descrição dos alimentos	Ferro (mg)	Tabela fonte	Número do alimento na tabela
Sebo bovino	0,0	SR27	04001
Banha de porco	0,0	SR27	04002
Bacon	0,0	SR27	04609

QUEIJOS			
Descrição dos alimentos	Ferro (mg)	Tabela fonte	Número do alimento na tabela
Queijo de cabra do tipo macio	1,9	SR27	01159
Queijo de cabra do tipo de disco	1,9	SR27	01156
Queijo minas frescal	0,9	Taco	461
Queijo feta	0,7	SR27	01019
Queijo roquefort	0,6	SR27	01039
Queijo parmesão	0,5	Taco	464

QUEIJOS			
Descrição dos alimentos	Ferro (mg)	Tabela fonte	Número do alimento na tabela
Queijo provolone	0,5	SR27	01035
Queijo brie	0,5	SR27	01006
Queijo de nata	0,4	SR27	01017
Ricota de leite integral	0,4	SR27	01036
Queijo camembert	0,3	SR27	01007
Queijo gorgonzola	0,3	SR27	01004
Queijo mozarela	0,3	Taco	463
Queijo prato	0,3	Taco	467
Queijo pasteurizado	0,3	Taco	465
Queijo minas meia cura	0,2	Taco	462
Queijo suíço	0,2	SR27	01040
Queijo cheddar	0,2	SR27	01009
Ricota	0,1	Taco	469
Queijo cottage com pouca gordura	0,1	SR27	01015
Requeijão cremoso	0,1	Taco	468
LEITE E IOGURTE			
Descrição dos alimentos	Ferro (mg)	Tabela fonte	Número do alimento na tabela
Leite de vaca achocolatado	0,5	Taco	455
Creme de leite	0,3	Taco	447
Leite de cabra	0,1	Taco	454
Leite de ovelha	0,1	SR27	01109
Iogurte grego natural sem gordura	0,1	SR27	01256
Iogurte natural	0,0	Taco	448
Iogurte natural desnatado	0,0	Taco	449
Leite de vaca desnatado UHT	0,0	Taco	457
Leite de vaca integral	0,0	Taco	458
Leite fermentado	0,0	Taco	460
OVOS			
Descrição dos alimentos	Ferro (mg)	Tabela fonte	Número do alimento na tabela
Ovo de pata inteiro fresco	3,9	SR27	01138
Ovo de ganso inteiro fresco	3,6	SR27	01139
Ovo de codorna inteiro	3,3	Taco	485
Gema fresca	2,7	SR27	01125
Ovo de galinha inteiro	1,6	Taco	489
Gemada	0,2	SR27	01057
DOCES			
Descrição dos alimentos	Ferro (mg)	Tabela fonte	Número do alimento na tabela
Chocolate escuro 70-85% de cacau	11,9	SR27	19904
Açúcar mascavo	8,3	Taco	493
Chocolate escuro 45-59% de cacau	8,0	SR27	19902

DOCES			
Descrição dos alimentos	Ferro (mg)	Tabela fonte	Número do alimento na tabela
Chocolate escuro 60-69% de cacau	6,3	SR27	19903
Melado de cana	5,4	Taco	508
Rapadura	4,4	Taco	510
Xarope de malte	1,0	SR27	19352
Xarope de milho escuro	0,4	SR27	19349
Mel de abelha	0,3	Taco	507
Açúcar cristal	0,2	Taco	492
Leite condensado	0,1	Taco	453
Xarope de bordo (*maple syrup*)	0,1	SR27	19911
Açúcar refinado	0,1	Taco	494
Xarope de agave	0,1	SR27	19912
Glicose de milho	0,1	Taco	503

BEBIDAS			
Descrição dos alimentos	Ferro (mg)	Tabela fonte	Número do alimento na tabela
Substituto do café (bebida de grãos de cereais em pó)	4,6	SR27	14236
Caldo de cana	0,8	Taco	473
Chá de erva-doce, infusão 5%	0,0	Taco	475
Chá-mate, infusão 5%	0,0	Taco	476
Chá preto, infusão 5%	0,0	Taco	477
Água de coco	0,0	Taco	478
Café, infusão 10%	0,0	Taco	471

REFRIGERANTES			
Descrição dos alimentos	Ferro (mg)	Tabela fonte	Número do alimento na tabela
Tipo água tônica	0,0	Taco	479
Tipo cola	0,0	Taco	480
Tipo guaraná	0,0	Taco	481
Tipo laranja	0,0	Taco	482
Tipo limão	0,0	Taco	483

FRIOS			
Descrição dos alimentos	Ferro (mg)	Tabela fonte	Número do alimento na tabela
Morcela	6,4	SR27	07005
Bacon	1,9	SR27	07921
Chouriço suíno e bovino	1,6	SR27	07019
Mortadela	1,5	Taco	424
Salame	1,3	Taco	443
Apresuntado	0,9	Taco	323
Presunto, sem capa de gordura	0,8	Taco	439
Presunto, com capa de gordura	0,7	Taco	438
Peito de peru em fatias	0,3	SR27	07081

CARNE DE VACA			
Descrição dos alimentos	Ferro (mg)	Tabela fonte	Número do alimento na tabela
Fígado	5,6	Taco	355
Picanha sem gordura	2,1	Taco	382
Capa de contrafilé, sem gordura	2,0	Taco	336
Miolo de alcatra, sem gordura	2,0	Taco	369
Paleta, sem gordura	1,9	Taco	375
Filé-mignon, sem gordura	1,9	Taco	357
Coxão-duro, sem gordura	1,9	Taco	350
Hambúrguer bovino	1,9	Taco	415
Coxão-mole, sem gordura	1,9	Taco	352
Músculo, sem gordura	1,9	Taco	372
Patinho, sem gordura	1,8	Taco	376
Acém moído	1,8	Taco	327
Paleta, com gordura	1,8	Taco	373
Picanha, com gordura	1,7	Taco	380
Língua	1,7	Taco	366
Contrafilé, sem gordura	1,7	Taco	345
Flanco, sem gordura	1,6	Taco	360
Almôndega	1,6	Taco	330
Contrafilé de costela	1,6	Taco	341
Fraldinha, com gordura	1,5	Taco	362
Charque	1,5	Taco	339
Acém, sem gordura	1,5	Taco	329
Capa de contrafilé, com gordura	1,5	Taco	334
Carne-seca	1,3	Taco	385
Lagarto	1,3	Taco	364
Contrafilé, com gordura	1,3	Taco	343
Peito, sem gordura	1,3	Taco	379
Costela	1,2	Taco	348
Maminha	1,1	Taco	367
Cupim	1,1	Taco	354
Bucho	0,5	Taco	333

CARNE DE FRANGO			
Descrição dos alimentos	Ferro (mg)	Tabela fonte	Número do alimento na tabela
Fígado	9,5	Taco	400
Coração	4,1	Taco	394
Sobrecoxa sem pele	0,9	Taco	414
Coxa sem pele	0,8	Taco	399
Sobrecoxa com pele	0,7	Taco	412
Coxa com pele	0,7	Taco	397
Frango inteiro com pele	0,6	Taco	402

CARNE DE FRANGO			
Descrição dos alimentos	Ferro (mg)	Tabela fonte	Número do alimento na tabela
Asa com pele	0,6	Taco	391
Frango inteiro sem pele	0,5	Taco	405
Linguiça	0,5	Taco	418
Peito com pele	0,4	Taco	407
Peito sem pele	0,4	Taco	409
CARNE DE PEIXE			
Descrição dos alimentos	Ferro (mg)	Tabela fonte	Número do alimento na tabela
Sardinha inteira	1,3	Taco	321
Atum fresco	1,3	Taco	278
Lambari congelado	0,9	Taco	296
Bacalhau salgado	0,9	Taco	279
Camarão Rio Grande, grande	0,7	Taco	285
Lambari fresco	0,6	Taco	298
Pescadinha	0,5	Taco	310
Corimba	0,5	Taco	288
Porquinho	0,4	Taco	314
Corvina do mar	0,4	Taco	292
Corvina de água doce	0,3	Taco	291
Salmão fresco, sem pele	0,2	Taco	316
Pintado	0,2	Taco	312
Cação, posta	0,2	Taco	283
Merluza, filé	0,2	Taco	302
Pescada, filé	0,2	Taco	307
Pescada branca	0,2	Taco	304
Dourada de água doce fresca	0,2	Taco	295
Abadejo congelado, filé	0,1	Taco	275
CARNE DE PORCO			
Descrição dos alimentos	Ferro (mg)	Tabela fonte	Número do alimento na tabela
Orelha salgada	1,4	Taco	434
Costela	0,9	Taco	431
Pernil	0,9	Taco	436
Bisteca	0,5	Taco	427
Lombo	0,5	Taco	433
Toucinho	0,4	Taco	444
Linguiça	0,4	Taco	421
CARNE DE CRUSTÁCEOS			
Descrição dos alimentos	Ferro (mg)	Tabela fonte	Número do alimento na tabela
Lagosta	1,2	SR27	15154
Camarão	0,2	SR27	15149

Obs.: Tr (traços) foram considerados zero.

ATENÇÃO: O FERRO "DE ORIGEM ANIMAL" NÃO É TÃO HEME ASSIM

Menos de 40% do ferro contido na carne é heme, a maior parte é não heme. O aquecimento e a estocagem desse alimento colaboram para reduzir bastante o ferro heme e transformá-lo em não heme. Os dados de teor de ferro de que dispomos geralmente fazem referência à carne crua. Assim, quanto mais intensivo o tratamento térmico, como o cozimento, mais transformação do ferro heme para não heme ocorre na carne. De forma prática, a absorção do ferro desse alimento é da ordem de 18%, ou seja, se você ingere 10 mg de ferro, absorverá apenas 1,8 mg.

O ferro não heme

Também chamado de inorgânico, é encontrado de forma abundante nos alimentos de origem vegetal e utilizado para fortificação industrial de alimentos. É mais sensível aos fatores que estimulam ou inibem sua absorção quando comparado ao ferro heme. Por essa razão, vou falar um pouco sobre isso, mas antes é importante que você entenda mais alguns pontos.

A tabela a seguir mostra as recomendações nutricionais sobre o ferro para onívoros e vegetarianos. Atingir os valores de ingestão de ferro indicados na tabela pode parecer simples para os homens, mas as mulheres em idade fértil (onívoras e vegetarianas) geralmente têm mais dificuldade. No entanto, essas recomendações oficiais são falhas. Vamos entendê-las?

NECESSIDADE DE INGESTÃO DIÁRIA DE FERRO TOTAL		
Sexo (idade)	Onívoro	Vegetariano
Sexo masculino (acima de 19 anos de idade)	8 mg	16 mg
Sexo feminino (19 a 50 anos de idade)	18 mg	36 mg

Qual é a quantidade de ferro que é preciso absorver?

A partir do momento que o ferro é absorvido, ou seja, quando passa do intestino para o sangue, ele pode ser eliminado por descamação ou secreção da pele ou da mucosa intestinal ou por perdas sanguíneas. O ferro não absorvido também pode ser expelido pelas fezes e há uma discreta perda através da urina.

A perda de ferro num homem com estoque normal é de 1 mg/dia. Uma mulher dificilmente perde mais que 4 mg de ferro diariamente, em média (pois a perda mensal é maior no período menstrual). Assim, para repor as perdas e manter os níveis em equilíbrio em adultos, é necessário que a absorção de ferro seja entre 1 mg e 2 mg/dia.

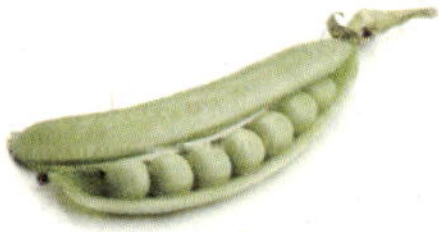

Na dieta vegetariana, a biodisponibilidade média de ferro é de 5% a 12%, contra 14% a 18% na onívora. Sendo assim, para absorver a quantidade recomendada (de 1 mg a 2 mg/dia de ferro), e considerando a absorção máxima das dietas, seria importante ingerir de 5,5 mg a 11,1 mg de ferro na dieta onívora e 8,3 mg a 16,6 mg na vegetariana. Assim, vemos que as DRI são bastante cautelosas em suas recomendações, pois, se a mulher vegetariana necessita absorver 2 mg de ferro, ela precisa ingerir 16,6 mg do mineral, não 36 mg, como a tabela de recomendação propõe.

Desse modo, a recomendação oficial de ingestão de ferro é muito maior do que a que realmente precisamos. Os estudos mostram que o ferro circulante no sangue da pessoa onívora é 95% oriundo dos vegetais e apenas 5% proveniente das fontes animais. Assim, se falta ferro no organismo, a absorção é otimizada, principalmente, a partir de ferro não heme.

Vamos comparar?

Com os dados citados anteriormente, já é possível entender o que, de fato, ocorre com o ferro da carne, mostrando que ele não é a salvação da sua alimentação.

Elaborei uma tabela para deixar isso mais claro. Considerei uma porção de 100 g de diversos tipos de cortes de carne, já que consumir acima dessa quantidade diariamente é considerado excessivo.

Considere que absorvemos apenas 18% desse ferro de origem animal; na tabela, é possível conferir quanto desse mineral atingirá o sangue e que percentual isso representa. Partindo do princípio de que precisamos de 1 mg a 2 mg de ferro no sangue, a tabela mostra quanto faltaria para que uma pessoa atingisse as necessidades diárias.

Uma passada de olhos na última coluna já mostra que, exceto pelo fígado, todas as demais carnes não oferecem a quantidade de ferro necessária. Ou seja: a maior parte do ferro de que o corpo necessita virá, obrigatoriamente, do reino vegetal, ainda que a pessoa seja onívora.

TEOR DE FERRO EM ALIMENTOS CÁRNEOS E TEOR ABSORVIDO				
Alimento	Teor de ferro (em mg) em 100 g do alimento	Quantidade absorvida (mg)	Porcentagem (%) absorvida frente à necessidade diária	Porcentagem (%) de ingestão que falta para atingir a necessidade diária
Atum fresco cru	1,30	0,23	11,7 a 23,4	76,6 a 88,3
Pescada branca crua	0,20	0,04	1,8 a 3,6	96,4 a 98,2
Sardinha inteira crua	1,30	0,23	11,7 a 23,4	76,6 a 88,3
Contrafilé bovino, sem gordura, cru	1,70	0,31	15,3 a 30,6	69,4 a 84,7
Coxão mole bovino, sem gordura, cru	1,90	0,34	17,1 a 34,2	65,8 a 82,9
Fígado bovino cru	5,60	1,01	50,4 a 100,8	0,0 a 49,6
Filé-mignon, sem gordura, cru	1,90	0,34	17,1 a 34,2	65,8 a 82,9
Hambúrguer bovino cru	1,90	0,34	17,1 a 34,2	65,8 a 82,9
Peito de frango, sem pele, cru	0,40	0,07	3,6 a 7,2	92,8 a 96,4
Sobrecoxa de frango, sem pele, crua	0,90	0,16	8,1 a 16,2	83,8 a 91,9
Costeleta de porco crua	0,90	0,16	8,1 a 16,2	83,8 a 91,9
Lombo de porco cru	0,50	0,09	4,5 a 9,0	91,0 a 95,5

Inibidores e promotores da absorção do ferro

Memorize esta informação: o meio ácido no intestino favorece a absorção do ferro. Os compostos que melhoram a absorção do ferro vegetal são chamados de promotores da absorção, sendo a vitamina C o mais potente deles. Já os inibidores mais poderosos são o ácido fítico e os polifenóis. Vamos conhecê-los.

Inibidores da absorção

O cálcio é capaz de inibir a absorção de ferro, tanto do heme quanto do não heme. Assim, o consumo de leite e seus derivados – ricos em cálcio e pobres em ferro – pode prejudicar o estado nutricional de ferro. Além disso, há algumas proteínas presentes nos ovos, leite e queijos (chamadas caseinofosfopeptídeos) que prejudicam a absorção do ferro.

O ácido fítico, presente em diversas sementes e grãos, também prejudica a absorção do mineral. Há um capítulo inteiro que trata desse composto e outros fatores antinutricionais neste livro. Por enquanto, digo que há formas de reduzir a sua quantidade nos alimentos e contrapor o seu efeito por meio da vitamina C, dos ácidos orgânicos e da vitamina A.

Já os polifenóis, apesar de apresentarem efeitos benéficos contra as doenças cardiovasculares e o câncer, podem se ligar ao ferro e dificultar a sua absorção. Os polifenóis mais conhecidos são os taninos, as catequinas e as isoflavonas. Assim, convêm evitar o uso de chá preto ou de ervas, cacau e café perto do horário de refeições que contêm ferro, pois a absorçao do mineral pode ser comprometida. O chá preto é o que causa a maior redução na absorção de ferro.

A falta de acidez gástrica prejudica a absorção do ferro. Ela pode ocorrer pelo uso de antiácidos ou pelo próprio envelhecimento, quando a produção de ácido clorídrico no estômago tende a se reduzir naturalmente.

Promotores da absorção de ferro

A possibilidade de o ferro vegetal ser absorvido é de duas a três vezes maior se houver carne na refeição. Ao que tudo indica, a presença de aminoácidos sulfurados, que compõem a proteína da carne, seria capaz de facilitar a absorção do ferro não heme. O interessante é que os feijões também contêm esses aminoácidos em excelentes quantidades, o que pode ajudar muito na absorção do ferro.

Quanto às vitaminas e aos ácidos orgânicos, temos que os ácidos ascórbico (vitamina C), cítrico, lático, málico e tartárico, assim como a vitamina A e o betacaroteno favorecem a absorção de ferro. Os ácidos orgânicos ocorrem naturalmente nos alimentos, principalmente nas frutas e nas verduras. Alguns aditivos químicos utilizados nos produtos industrializados são ácidos orgânicos.

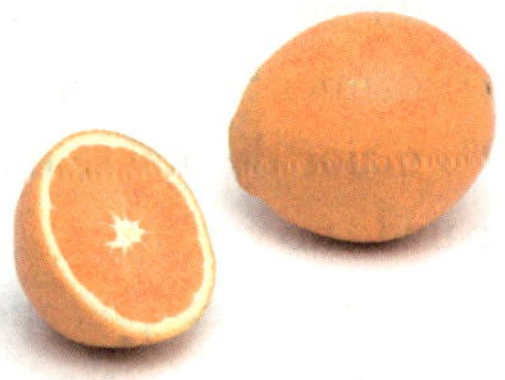

A vitamina C é o mais potente promotor de absorção de ferro. Esse efeito é bastante potencializado quando a proporção corresponde a 20 mg de vitamina C para 3 mg de ferro. Além disso, ela se contrapõe aos efeitos inibitórios do ácido fítico e dos polifenóis. A ingestão de cerca de 75 mg de vitamina C aumenta de três a quatro vezes a absorção do ferro. Veja na tabela da página 81 alguns alimentos ricos em vitamina C.

Para obter o máximo proveito da vitamina C, são necessários alguns cuidados. Ela pode ser destruída em contato com o oxigênio ou com a folha de flandres, utilizada como revestimento dos recipientes de alimentos enlatados. A vitamina C também é sensível ao calor e à luz, por isso o cozimento excessivo de um alimento ou o armazenamento prolongado provocam perdas.

No que se refere aos métodos de cozimento, assar causa maior perda do que cozinhá-lo em água, em razão da diferença de temperatura dos dois processos. Por exemplo: depois de cozinhar uma batata-doce por 30 minutos na água, restam 45,6% da vitamina C presente inicialmente; se ela for assada pelo mesmo tempo restam 30,3% da vitamina. Por sua vez, o cozimento na água gera uma perda 10% maior do que se o alimento fosse preparado no vapor.

É interessante saber que, após terem sido processados termicamente, os alimentos perdem metade do seu teor dessa vitamina. Há outras situações nas quais os alimentos perdem esse composto: em doze meses quando congelados, em seis semanas se forem refrigerados e pasteurizados, em sete dias quando apenas refrigerados, e em seis horas se guardados quentes.

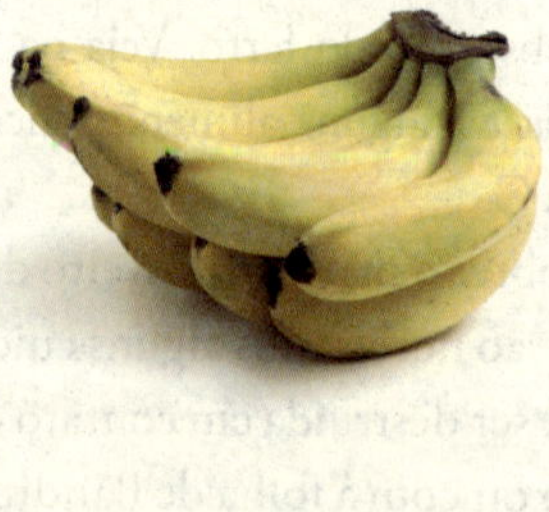

Vale comentar que, às vezes, encontramos orientações quase terroristas sobre a vitamina C do suco de laranja, que afirmam ser completamente perdida pelo simples fato de extrair o suco ou mesmo ao cortar a fruta. Isso não é verdade! A vitamina C é destruída pelo calor e, como você já viu, há demora em destruí-la mesmo com o aquecimento. Então, é possível, sim, conseguir vitamina C do suco de laranja, sem dificuldades.

Outros promotores da absorção do ferro são os fruto-oligossacarídeos (FOS), que são compostos naturalmente encontrados na dieta. Ao serem fermentados pelas bactérias do intestino grosso, promovem diversos efeitos benéficos ao organismo. Estudos recentes indicam que a ingestão dos FOS pode favorecer a absorção do ferro no intestino grosso, um órgão que no passado não era visto como propício para isso. Um fato interessante é que os FOS neutralizam os efeitos negativos do ácido fítico sobre a absorção do ferro.

Os FOS podem ser encontrados em inúmeros alimentos, como banana, alho, aspargo, alcachofra, cebola, centeio, cevada, entre outros. A chicória apresenta elevada quantidade de FOS especialmente na parte mais próxima à raiz da planta.

Por fim, vale mencionar que, em caso de baixos estoques de ferro no corpo, o organismo consegue absorver de dez a quinze vezes mais o ferro não heme, que contribui muito mais que o heme em relação à quantidade absorvida para recompor os estoques baixos, mesmo em onívoros. Podemos considerar que o estoque de ferro de um indivíduo é o maior determinante na absorção do ferro não heme.

TEOR DE VITAMINA C EM 100 G DO ALIMENTO CRU			
VERDURAS			
Descrição dos alimentos	**C (mg)**	**Tabela fonte**	**Número do alimento na tabela**
Couve-manteiga	96,7	Taco	115
Brócolis, folha	93,2	SR27	11739
Agrião	60,1	Taco	75
Rúcula	46,3	Taco	152
Repolho roxo	43,2	Taco	150
Mostarda, folha	38,6	Taco	135
Acelga	22,6	Taco	74
Alface lisa	21,4	Taco	79
VERDURAS USADAS COMO CONDIMENTOS			
Descrição dos alimentos	**C (mg)**	**Tabela fonte**	**Número do alimento na tabela**
Tomilho fresco	160,1	SR27	02049
Pimentão vermelho	127,7	SR27	11821
Pimentão verde	80,4	SR27	11333
Salsa	51,7	Taco	153
Hortelã-pimenta, fresca	31,8	SR27	02064
Cebolinha	31,8	Taco	108
Alho	31,2	SR27	11215
Coentro, folha	27	SR27	11165
Alecrim fresco	21,8	SR27	02063
SEMENTES GERMINADAS			
Descrição dos alimentos	**C (mg)**	**Tabela fonte**	**Número do alimento na tabela**
Feijão-rim, maduro	38,7	SR27	11029
Sementes de rabanete	28,9	SR27	11676
Feijão-carioca, maduro	21,7	SR27	11653
LEGUMES			
Descrição dos alimentos	**C (mg)**	**Tabela fonte**	**Número do alimento na tabela**
Pimentão amarelo	201,4	Taco	143
Pimentão vermelho	158,2	Taco	145
Pimentão verde	100,2	Taco	144
Tomate verde	23,4	SR27	11527
Tomate, com semente	21,2	Taco	157
FRUTAS			
Descrição dos alimentos	**C (mg)**	**Tabela fonte**	**Número do alimento na tabela**
Acerola	941,4	Taco	169
Caju	219,3	Taco	186
Mexerica Rio	112,0	Taco	238
Goiaba branca, com casca	99,2	Taco	197

FRUTAS			
Descrição dos alimentos	C (mg)	Tabela fonte	Número do alimento na tabela
Mamão papaia	82,2	Taco	226
Goiaba vermelha, com casca	80,6	Taco	200
Mamão formosa	78,5	Taco	225
Lichia	71,5	SR27	09164
Kiwi	70,8	Taco	207
Manga palmer	65,5	Taco	229
Morango	63,6	Taco	239
Carambola	60,9	Taco	190
Laranja-baía	56,9	Taco	208
Abio	54,1	SR27	09427
Laranja-pera	53,7	Taco	214
Poncã	48,8	Taco	251
Laranja-valência	47,8	Taco	216
Kinkan	43,9	SR27	09149
Laranja-lima	43,5	Taco	212
Limão-tahiti	38,2	Taco	220
Amora-silvestre	36,4	SR27	09190
Pinha	36,3	SR27	09321
Pinha	35,9	Taco	246
Laranja-da-terra	34,7	Taco	210
Abacaxi	34,6	Taco	164
Caqui chocolate	29,6	Taco	189
Groselha	27,7	SR27	09107
Jamelão	27,1	Taco	206
Ciriguela	27,0	Taco	191
Cajá-manga	26,7	Taco	184
Pitanga	26,3	SR27	09276
Framboesa	26,2	SR27	09302
Pitanga	24,9	Taco	247
Cupuaçu	24,5	Taco	192
Umbu	24,1	Taco	254
Mexerica murcote	21,8	Taco	237
Banana-prata	21,6	Taco	182
Amora-preta	21	SR27	09042

POLPA DE FRUTA CONGELADA			
Descrição dos alimentos	C (mg)	Tabela fonte	Número do alimento na tabela
Acerola	623,2	Taco	170
Caju	119,7	Taco	187
Framboesa	26,2	SR27	09518
Manga	24,9	Taco	230

SUCOS DE FRUTA			
Descrição dos alimentos	C (mg)	Tabela fonte	Número do alimento na tabela
Acerola	1600	SR27	09002
Caju, concentrado envasado	138,7	Taco	188
Laranja-baía	94,5	Taco	209
Laranja-pera	73,3	Taco	215
Laranja-da-terra	44,3	Taco	211
Poncã	41,8	Taco	252
Laranja-lima	41,3	Taco	213
Limão-galego	34,5	Taco	219
Limão-cravo	32,8	Taco	218
Uva, concentrado envasado	21,0	Taco	258
CONDIMENTOS			
Descrição dos alimentos	C (mg)	Tabela fonte	Número do alimento na tabela
Coentro seco	566,7	SR27	02012
Salsa seca	125	SR27	02029
Açafrão	80,8	SR27	02037
Pimenta vermelha ou caiena	76,4	SR27	02031
Cebola, floco desidratado	75	SR27	11284
Alecrim seco	61,2	SR27	02036
Manjerona seca	51,4	SR27	02023
Cerefólio seco	50	SR27	02008
Dill, folha seca	50	SR27	02017
Estragão seco	50	SR27	02041
Tomilho seco	50	SR27	02042
Louro, folha	46,5	SR27	02004
Coentro seco	40,8	Taco	114
Pimenta-da-jamaica	39,2	SR27	02001
Sálvia seca	32,4	SR27	02038
Cebola em pó	23,4	SR27	02026
Sementes de anis	21	SR27	02002
Sementes de cominho	21	SR27	02005
Cardamomo	21	SR27	02006
Sementes de coentro	21	SR27	02013
Sementes de dill	21	SR27	02016
Sementes de funcho	21	SR27	02018
Pimenta-do-reino branca	21	SR27	02032

Obs.: Apenas alimentos com mais de 20 mg de vitamina C por 100 g foram listados.

Vegetarianos ingerem mais ferro que onívoros

Retirar a carne da alimentação não traz impacto negativo sobre a quantidade total de ferro ingerido. Tanto é que, em quase todos os estudos científicos, o nível de ingestão de ferro por vegetarianos costuma ser maior do que onívoros.

Situação semelhante é observada em relação à vitamina C, que favorece a absorção do ferro: os vegetarianos ingerem uma quantidade maior – muitas vezes o dobro – do que as pessoas que comem carne. Vamos lembrar que o ferro de origem vegetal é 100% não heme e precisa da ajuda da vitamina C para ser absorvido.

A simples observação do teor de ferro consumido não revela a biodisponibilidade do mineral, pois a presença de promotores ou inibidores da absorção deve ser sempre considerada. Para se ter uma ideia, os tipos de alimento que compõem a refeição podem modificar a absorção do ferro em dez vezes.

Uma conta simples, mas esclarecedora. Você se lembra de que necessitamos de 1 mg a 2 mg de ferro por dia, certo? Observando a tabela com o teor de ferro nos alimentos (página 60), vemos que 100 g de carne bovina contêm, em média, 2 mg de ferro. Já vimos que absorvemos 18% desse ferro, ou seja, 0,36 mg. Em comparação, 1 concha de feijão contém, em média, 4,2 mg de ferro, dos quais absorvemos 10%, ou seja, 0,42 mg. É claro que, independentemente de comer carne ou feijão, o organismo ainda vai precisar do ferro oriundo dos vegetais para atingir nossa necessidade, mas 1 concha de feijão consegue oferecer mais ferro absorvível do que 100 g de carne, e com a mesma quantidade de calorias: 190 kcal.

Fortificação de alimentos

No Brasil, a Resolução RDC nº 344, de 12 de dezembro de 2002, da Agência Nacional de Vigilância Sanitária (Anvisa), estabelece a fortificação das farinhas de trigo e milho na proporção de 4,2 mg de ferro para cada 100 g de farinha. Essa resolução também define que não é necessária a fortificação das farinhas de biju, de trigo integral e de trigo *durum*. O objetivo da medida é prevenir a anemia por falta de ferro e evitar a depleção dos estoques (ferritina) do organismo.

Mas a adição de ferro às farinhas apresenta resultado questionável e não foi eficaz em muitos países que adotaram esse procedimento como medida de saúde coletiva. Isso é fácil de entender quando consideramos que a alimentação é apenas um dos pontos a serem avaliados na dinâmica do ferro. O tipo de ferro adicionado aos alimentos não altera a absorção de zinco, cobre, cálcio e magnésio. E atenção: o ferro adicionado aos alimentos industrializados não é de origem animal.

Vegetarianos devem tomar suplemento de ferro?

Uma pessoa, vegetariana ou não, deve usar suplemento de ferro apenas se estiver com deficiência desse mineral. O uso de suplemento de ferro sem necessidade pode aumentar a formação de radicais livres no intestino grosso em virtude do ferro não absorvido, o que favorece, por exemplo, o surgimento de câncer nesse órgão.

Por isso, é fundamental a avaliação médica e a constatação, por meio de exames laboratoriais, de falta de ferro (com ou sem anemia) antes de iniciar a suplementação.

É importante lembrar que os exames não devem ser feitos somente pelo fato de a pessoa não comer carne, afinal a incidência de anemia ferropriva é a mesma em vegetarianos e onívoros. Todos devem verificar seus níveis de ferro (principalmente da ferritina, e não do ferro sérico) regularmente. O médico deverá orientar essa periodicidade assim como o tratamento, caso se verifique deficiência.

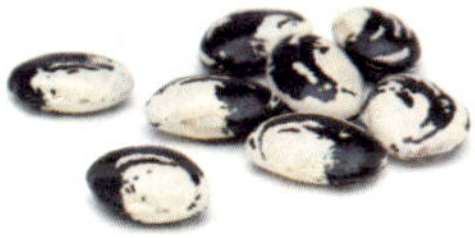

Panela de ferro

Os estudos demonstram que as panelas de ferro realmente liberam quantidades expressivas do mineral durante o cozimento. As pesquisas utilizam líquidos como o ácido acético e o lático para simular os alimentos. Após o processo de cocção, o teor de ferro nesses líquidos é mensurado. A panela de ferro pode liberar de 50 mg até 2.000 mg do mineral de acordo com o composto que está em contato com o recipiente após 20 minutos de cozimento. No entanto, não é possível dizer o quanto libera de ferro nas preparações caseiras.

Se você quer utilizar esse tipo de panela para otimizar sua ingestão de ferro, ótimo. Mas não confie em um utensílio doméstico como uma forma isolada para corrigir uma deficiência do mineral. É preciso fazer a suplementação.

CURIOSIDADE

As fibras não alteram a absorção do ferro, apesar de muitos livros antigos afirmarem que elas dificultam esse processo. No entanto, essa informação era baseada em estudos que não foram realizados em seres humanos e não consideravam a presença de inibidores da absorção do ferro presentes nos compostos que contêm fibra, como o ácido fítico. Ao utilizar a fibra purificada, ou seja, sem nenhum outro composto combinado a ela (como o ácido fítico), não ocorre redução importante na absorção do ferro.

Dicas para o bom aproveitamento do ferro do alimento

- Na elaboração da sua dieta, dê preferência aos alimentos ricos em ferro. Essa escolha deve ser feita em todos os grupos alimentares. Utilize os condimentos naturais, que podem ser fontes excelentes do mineral.
- Use sempre alimentos ricos em vitamina C nas refeições que contêm ferro. A regra básica é que o grupo das hortaliças e o das frutas são os que mais apresentam níveis dessa vitamina. Já o grupo dos cereais e das leguminosas é mais rico em ferro. A junção desses grupos promove uma boa interação de vitamina C com o ferro.
- Não beba chá preto, cacau, café e chás de ervas perto do horário das refeições que contêm ferro. Consuma essas bebidas pelo menos uma hora antes das refeições ou três horas depois. Lembre-se de que o chá preto é o pior dos inibidores da absorção de ferro.
- Evite o uso de leite, laticínios e ovos nas refeições ricas em ferro.
- Utilize as medidas para reduzir o ácido fítico dos alimentos. Leia o capítulo sobre fatores antinutricionais.
- Não tome antiácidos de maneira indiscriminada.
- Se você gosta, utilize panela de ferro para cozinhar os alimentos.
- Tenha uma alimentação repleta de produtos naturais e integrais, ricos em fibras, que promovem um meio intestinal mais ácido e favorecem a absorção do ferro. Isso é importante porque os estudos atuais mostram que essa absorção ocorre também no intestino grosso.
- Não se esqueça de que a alimentação inadequada não costuma ser o principal fator que leva à deficiência de ferro.

Conclusões

A dieta vegetariana não é pobre em ferro como muitas pessoas julgam. De maneira geral, as populações vegetarianas consomem mais ferro que as onívoras. A diferença é que o ferro de origem vegetal é mais sensível aos fatores que promovem ou inibem sua absorção.

A frequência de anemia ferropriva em vegetarianos é a mesma que em onívoros. Por essa razão, o acompanhamento laboratorial dos níveis de ferro (ferritina) deve ser realizado periodicamente, seja qual for o tipo de dieta adotada. Também é importante ficar atento à perda de sangue, que é o principal fator que leva à deficiência do mineral.

Vale destacar que os diferentes alimentos que compõem a refeição podem modificar a absorção do ferro. Os compostos que mais inibem a absorção são os polifenóis (encontrados no café, cacau e chás) e o ácido fítico. Os polifenóis podem ser excluídos da alimentação ou não consumidos junto com alimentos ricos em ferro. Já o ácido fítico pode ser bastante reduzido pelo preparo do alimento.

Por outro lado, a vitamina C é o composto que mais favorece a absorção do ferro. O uso de alimentos que contêm essa vitamina em doses elevadas deve sempre ser associado às refeições, especialmente as mais ricas em ferro.

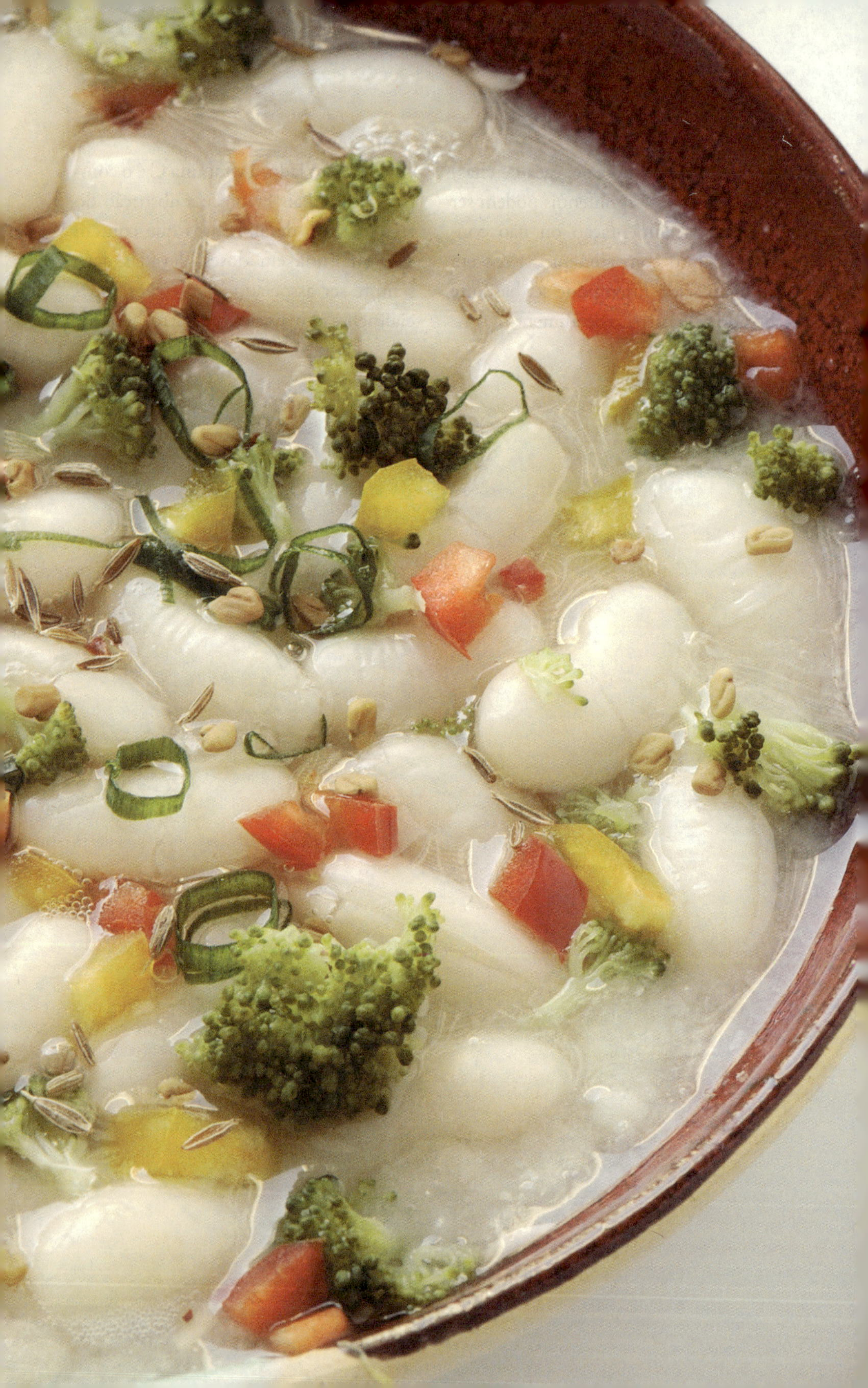

Zinco

O zinco faz parte de um conjunto de mais de 300 enzimas, sendo essencial para que inúmeras reações químicas ocorram no organismo. Diversas reações metabólicas, como a formação e a degradação dos macronutrientes (proteínas, carboidratos e gorduras), utilizam o zinco.

Dentre suas funções mais conhecidas, cito a sua importância para o bom funcionamento do sistema imunológico, assim como para o crescimento de fetos e de crianças.

Zinco e vegetarianismo

A baixa ingestão de zinco é detectada tanto em populações onívoras quanto em vegetarianas no mundo todo, tanto em países desenvolvidos como em desenvolvimento. Mais da metade do zinco ingerido pelos norte-americanos, por exemplo, provém de derivados de animais: a carne bovina sozinha é responsável por um quarto do total de zinco ingerido por aquela população.

Nessa condição, as pessoas tendem a sentir muito medo de retirar a carne da dieta, pois, se um nutriente é obtido em maior quantidade a partir de um alimento específico, a sua retirada poderia, teoricamente, levar a menor ingestão desse nutriente. Mas é preciso entender que, ao substituir um alimento por outro com inteligência, não há risco algum.

Os vegetarianos, geralmente, ingerem menos zinco que os onívoros. Mesmo assim, a dieta vegetariana pode e costuma fornecer zinco mais do que suficiente para atender à quantidade nutricional recomendada desse mineral. É comum os vegetarianos ingerirem até mais do que necessitam. E isso, por si só, torna a dieta completamente segura.

Quanto zinco há em nosso organismo?

Estima-se que a quantidade de zinco presente em nosso corpo seja de 2 g; os músculos esqueléticos contêm 60%

(1,2 g) e o esqueleto, 30% (0,6 g) do total. O restante, de 300 mg a 500 mg de zinco por litro, está no líquido prostático. O zinco presente no sangue (plasma) corresponde a apenas 0,1% (0,002 g) do total de zinco corporal.

O próprio organismo controla rigorosamente as quantidades desse composto para que os níveis sanguíneos não se alterem. Mas é importante lembrar que não há estoque extra no corpo. Caso haja maior necessidade, o organismo utiliza o mineral existente nos tecidos (ossos e músculos).

Perda de zinco

O zinco é perdido por meio da descamação da pele, através do intestino, da urina e do suor. As perdas intestinais podem variar de 0,5 mg a 3 mg/dia e as urinárias, somadas às da descamação da pele, representam de 0,5 mg a 0,7 mg/dia. Exercícios extenuantes e altas temperaturas podem aumentar significativamente a eliminação de zinco pela transpiração.

O zinco e os alimentos

Os alimentos mais ricos nesse mineral são as carnes vermelhas magras, os cereais integrais e os feijões. Esses alimentos fornecem 25-50 mg de zinco por 1 kg do produto cru. O mineral é encontrado em teor moderado (10-25 mg por 1 kg) no arroz polido, no frango, no porco e nas carnes gordurosas. Peixes, vegetais amiláceos, folhas verdes e frutas contêm menos do que 10 mg/kg do mineral. Já as gorduras saturadas, óleos, açúcares e álcool contêm muito pouco ou nada.

Prefira consumir alimentos integrais, pois, apesar de conterem ácido fítico, possuem também maior quantidade de zinco biodisponível quando comparados aos alimentos refinados. Sabemos que o ácido fítico diminui a absorção de zinco, mas, se tomadas as medidas para reduzir o seu teor (veja o capítulo "Fatores antinutricionais"), a biodisponibilidade de zinco melhorará bastante. Dessa maneira, você consegue manter o alto teor de zinco do alimento integral e reduzir o ácido fítico que ele contém.

Quais são os motivos que podem gerar a deficiência de zinco?

O estado nutricional pobre de zinco pode ocorrer por baixa ingestão e/ou baixa biodisponibilidade do mineral ou decorrer de perdas corporais. Outra razão seria a necessidade de usar o zinco em grande quantidade em situações específicas, como em processos de cicatrização de grandes queimaduras.

A proteína ingerida na alimentação é considerada a maior promotora da absorção de zinco; por outro lado, o grupo dos cereais e os vegetais ricos em proteínas têm alto teor de ácido fítico. A soma desses dois fatores é o que faz muitos pesquisadores se preocuparem com a absorção de zinco nas dietas vegetarianas. Mas alguns feijões, como o feijão-branco e o tremoço, são comparáveis à proteína animal no que diz respeito à biodisponibilidade do zinco, mesmo apresentando ácido fítico.

Biodisponibilidade e absorção do zinco

Para determinar a biodisponibilidade do zinco nas dietas, é preciso analisar o teor do mineral e de ácido fítico, calculando a proporção entre eles. Essa comparação é chamada de "razão molar entre o ácido fítico e o zinco". Veja a tabela a seguir:

BIODISPONIBILIDADE DE ZINCO NAS DIETAS

Biodisponibilidade	Característica da dieta
Alta 50-55%	Alimentos refinados, pobres em fibras e ácido fítico
	Proteína de origem animal
	Ácido fítico-zinco em razão molar* menor que 5 para 1
Moderada 30-35%	Dieta onívora que contenha proteína animal
	Dieta vegetariana com base em alimentos não integrais
	Mais de 50% da energia ingerida proveniente de alimentos integrais que não foram processados para reduzir o seu teor de ácido fítico
	Ácido fítico-zinco em razão molar entre 5 e 15 para 1
Baixa 15%	Dietas com alimentos integrais que não foram processados para reduzir seu teor de ácido fítico
	Ingestão de proteína animal em quantidade ínfima
	Soja como base dos alimentos de fonte proteica, sem a utilização de métodos de redução do ácido fítico
	Ácido fítico-zinco em razão molar maior que 15 para 1

*Razão entre teores de ácido fítico e de zinco na dieta.

Na dieta vegetariana, o zinco apresenta biodisponibilidade moderada (absorção de 30-35%). Já a dieta com alimentos pobres em ácido fítico e com proteína animal é considerada de alta biodisponibilidade (50-55%). Regimes alimentares baseados em ingredientes com alto teor de ácido fítico (de baixa biodisponibilidade) exigem ajustes de planejamento para que a quantidade total de zinco ingerida seja o dobro (50%) da recomendação diária para onívoros.

De forma geral, a dieta vegetariana apresenta uma absorção de zinco 35% menor em relação à onívora. Se a dieta vegetariana for rica em alimentos de alto teor de ácido fítico, pode ser necessário ingerir mais 50% de zinco para compensar a menor absorção. Na tabela a seguir, os valores apresentados para os vegetarianos dizem respeito a dietas com baixa biodisponibilidade de zinco. Lembre-se de que a biodisponibilidade do mineral nas dietas vegetarianas costuma ser considerada moderada, e não baixa. Assim, o valor para vegetarianos, como expresso na tabela, é superestimado.

RECOMENDAÇÃO DIÁRIA DE INGESTÃO DE ZINCO		
Homens	Onívoros	Vegetarianos
Acima de 14 anos	11 mg	16,5 mg
Mulheres	Onívoras	Vegetarianas
Acima de 19 anos	8 mg	12 mg

Fatores que interferem na absorção de zinco

A absorção de zinco depende da quantidade ingerida do mineral. Quando a dieta é mais pobre em zinco, a absorção é maior, e vice-versa. Para exemplificar, numa dieta com 5,5 mg de zinco/dia, há absorção de 53% de zinco. Quando a quantidade ingerida é de 16,5 mg por dia, a absorção é de 25%.

Suplemento versus alimento

A absorção do zinco é diferente se o mineral for proveniente da dieta ou de suplementação. Isso ocorre porque o zinco do alimento é menos absorvido do que o de suplementos.

Promotores da absorção

O teor de proteína da dieta influencia a quantidade de zinco absorvida, porque os alimentos ricos em proteína melhoram a absorção do mineral. As proteínas de origem animal (carne, ovos e queijos) também apresentam efeitos antagônicos ao ácido fítico. Isso ocorre, aparentemente, por causa dos aminoácidos que compõem as proteínas desses alimentos. Vale lembrar que as leguminosas são equivalentes às carnes quanto ao teor de aminoácidos.

Os ácidos orgânicos também auxiliam na absorção do zinco ingerido. Esses ácidos (cítrico, lático, butírico, fórmico e outros) podem ocorrer naturalmente nos alimentos, ser gerados por processo de fermentação ou adicionados aos produtos como métodos de conservação.

Inibidores da absorção

O ácido fítico é o fator antinutricional que mais atrapalha a absorção de zinco. Alimentos integrais possuem ácido fítico e, por isso, veremos no capítulo sobre os fatores antinutricionais como reduzir seu teor nos alimentos. A caseína, uma proteína do leite, também reduz a absorção de zinco.

Fatores que não interferem na absorção

Ferro: a interação do ferro com o zinco na dieta e em suplementos pode acontecer, mas nem sempre é significativa para atrapalhar o estado nutricional de zinco.

Cálcio: o seu uso, mesmo em altas doses, não influencia a absorção do mineral. O efeito negativo do cálcio é causado por sua interação com o ácido fítico, potencializando o efeito inibidor dele sobre o zinco.

Fibra: assim como no caso do ferro e do cálcio, a fibra foi culpada pela diminuição de absorção do zinco por estudos que não consideraram o teor de ácido fítico no alimento. As fibras, sozinhas, não atrapalham a absorção de zinco.

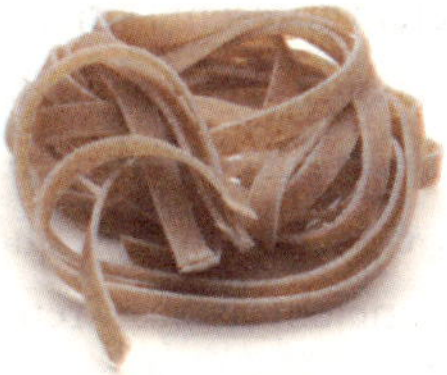

Cobre: assim como o ferro, sua ingestão não afeta a absorção de zinco, a menos que haja alta ingestão de cobre (como no caso de tomar água contaminada por cobre ou usar suplementos em altas doses) com baixa ingestão de zinco.

Quais são os sinais e os sintomas de deficiência de zinco?

Na deficiência grave de zinco, ocorre retardo de crescimento, atraso de desenvolvimento sexual e ósseo, lesões de pele, diarreia, queda de cabelo, perda de apetite e do paladar, assim como maior suscetibilidade a infecções por causa da menor eficiência do sistema imunológico.

Muitos sinais e sintomas da deficiência de ferro se assemelham à de zinco. De forma prática, o ferro costuma ser o primeiro mineral a ser pensado quando as queixas referem-se à queda de cabelos, unhas frágeis, fadiga e deficiência imunológica.

Atenção: os sinais e sintomas da deficiência grave de zinco, citados acima, são bem conhecidos. No entanto, os efeitos da deficiência marginal ou moderada desse mineral são pouco conhecidos. Isso quer dizer que, se uma pessoa estiver com pouco zinco no organismo, mas ainda sem deficiência importante, pode ser difícil de detectar esse problema.

Diagnóstico da deficiência de zinco

No diagnóstico da deficiência de zinco leva-se muito em conta os sinais e os sintomas. A dosagem no sangue não é um método confiável para avaliar o estado nutricional do mineral, pois, como você deve se lembrar, o organismo faz de tudo para que os níveis não se alterem. Baixa ingestão de zinco (2,6 a 3,6 mg/dia) não altera o teor do mineral circulante no sangue nem sua atividade nas enzimas por diversos meses. Ao mesmo tempo, há situações, como o jejum prolongado, que podem aumentar os níveis de zinco.

A dosagem desse mineral no sangue é mais apropriada para crianças, que apresentam resposta clínica à terapia com zinco para crescimento e diarreia. A análise de zinco no cabelo também não é um bom método de diagnóstico de deficiência do mineral.

Há ainda a dosagem do zinco dentro das células vermelhas, um método cada vez mais utilizado, mas também sujeito a diversos fatores que atrapalham o diagnóstico. Portanto, é fundamental que um profissional capacitado faça essa avaliação, pois a chance de ter um valor falso é elevada.

A análise de deficiência moderada de zinco encontra muitas dificuldades técnicas. Ela pode ser mais bem detectada pela resposta positiva à suplementação do mineral. Os estudos realizados sobre suplementação mostram redução da diarreia em 18% e pneumonia em 41% das pessoas que tomaram zinco. A duração da diarreia, quando presente, também diminui.

Excesso de zinco ingerido

A ingestão excessiva de zinco geralmente ocorre por excesso de suplemento ou por intoxicação acidental. Doses de 2 g de zinco ingeridas de uma só vez causam náuseas, vômito, diarreia, febre e letargia. A ingestão de 50 mg ao dia de zinco afeta o estado nutricional de cobre. As recomendações atuais estabelecem o valor de 40 mg por dia de zinco como o limite máximo aceito de ingestão. Sempre que utilizamos doses de 15 mg ou mais, por meio de suplementação, deve haver suporte de cobre, para que não haja déficit desse elemento.

Conclusões

Os estudos realizados não encontraram deficiência clínica de zinco nos vegetarianos. No entanto, como a deficiência moderada não apresenta sinais e sintomas definidos, assim como não há método confiável de avaliação laboratorial desse problema, é recomendado que os vegetarianos planejem as suas refeições para atingir, pelo menos, a mesma ingestão de zinco recomendada para onívoros.

Os vegetarianos que utilizam predominantemente alimentos integrais (como é recomendado) devem estar mais atentos ao zinco, por causa de sua biodisponibilidade. A orientação é reduzir o teor de ácido fítico dos alimentos pelos métodos indicados no capítulo sobre fatores antinutricionais. Lembre-se de que esse ácido é o principal inibidor da absorção do zinco.

Escolha alimentos ricos em zinco para compor o seu cardápio. Veja a tabela a seguir.

TEOR DE ZINCO EM 100 G DE ALIMENTO CRU			
CEREAL INTEGRAL EM GRÃO			
Descrição dos alimentos	**Zinco (mg)**	**Tabela fonte**	**Número do alimento na tabela**
Arroz selvagem	6,0	SR27	20088
Trigo *durum*	4,2	SR27	20076
Aveia	4,0	SR27	20038
Triticale	3,5	SR27	20069
Quinoa	3,1	SR27	20035
Amaranto	2,9	SR27	20001
Cevada, sem casca	2,8	SR27	20004
Centeio	2,7	SR27	20062
Trigo-sarraceno	2,4	SR27	20008
Arroz marrom de grão longo	2,0	SR27	20036
Arroz marrom de grão médio	2,0	SR27	20040
Sorgo	1,7	SR27	20067
Arroz integral	1,4	Taco	2
Milho verde	0,5	Taco	44
DERIVADOS DE CEREAL INTEGRAL			
Descrição dos alimentos	**Zinco (mg)**	**Tabela fonte**	**Número do alimento na tabela**
Gérmen de trigo	12,3	SR27	20078
Cereal matinal de milho	7,6	Taco	25
Farelo de trigo	7,3	SR27	20077
Farelo de arroz	6,0	SR27	20060
Farinha de centeio	5,0	SR27	20063
Farelo de aveia	3,1	SR27	20033
Farinha de centeio integral	2,7	Taco	32
Aveia em flocos	2,6	Taco	7
Farinha de trigo	2,6	SR27	20080
Farinha de arroz integral	2,5	SR27	20090
Fubá	1,1	Taco	43
Glúten de trigo	0,9	SR27	48052

DERIVADOS DE CEREAL INTEGRAL			
Descrição dos alimentos	Zinco (mg)	Tabela fonte	Número do alimento na tabela
Farinha de milho amarela	0,6	Taco	33
Milho em flocos sem sal	0,3	Taco	22
CEREAL REFINADO			
Descrição dos alimentos	Zinco (mg)	Tabela fonte	Número do alimento na tabela
Farinha de rosca	1,7	Taco	34
Arroz branco tipo 2	1,3	Taco	6
Arroz branco tipo 1	1,2	Taco	4
Farinha de trigo branca	0,8	Taco	35
Macarrão de trigo com ovos	0,8	Taco	41
Macarrão de trigo branco	0,8	Taco	40
Macarrão de arroz	0,7	SR27	20133
Macarrão instantâneo	0,5	Taco	39
Canjica branca	0,4	Taco	19
Amido de milho	0,1	Taco	42
AMILÁCEOS			
Descrição dos alimentos	Zinco (mg)	Tabela fonte	Número do alimento na tabela
Mandioquinha	0,6	SR27	11298
Inhame	0,3	Taco	126
Batata-inglesa	0,2	Taco	92
Batata-baroa	0,2	Taco	87
Mandioca	0,2	Taco	130
Batata-doce	0,2	Taco	89
Cará	0,2	Taco	103
Farinha de araruta	0,1	SR27	20003
DERIVADOS DE AMILÁCEOS			
Descrição dos alimentos	Zinco (mg)	Tabela fonte	Número do alimento na tabela
Farinha de mandioca	0,4	Taco	121
Fécula de mandioca	0,0	Taco	124
Polvilho doce	0,0	Taco	146
LEGUMINOSAS			
Descrição dos alimentos	Zinco (mg)	Tabela fonte	Número do alimento na tabela
Feijão-azuqui, semente madura	5,0	SR27	16001
Soja, semente	4,9	SR27	16108
Tremoço	4,2	Taco	585
Feijão-rosinha	4,0	Taco	572
Feijão-fradinho	3,9	Taco	564
Feijão-branco	3,7	SR27	16049
Lentilha rosa ou vermelha	3,6	SR27	16144
Ervilha verde partida	3,6	SR27	16085
Lentilha	3,5	Taco	578

Descrição dos alimentos	Zinco (mg)	Tabela fonte	Número do alimento na tabela
LEGUMINOSAS			
Feijão-mungo, semente madura	3,4	SR27	16083
Feijão-roxo	3,3	Taco	574
Grão-de-bico	3,2	Taco	575
Favas, semente madura	3,1	SR27	16052
Feijão-jalo	3,0	Taco	566
Feijão-preto	2,9	Taco	568
Feijão-carioca	2,9	Taco	562
Feijão-amarelo, semente madura	2,8	SR27	16047
Feijão-guando (grão vermelho), semente madura	2,8	SR27	16101
Feijão-rajado	2,6	Taco	570
Feijão-guando	2,0	Taco	576
Soja verde	1,0	SR27	11450
DERIVADOS DE LEGUMINOSAS			
Descrição dos alimentos	Zinco (mg)	Tabela fonte	Número do alimento na tabela
Soja, extrato solúvel, pó	5,8	Taco	583
Proteína texturizada de soja desengordurada	5,1	SR27	16119
Soja, farinha	4,5	Taco	581
Proteína isolada de soja	4,0	SR27	16122
Farinha de grão-de-bico	2,8	SR27	16157
VERDURAS			
Descrição dos alimentos	Zinco (mg)	Tabela fonte	Número do alimento na tabela
Serralha	1,3	Taco	155
Brotos de bambu	1,1	SR27	11026
Endívia	0,8	SR27	11213
Agrião	0,7	Taco	75
Alfavaca	0,7	Taco	81
Folha de uva	0,7	SR27	11974
Jurubeba	0,6	Taco	128
Radicchio	0,6	SR27	11952
Taioba	0,6	Taco	156
Feijão, broto	0,6	Taco	125
Catalônia	0,5	Taco	105
Brócolis	0,5	Taco	101
Couve-de-bruxelas	0,4	SR27	11098
Brócolis, folha	0,4	SR27	11739
Brócolis, talo	0,4	SR27	11741
Couve-manteiga	0,4	Taco	115
Acelga	0,3	Taco	74
Alface lisa	0,3	Taco	79

VERDURAS			
Descrição dos alimentos	Zinco (mg)	Tabela fonte	Número do alimento na tabela
Raízes de chicória	0,3	SR27	11154
Couve-flor	0,3	Taco	117
Almeirão	0,3	Taco	84
Mostarda, folha	0,3	Taco	135
Espinafre Nova Zelândia	0,3	Taco	119
Repolho roxo	0,3	Taco	150
Alface crespa	0,3	Taco	78
Alho-poró	0,2	Taco	83
Alface roxa	0,2	Taco	80
Rúcula	0,2	Taco	152
Alface-americana	0,2	Taco	77
Pepino com casca	0,2	SR27	11205
Folhas de abóbora	0,2	SR27	11418
Acelga chinesa (*bok choy*)	0,2	SR27	11116
Pepino sem casca	0,2	SR27	11206
Repolho branco	0,2	Taco	149
Aipo	0,1	Taco	76
Chicória	0,1	Taco	111
ALGAS			
Descrição dos alimentos	Zinco (mg)	Tabela fonte	Número do alimento na tabela
Ágar, seca	5,8	SR27	11663
Espirulina, seca	2,0	SR27	11667
Kelp	1,2	SR27	11445
Nori	1,1	SR27	11446
Ágar	0,6	SR27	11442
Wakame	0,4	SR27	11669
Espirulina	0,2	SR27	11666
VERDURAS USADAS COMO CONDIMENTOS			
Descrição dos alimentos	Zinco (mg)	Tabela fonte	Número do alimento na tabela
Capim-limão (citronela)	2,2	SR27	11972
Tomilho, fresco	1,8	SR27	02049
Salsa	1,3	Taco	153
Alho	1,2	SR27	11215
Hortelã-pimenta, fresca	1,1	SR27	02064
Hortelã, fresca	1,1	SR27	02065
Alecrim, fresco	0,9	SR27	02063
Dill, folha, fresca	0,9	SR27	02045
Alho	0,8	Taco	82
Manjericão, folha larga	0,8	SR27	02044
Mostarda, preparado amarelo	0,6	SR27	02046

VERDURAS USADAS COMO CONDIMENTOS			
Descrição dos alimentos	Zinco (mg)	Tabela fonte	Número do alimento na tabela
Coentro, folha	0,5	SR27	11165
Manjericão	0,5	Taco	133
Raiz de gengibre	0,3	SR27	11216
Cebolinha	0,3	Taco	108
Pimenta doce vermelha	0,3	SR27	11821
Cebola	0,2	Taco	107
Pimenta doce verde	0,1	SR27	11333
Alho-poró	0,1	SR27	11246
SEMENTES GERMINADAS			
Descrição dos alimentos	Zinco (mg)	Tabela fonte	Número do alimento na tabela
Trigo	1,7	SR27	20087
Lentilha	1,5	SR27	11248
Soja, madura	1,2	SR27	11452
Ervilha, madura	1,1	SR27	11316
Sementes de alfafa	0,9	SR27	11001
Sementes de rabanete	0,6	SR27	11676
Feijão-carioca, semente madura	0,5	SR27	11653
Feijão-mungo, semente madura	0,4	SR27	11043
Feijão-rim, semente madura	0,4	SR27	11029
LEGUMES			
Descrição dos alimentos	Zinco (mg)	Tabela fonte	Número do alimento na tabela
Wasabi, raiz	1,6	SR27	11990
Ervilha verde	1,2	SR27	11304
Quiabo	0,6	Taco	147
Aspargo	0,5	SR27	11011
Beterraba	0,5	Taco	98
Alcachofra	0,5	SR27	11007
Raiz de lótus	0,4	SR27	11254
Vagem	0,3	Taco	162
Raiz de bardana	0,3	SR27	11104
Abóbora cabotiã	0,3	Taco	65
Cenoura	0,2	Taco	110
Nabo	0,2	Taco	137
Maxixe	0,2	Taco	134
Rabanete	0,2	Taco	148
Abobrinha paulista	0,2	Taco	73
Abóbora-pescoço	0,2	Taco	69
Tomate maduro	0,2	Taco	161
Cenoura baby	0,2	SR27	11960
Abobrinha italiana	0,2	Taco	71

LEGUMES			
Descrição dos alimentos	Zinco (mg)	Tabela fonte	Número do alimento na tabela
Pimentão vermelho	0,2	Taco	145
Pimentão amarelo	0,2	Taco	143
Jiló	0,1	Taco	127
Pimentão verde	0,1	Taco	144
Tomate com semente	0,1	Taco	157
Pepino	0,1	Taco	142
Berinjela	0,1	Taco	96
Chuchu	0,1	Taco	113
Abóbora-moranga	0,1	Taco	67
Tomate verde	0,1	SR27	11527
Abóbora-menina	0,0	Taco	66
COGUMELOS			
Descrição dos alimentos	Zinco (mg)	Tabela fonte	Número do alimento na tabela
Shitake	0,8	SR27	11987
Portobello	0,5	SR27	11265
Cogumelo-de-paris	0,5	SR27	11260
OLEAGINOSAS			
Descrição dos alimentos	Zinco (mg)	Tabela fonte	Número do alimento na tabela
Tahine com gergelim não torrado	10,5	SR27	12171
Sementes de melancia, secas	10,2	SR27	12174
Sementes de abóbora, secas	7,8	SR27	12014
Tahine	7,3	SR27	12169
Pignoli, secos	6,5	SR27	12147
Castanha de caju	5,8	SR27	12087
Gergelim, semente	5,2	Taco	593
Sementes de girassol, secas	5,0	SR27	12036
Chia, seca	4,6	SR27	12006
Noz-pecã	4,5	SR27	12142
Linhaça, semente	4,4	Taco	594
Castanha-do-pará	4,2	Taco	589
Amendoim	3,2	Taco	557
Amêndoa	3,1	SR27	12061
Avelã	2,5	SR27	12120
Pistache, torrado sem sal	2,3	SR27	12152
Pistache	2,2	SR27	12151
Noz	2,1	Taco	597
Polpa de coco desidratado sem açúcar	2,0	SR27	12108
Pasta de amêndoa	1,5	SR27	12071
Macadâmia	1,3	SR27	12131
Leite de coco grosso	1,0	SR27	12115

OLEAGINOSAS			
Descrição dos alimentos	Zinco (mg)	Tabela fonte	Número do alimento na tabela
Coco	0,9	Taco	590
Castanha portuguesa, sem casca	0,5	SR27	12098
FRUTAS			
Descrição dos alimentos	Zinco (mg)	Tabela fonte	Número do alimento na tabela
Pequi	1,0	Taco	241
Tamarindo	0,7	Taco	250
Romã	0,7	Taco	249
Mirtilo, congelado	0,7	SR27	09053
Macaúba	0,7	Taco	223
Cacau	0,6	Taco	183
Ciriguela	0,5	Taco	191
Amora-preta	0,5	SR27	09042
Umbu	0,4	Taco	254
Framboesa	0,4	SR27	09302
Maracujá	0,4	Taco	232
Pitanga	0,4	Taco	247
Romã	0,4	SR27	09286
Framboesa, congelada	0,3	SR27	09167
Cupuaçu	0,3	Taco	192
Abio	0,3	SR27	09427
Jabuticaba	0,3	Taco	203
Banana-ouro	0,3	Taco	180
Amora, congelada, sem açúcar	0,3	SR27	09048
Abacate	0,2	Taco	163
Pinha	0,2	Taco	246
Carambola	0,2	Taco	190
Laranja-da-terra	0,2	Taco	210
Limão-tahiti	0,2	Taco	220
Damasco	0,2	SR27	09021
Atemoia	0,2	Taco	174
Caqui chocolate	0,2	Taco	189
Cajá-manga	0,2	Taco	184
Banana-nanica	0,2	Taco	179
Morango	0,2	Taco	239
Kinkan	0,2	SR27	09149
Nectarina	0,2	SR27	09191
Jaca	0,2	Taco	204
Banana-da-terra	0,2	Taco	175
Mirtilo	0,2	SR27	09050
Goiaba branca, com casca	0,2	Taco	197

FRUTAS			
Descrição dos alimentos	Zinco (mg)	Tabela fonte	Número do alimento na tabela
Mexerica-rio	0,2	Taco	238
Abacaxi	0,1	Taco	164
Banana-prata	0,1	Taco	182
Acerola	0,1	Taco	169
Banana-pacova	0,1	Taco	181
Goiaba vermelha, com casca	0,1	Taco	200
Fruta-pão	0,1	Taco	196
Graviola	0,1	Taco	201
Banana-figo	0,1	Taco	177
Nêspera	0,1	Taco	240
Banana-maçã	0,1	Taco	178
Groselha	0,1	SR27	09107
Amora-silvestre	0,1	SR27	09190
Laranja-lima	0,1	Taco	212
Jambo	0,1	Taco	205
Laranja-valência	0,1	Taco	216
Caqui japonês	0,1	SR27	09263
Mexerica murcote	0,1	Taco	237
Cereja azeda vermelha	0,1	SR27	09063
Cranberry	0,1	SR27	09078
Sapoti	0,1	SR27	09313
Pinha	0,1	SR27	09321
Abio	0,1	Taco	166
Melancia	0,1	Taco	235
Caju	0,1	Taco	186
Figo	0,1	Taco	194
Melão	0,1	Taco	236
Manga palmer	0,1	Taco	229
Manga tommy	0,1	Taco	231
Pera williams	0,1	Taco	243
Pera park	0,1	Taco	242
Mamão papaia	0,1	Taco	226
Kiwi	0,1	Taco	207
Mamão formosa	0,1	Taco	225
Cereja doce	0,1	SR27	09070
Lichia	0,1	SR27	09164
Manga haden	0,1	Taco	228
Laranja-baía	0,1	Taco	208
Laranja-pera	0,1	Taco	214
Pêssego aurora	0,1	Taco	244

FRUTAS			
Descrição dos alimentos	Zinco (mg)	Tabela fonte	Número do alimento na tabela
Ameixa	0,1	Taco	172
Jamelão	0,0	Taco	206
Marmelo	0,0	SR27	09296
Maçã argentina, com casca	0,0	Taco	221
Maçã fuji, com casca	0,0	Taco	222
Tangerina ponçã	0,0	Taco	251
Uva-itália	0,0	Taco	256
Uva rubi	0,0	Taco	257

FRUTAS SECAS			
Descrição dos alimentos	Zinco (mg)	Tabela fonte	Número do alimento na tabela
Pêssego	0,6	SR27	09246
Figo	0,6	SR27	09094
Ameixa	0,4	SR27	09291
Tâmara	0,4	SR27	09421
Caqui japonês	0,4	SR27	09264
Damasco	0,4	SR27	09032
Pera	0,4	SR27	09259
Lichia	0,3	SR27	09165
Uva-passa, sem semente	0,2	SR27	09298
Maçã, seca	0,2	SR27	09011
Uva-passa, com semente	0,2	SR27	09299

POLPA DE FRUTAS CONGELADAS			
Descrição dos alimentos	Zinco (mg)	Tabela fonte	Número do alimento na tabela
Framboesa	0,4	SR27	09518
Açaí	0,3	Taco	168
Maracujá	0,2	Taco	233
Cupuaçu	0,2	Taco	193
Pitanga	0,1	Taco	248
Caju	0,1	Taco	187
Acerola	0,1	Taco	170
Umbu	0,1	Taco	255
Manga	0,1	Taco	230
Cajá	0,1	Taco	185
Graviola	0,1	Taco	202
Abacaxi	0,1	Taco	165

SUCOS DE FRUTA			
Descrição dos alimentos	Zinco (mg)	Tabela fonte	Número do alimento na tabela
Caju, envasado	0,1	Taco	188
Maracujá, envasado	0,1	Taco	234
Maçã, congelado	0,1	SR27	09017

SUCOS DE FRUTA			
Descrição dos alimentos	Zinco (mg)	Tabela fonte	Número do alimento na tabela
Acerola	0,1	SR27	09002
Laranja-da-terra	0,1	Taco	211
Uva, enlatado ou engarrafado, sem açúcar	0,1	SR27	09135
Uva, envasado	0,1	Taco	258
Limão-galego	0,1	Taco	219
Laranja-lima	0,0	Taco	213
Laranja-pera	0,0	Taco	215
Laranja-valência	0,0	Taco	217
Tangerina poncã	0,0	Taco	252
Laranja-baía	0,0	Taco	209

CONDIMENTOS			
Descrição dos alimentos	Zinco (mg)	Tabela fonte	Número do alimento na tabela
Cerefólio, seco	8,8	SR27	02008
Sementes de papoula	7,9	SR27	02033
Cardamomo	7,5	SR27	02006
Manjericão, seco	7,1	SR27	02003
Sementes de aipo	6,9	SR27	02007
Cacau em pó	6,7	SR27	19859
Tomilho, seco	6,2	SR27	02042
Sementes de mostarda em pó	6,1	SR27	02024
Sementes de cominho	5,5	SR27	02005
Salsa, seca	5,4	SR27	02029
Sementes de anis	5,3	SR27	02002
Sementes de dill	5,2	SR27	02016
Sementes de cominho	4,8	SR27	02014
Coentro, seco	4,7	Taco	114
Coentro, seco	4,7	SR27	02012
Sementes de coentro	4,7	SR27	02013
Curry em pó	4,7	SR27	02015
Sálvia em pó	4,7	SR27	02038
Cúrcuma	4,5	SR27	02043
Páprica	4,3	SR27	02028
Pimenta chili em pó	4,3	SR27	02009
Cebola em pó	4,1	SR27	02026
Estragão, seco	3,9	SR27	02041
Folha de louro	3,7	SR27	02004
Sementes de funcho	3,7	SR27	02018
Gengibre em pó	3,6	SR27	02021
Manjerona, seca	3,6	SR27	02023
Dill, seco	3,3	SR27	02017

CONDIMENTOS			
Descrição dos alimentos	Zinco (mg)	Tabela fonte	Número do alimento na tabela
Alecrim, seco	3,2	SR27	02036
Alho em pó	3,0	SR27	02020
Orégano, seco	2,7	SR27	02027
Sementes de feno-grego	2,5	SR27	02019
Pimenta-de-caiena	2,5	SR27	02031
Hortelã, seca	2,4	SR27	02066
Cravo	2,3	SR27	02011
Noz-moscada em pó	2,2	SR27	02025
Cebola, flocos desidratados	1,9	SR27	11284
Canela	1,8	SR27	02010
Pimenta-do-reino preta	1,2	SR27	02030
Pimenta-do-reino branca	1,1	SR27	02032
Açafrão	1,1	SR27	02037
Pimenta-da-jamaica	1,0	SR27	02001

CONDIMENTOS EM CONSERVA			
Descrição dos alimentos	Zinco (mg)	Tabela fonte	Número do alimento na tabela
Azeitona preta	0,3	Taco	520
Alcaparra	0,3	SR27	02054
Azeitona verde	0,1	Taco	521

ÓLEO VEGETAL			
Descrição dos alimentos	Zinco (mg)	Tabela fonte	Número do alimento na tabela
Óleo de linhaça prensado a frio	0,1	SR27	42231
Azeite de dendê	0,0	Taco	259
Azeite de oliva extra virgem	0,0	Taco	260
Óleo de babaçu	0,0	Taco	267
Óleo de canola	0,0	Taco	268
Óleo de girassol	0,0	Taco	269
Óleo de milho	0,0	Taco	270
Óleo de pequi	0,0	Taco	271
Óleo de soja	0,0	Taco	272
Óleo de coco	0,0	SR27	04047
Óleo de palma	0,0	SR27	04055
Óleo de gergelim	0,0	SR27	04058
Óleo de cártamo	0,0	SR27	04510
Óleo de palmiste	0,0	SR27	04513
Óleo de sementes de uva	0,0	SR27	04517
Óleo de nozes	0,0	SR27	04528
Óleo de amêndoa	0,0	SR27	04529
Lecitina de soja	0,0	SR27	04531
Óleo de avelã	0,0	SR27	04532

ÓLEO VEGETAL			
Descrição dos alimentos	Zinco (mg)	Tabela fonte	Número do alimento na tabela
Óleo de abacate	0,0	SR27	04581
ÓLEO DE PEIXE			
Descrição dos alimentos	Zinco (mg)	Tabela fonte	Número do alimento na tabela
Fígado de bacalhau	0,0	SR27	04589
Arenque	0,0	SR27	04590
Salmão	0,0	SR27	04593
Sardinha	0,0	SR27	04594
MARGARINA E MANTEIGA			
Descrição dos alimentos	Zinco (mg)	Tabela fonte	Número do alimento na tabela
Manteiga, com sal	0,1	SR27	01001
Manteiga, sem sal	0,1	SR27	01145
Margarina com óleo hidrogenado, com sal (65% de lipídeos)	0,0	Taco	263
Margarina com óleo hidrogenado, sem sal (80% de lipídeos)	0,0	Taco	264
Margarina com óleo interesterificado, com sal (65% de lipídeos)	0,0	Taco	265
Margarina com óleo interesterificado, sem sal (65% de lipídeos)	0,0	Taco	266
Manteiga, com sal	0,0	Taco	261
Manteiga, sem sal	0,0	Taco	262
OUTRAS GORDURAS ANIMAIS			
Descrição dos alimentos	Zinco (mg)	Tabela fonte	Número do alimento na tabela
Banha de porco	0,1	SR27	04002
Bacon	0,1	SR27	04609
Sebo bovino	0,0	SR27	04001
QUEIJOS			
Descrição dos alimentos	Zinco (mg)	Tabela fonte	Número do alimento na tabela
Queijo suíço	4,4	SR27	01040
Queijo parmesão	4,4	Taco	464
Queijo mozarela	3,5	Taco	463
Queijo prato	3,5	Taco	467
Queijo cheddar	3,4	SR27	01009
Queijo provolone	3,2	SR27	01035
Queijo feta	2,9	SR27	01019
Queijo minas meia cura	2,7	Taco	462
Queijo azul	2,7	SR27	01004
Queijo brie	2,4	SR27	01006
Queijo camembert	2,4	SR27	01007
Queijo roquefort	2,1	SR27	01039

QUEIJOS			
Descrição dos alimentos	Zinco (mg)	Tabela fonte	Número do alimento na tabela
Queijo de cabra	1,6	SR27	01156
Queijo pasteurizado	1,3	Taco	465
Requeijão cremoso	1,3	Taco	468
Queijo ricota integral	1,2	SR27	01036
Queijo de cabra macio	0,9	SR27	01159
Queijo cottage com 2% de gordura	0,5	SR27	01015
Queijo de nata	0,5	SR27	01017
Ricota	0,5	Taco	469
Queijo minas frescal	0,3	Taco	461

LEITE E IOGURTE			
Descrição dos alimentos	Zinco (mg)	Tabela fonte	Número do alimento na tabela
Leite de ovelha	0,5	SR27	01109
Iogurte grego natural sem gordura	0,5	SR27	01256
Iogurte natural desnatado	0,5	Taco	449
Iogurte natural	0,4	Taco	448
Leite de vaca desnatado UHT	0,4	Taco	457
Leite de vaca integral	0,4	Taco	458
Leite de cabra	0,4	Taco	454
Creme de leite	0,3	Taco	447
Leite de vaca achocolatado	0,3	Taco	455
Leite fermentado	0,3	Taco	460

OVOS			
Descrição dos alimentos	Zinco (mg)	Tabela fonte	Número do alimento na tabela
Gema	2,3	SR27	01125
Ovo de codorna	2,1	Taco	485
Ovo de pata	1,4	SR27	01138
Ovo de ganso	1,3	SR27	01139
Ovo de galinha	1,1	Taco	489
Gemada	0,5	SR27	01057

DOCES			
Descrição dos alimentos	Zinco (mg)	Tabela fonte	Número do alimento na tabela
Chocolate escuro 70-85% de cacau	3,3	SR27	19904
Chocolate escuro 60-69% de cacau	2,7	SR27	19903
Chocolate escuro 45-59% de cacau	2,0	SR27	19902
Leite condensado	0,9	Taco	453
Xarope de bordo (*maple syrup*)	0,7	SR27	19911
Rapadura	0,6	Taco	510
Açúcar mascavo	0,5	Taco	493
Melado de cana	0,3	Taco	508
Mel	0,2	Taco	507

DOCES			
Descrição dos alimentos	Zinco (mg)	Tabela fonte	Número do alimento na tabela
Xarope de malte	0,1	SR27	19352
Xarope de milho escuro	0,0	SR27	19349
Xarope de agave	0,0	SR27	19912
Açúcar refinado	0,0	Taco	494
Glicose de milho	0,0	Taco	503
Açúcar cristal	0,0	Taco	492

BEBIDAS			
Descrição dos alimentos	Zinco (mg)	Tabela fonte	Número do alimento na tabela
Substituto do café (bebida de grãos de cereais em pó)	0,5	SR27	14236
Caldo de cana	0,1	Taco	473
Chá de erva-doce (infusão 5%)	0,0	Taco	475
Chá-mate (infusão 5%)	0,0	Taco	476
Chá preto (infusão 5%)	0,0	Taco	477
Água de coco	0,0	Taco	478
Café (infusão 10%)	0,0	Taco	471

REFRIGERANTES			
Descrição dos alimentos	Zinco (mg)	Tabela fonte	Número do alimento na tabela
Tipo água tônica	0,0	Taco	479
Tipo cola	0,0	Taco	480
Tipo guaraná	0,0	Taco	481
Tipo laranja	0,0	Taco	482
Tipo limão	0,0	Taco	483

FRIOS			
Descrição dos alimentos	Zinco (mg)	Tabela fonte	Número do alimento na tabela
Chouriço suíno e bovino	3,4	SR27	07019
Bacon	3,2	SR27	07921
Salame	3,2	Taco	443
Apresuntado	1,6	Taco	323
Presunto sem capa de gordura	1,5	Taco	439
Presunto com capa de gordura	1,3	Taco	438
Morcela	1,3	SR27	07005
Mortadela	1,0	Taco	424
Peito de peru em fatias	0,8	SR27	07081

CARNE DE VACA			
Descrição dos alimentos	Zinco (mg)	Tabela fonte	Número do alimento na tabela
Acém moído	6,3	Taco	327
Acém sem gordura	5,2	Taco	329
Capa de contrafilé sem gordura	4,6	Taco	336
Patinho sem gordura	4,5	Taco	376

CARNE DE VACA			
Descrição dos alimentos	Zinco (mg)	Tabela fonte	Número do alimento na tabela
Flanco sem gordura	4,5	Taco	360
Contrafilé de costela	4,4	Taco	341
Picanha sem gordura	4,2	Taco	382
Fraldinha com gordura	4,2	Taco	362
Charque	3,9	Taco	339
Picanha com gordura	3,8	Taco	380
Carne-seca	3,7	Taco	385
Músculo sem gordura	3,7	Taco	372
Paleta com gordura	3,7	Taco	373
Capa de contrafilé com gordura	3,5	Taco	334
Maminha	3,5	Taco	367
Fígado	3,5	Taco	355
Paleta sem gordura	3,3	Taco	375
Contrafilé sem gordura	3,2	Taco	345
Miolo de alcatra sem gordura	3,0	Taco	369
Língua	2,9	Taco	366
Coxão duro sem gordura	2,8	Taco	350
Contrafilé com gordura	2,8	Taco	343
Filé-mignon sem gordura	2,8	Taco	357
Costela	2,7	Taco	348
Coxão mole sem gordura	2,6	Taco	352
Peito sem gordura	2,6	Taco	379
Cupim	2,4	Taco	354
Lagarto	2,4	Taco	364
Almôndega	2,3	Taco	330
Bucho	2,1	Taco	333
Hambúrguer bovino	1,7	Taco	415

CARNE DE FRANGO			
Descrição dos alimentos	Zinco (mg)	Tabela fonte	Número do alimento na tabela
Fígado	3,7	Taco	400
Coxa sem pele	2,2	Taco	399
Coração	2,0	Taco	394
Coxa com pele	2,0	Taco	397
Sobrecoxa sem pele	1,7	Taco	414
Sobrecoxa com pele	1,3	Taco	412
Asa com pele	1,2	Taco	391
Frango inteiro sem pele	1,2	Taco	405
Frango inteiro com pele	1,1	Taco	402
Linguiça	0,7	Taco	418
Peito sem pele	0,7	Taco	409

CARNE DE FRANGO			
Descrição dos alimentos	Zinco (mg)	Tabela fonte	Número do alimento na tabela
Peito com pele	0,6	Taco	407
CARNE DE PEIXE			
Descrição dos alimentos	Zinco (mg)	Tabela fonte	Número do alimento na tabela
Lambari congelado	3,3	Taco	296
Lambari fresco	2,4	Taco	298
Sardinha inteira	1,3	Taco	321
Camarão Rio Grande, grande	0,7	Taco	285
Bacalhau salgado	0,7	Taco	279
Porquinho	0,7	Taco	314
Pescadinha	0,6	Taco	310
Dourada de água doce fresca	0,5	Taco	295
Atum fresco	0,4	Taco	278
Corimba	0,4	Taco	288
Pintado	0,4	Taco	312
Corvina de água doce	0,4	Taco	291
Corvina do mar	0,4	Taco	292
Abadejo, filé congelado	0,4	Taco	275
Salmão sem pele fresco	0,3	Taco	316
Merluza, filé	0,3	Taco	302
Cação, posta	0,3	Taco	283
Pescada, filé	0,3	Taco	307
Pescada branca	0,3	Taco	304
CARNE DE PORCO			
Descrição dos alimentos	Zinco (mg)	Tabela fonte	Número do alimento na tabela
Costela	2,3	Taco	431
Pernil	1,7	Taco	436
Bisteca	1,4	Taco	427
Linguiça	1,4	Taco	421
Lombo	0,9	Taco	433
Orelha salgada	0,6	Taco	434
Toucinho	0,2	Taco	444
CARNE DE CRUSTÁCEOS			
Descrição dos alimentos	Zinco (mg)	Tabela fonte	Número do alimento na tabela
Lagosta	5,7	SR27	15154
Camarão	1,0	SR27	15149

Obs.: Tr (traços) foram considerados zero.

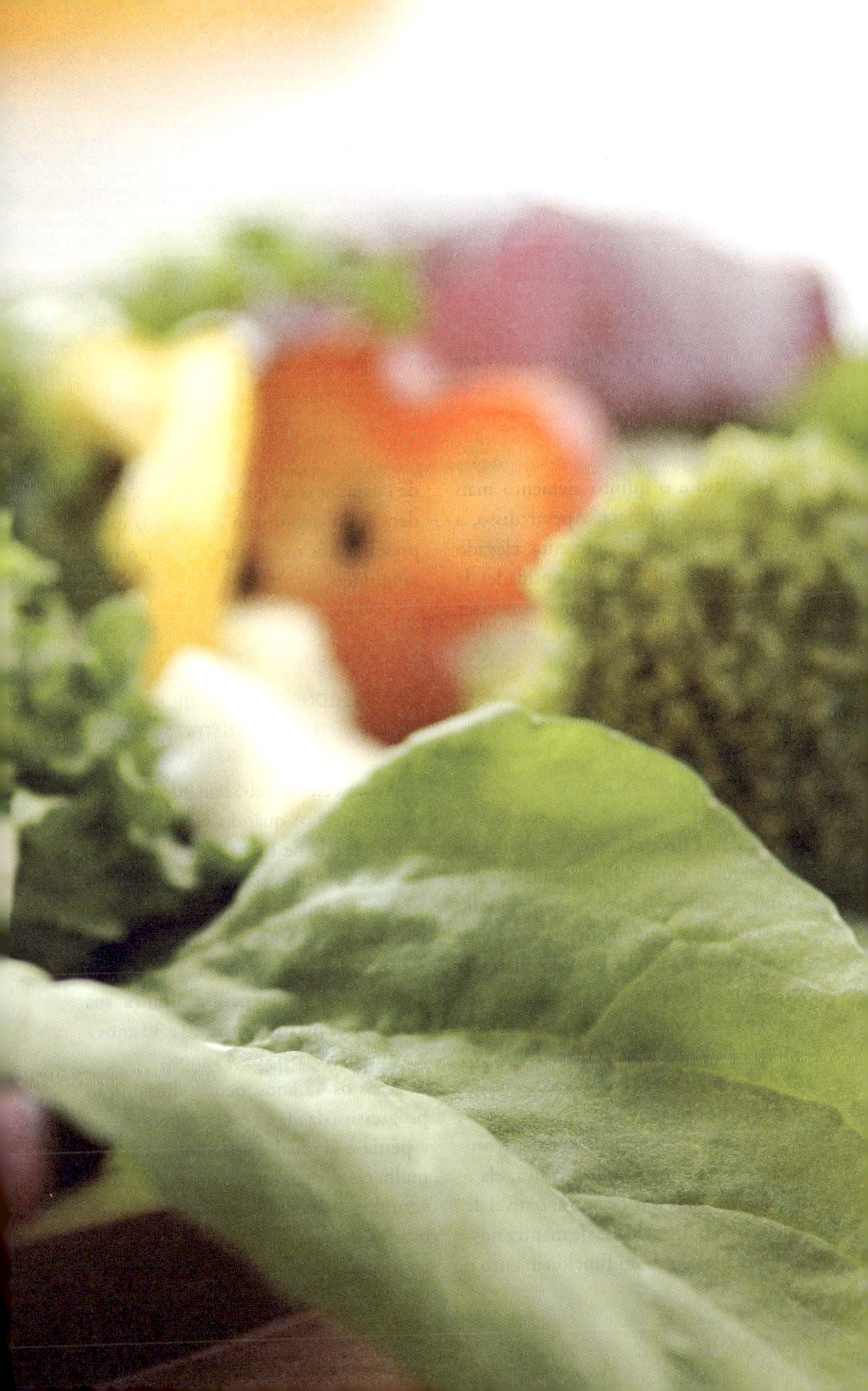

Cálcio

O cálcio é o quinto elemento mais abundante no planeta. Apesar disso, a população mundial apresenta elevado índice de inadequação às quantidades de cálcio recomendadas. Vamos conversar um pouco sobre esse mineral.

Funções do cálcio no organismo

O cálcio é necessário para coagulação do sangue e contração muscular assim como em diversos processos metabólicos. Também é fundamental para a constituição óssea. Mais de 99% do cálcio do organismo humano está presente nos ossos e nos dentes, e o restante se divide entre os líquidos e as células do corpo. Os ossos podem ser considerados nosso depósito de cálcio.

Apesar de a quantidade de cálcio contida no sangue não ser expressiva, ela é de importância vital. Se baixar o nível de cálcio, temos dificuldade de manter nossos músculos em bom funcionamento e de coagular o sangue. Nesse caso, a tendência do organismo é retirar o cálcio presente nos ossos para manter o nível sanguíneo.

Depósitos de cálcio no organismo

Ao nascer, um bebê tem 30 g de cálcio no organismo; quando chegar à idade adulta, já terá de 1 kg a 1,2 kg. A deposição de cálcio nos ossos diminui de forma bastante significativa após a fase de crescimento, pois é um período em que a retirada dos ossos tende a se equiparar à deposição. Uma pessoa alcança sua massa óssea máxima entre 20 e 30 anos e a mantém até os 35 ou 45 anos.

Após os 45 anos, ocorre diminuição progressiva da massa óssea. Nos homens, a perda é gradual e constante, mas nas mulheres é mais intensa nos dez anos seguintes à menopausa. Nessa fase, os ovários deixam de funcionar e por isso ocorre uma baixa nos hormônios sexuais.

Como a massa óssea é influenciada pelo nível desses hormônios, na menopausa ocorre grande perda. Após esse período, a perda das mulheres se torna semelhante à dos homens. Por isso, na idade avançada, elas costumam apresentar uma massa óssea menor que a deles.

Osteopenia e osteoporose

A perda de cálcio ósseo fica evidente com o envelhecimento e pode acarretar fraturas, pois o osso torna-se mais fraco. É nessa fase que pode ocorrer a osteopenia, pequena perda de massa óssea maior do que o que seria considerado normal, mas ainda não tão intensa quanto na osteoporose.

Como definição, osteoporose é uma doença do esqueleto como um todo, caracterizada por uma baixa massa óssea e deterioração da arquitetura do osso, com consequente aumento da fragilidade e suscetibilidade a fraturas.

No período do climatério, a redução dos níveis hormonais (estrogênios e progesterona) da mulher acarreta maior velocidade de perda óssea. Os estrogênios de origem vegetal, ou fitoestrogênios, podem ser utilizados na tentativa de minimizar a perda óssea. Calcula-se que 46% das mulheres brasileiras com mais de 50 anos têm osteoporose após a menopausa; a doença acomete quatro vezes mais mulheres do que homens.

O cálcio é um dos fatores implicados na osteoporose, mas não é o único. Estudos sugerem que 80% dos casos de osteoporose têm origem em fatores genéticos. Assim, é importante que não falte cálcio na dieta, porém isso não garante a prevenção da doença.

Vale também ressaltar um aspecto que observo muito no consultório e que demanda cuidados especiais. Ao entrar na menopausa, muitas mulheres começam a usar suplementos de cálcio com base apenas no fato de o exame de densitometria (que avalia a densidade mineral óssea) indicar osteopenia, por exemplo. Após uma análise mais detalhada, percebo que muitas delas estão simplesmente eliminando o excesso pela urina. Isso significa que boa parte das mulheres com perda de massa óssea e que tomam suplementos de cálcio não deveria estar tomando, pois isso aumenta o risco de calcificação renal. Esse erro de prescrição é apoiado na ideia de que basta ter cálcio para evitar a osteoporose, o que não é verdade.

Estudos mostram que as mulheres que tomam suplemento de cálcio têm maior risco de doenças arteriais por calcificação. Isso pode ser decorrente da ingestão desnecessária de cálcio. Mas se, de fato, houver falta desse mineral na sua dieta, a suplementação é bem-vinda e não acentua problemas cardiovasculares. Assim, para fazer o correto diagnóstico, o ideal é realizar, além da densitometria, uma avaliação laboratorial completa.

Nas primeiras duas décadas de vida, em especial, a recomendação é ter uma ingestão adequada de cálcio para minimizar as chances de ter osteoporose entre os 60 e 80 anos. No entanto, a massa óssea também tem relação com prática de atividade física, níveis hormonais (como o de estrogênio e progesterona), obesidade, fatores ambientais, fatores nutricionais e uso de medicações (que podem interferir negativamente na biodisponibilidade de cálcio, como anticonvulsivantes, corticoides e antiácidos que contêm alumínio). Outros elementos que influenciam a saúde óssea são: idade, genética, doenças que alteram a absorção de nutrientes ou o metabolismo ósseo, doenças do fígado e dos rins.

Biodisponibilidade e absorção do cálcio

Sempre que falo sobre biodisponibilidade do cálcio, me refiro à quantidade desse composto presente no alimento que pode ser absorvida e utilizada pelo organismo. O leite, por exemplo, é considerado uma fonte de cálcio de boa biodisponibilidade, similar à dos laticínios, que é de cerca de 30%. Isso significa que você consegue absorver 30% do cálcio ingerido proveniente dessas fontes. A absorção de cálcio é intensificada pelo ácido cítrico, encontrado em diversos alimentos de origem vegetal.

A eficiência na absorção de cálcio aumenta durante os períodos de alta necessidade, como na infância. Crianças podem absorver 75% do cálcio ingerido, enquanto os adultos absorvem de 20% a 40%. As mulheres apresentam um declínio na eficiência de absorção de cálcio que varia de 20% a 35% entre 40 e 60 anos.

A absorção de cálcio é mais eficiente no início do intestino delgado. O intestino grosso, onde ela também ocorre na sua parte inicial, pode ser responsável pela absorção de mais de 10% do total. Para isso, é necessário que a flora intestinal esteja adequada para produzir um meio ácido, e é nesse momento que entram os prebióticos, que já mencionei em capítulos anteriores.

Prebióticos são compostos alimentares não digeríveis, que estimulam o crescimento e/ou a atividade de um número limitado de bactérias benéficas no intestino grosso. Assim, esses compostos harmonizam a flora intestinal e propiciam a existência de um meio ácido, favorável à absorção do cálcio. Assim, um intestino grosso saudável, promove melhor absorção de cálcio.

Os prebióticos ocorrem naturalmente em alimentos como alcachofra, cebola, escarola, alho, alho-poró e no grupo dos cereais (em menor quantidade do que nos alimentos citados anteriormente). A chicória é a fonte mais rica desse tipo de composto. Alguns outros prebióticos (rafinose e estaquiose) ocorrem nos feijões e na soja.

Cerca de 27% do cálcio que chega ao sangue depois de absorvido pelo intestino é excretado; o restante fica retido no esqueleto. Havendo pouca ingestão de cálcio, o esqueleto libera-o para o sangue. Do mesmo modo, havendo ingestão elevada de cálcio, o excedente pode ser fixado no osso (ou excretado pela urina).

Assim, ao ingerir pouco cálcio, colocamos em risco a integridade do esqueleto, pois o mineral é retirado dele. Se a ingestão é baixa e constante, a perda com o passar do tempo pode ser muito grande.

Quanto precisamos ingerir de cálcio?

Essa é uma pergunta muito importante, mas ainda não há uma resposta definitiva para ela. Ninguém sabe com precisão a quantidade diária de cálcio necessária para a manutenção da saúde. A tabela a seguir mostra os valores preconizados de ingestão em diversos países.

A recomendação a ser seguida, por ser considerada a mais segura, é a dos Estados Unidos, de 1.000 mg por dia. Essa quantidade não se baseia apenas na necessidade de cobrir a perda diária de cálcio, mas também na melhor taxa de retenção do mineral para os ossos. Aliás, essa recomendação é superestimada. No futuro, muito provavelmente, vamos descobrir que precisamos de menos de 1.000 mg por dia. Observe como alguns países têm recomendações diferentes:

RECOMENDAÇÃO DE INGESTÃO DE CÁLCIO EM DIFERENTES PAÍSES	
Países	**Cálcio (mg)**
Austrália	800
França	800
Alemanha	800
Índia	450
México	500
Países Baixos	900
Escandinávia	600
Reino Unido	700
Estados Unidos (e Brasil)	
Homens e mulheres de 19 a 49 anos	1.000
Homens e mulheres acima dos 50 anos	1.200

No entanto, no caso das mulheres, há dois momentos da vida que a ingestão de cálcio deve ser maior: na gestação e no período de amamentação. Da metade da gravidez em diante, quando a ossificação do feto começa a se acentuar, o cálcio do sangue da mulher passa a ser desviado para o bebê. Se a mãe não tiver boa ingestão de cálcio, terá problemas, desde câimbras até perda de dentes.

Não é à toa que se recomenda a ingestão diária de 1.200 mg de cálcio na gestação. E, após o parto, a demanda aumenta ainda mais, pois é o momento que a mulher começa a produzir leite; sua necessidade pode atingir 1.500 mg/dia.

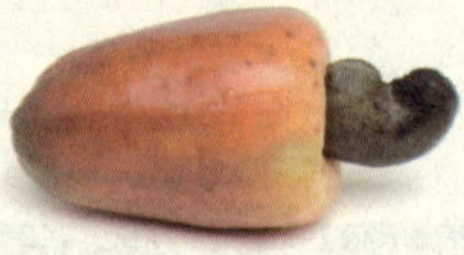

A ingestão de cálcio por vegetarianos

A quantidade de cálcio ingerida não é um problema para os vegetarianos que utilizam leite e queijos regularmente e costuma até ser mais adequada que a dos onívoros. No entanto, para os vegetarianos estritos, ela costuma estar abaixo do recomendado, geralmente entre 500 mg e 700 mg/dia. Para muitos indivíduos, essa quantidade costuma ser suficiente. Mas apenas uma avaliação laboratorial pode confirmar isso.

Quais exames indicam como está o estado nutricional de cálcio no organismo?

A medida da massa óssea é considerada a melhor maneira de estimar o estado de cálcio no corpo ao longo do tempo. Isso é feito por meio do exame de densitometria óssea, que não avalia exclusivamente o mineral, mas sim a interação dos diversos fatores responsáveis pela saúde do osso. O exame não mostra o que está acontecendo exatamente no momento de sua realização – ou seja, não informa se a ingestão atual de cálcio está insuficiente, adequada ou excessiva –, mas indica o estado de cálcio ao longo do tempo. Por isso, não é o exame ideal para diagnosticar o estado nutricional em curto prazo.

A medida isolada do cálcio no sangue não tem valor em termos nutricionais. Para avaliá-lo é necessário um conjunto de exames. Nesse contexto, vale lembrar que boa parte do cálcio é transportada no sangue por meio de uma proteína chamada albumina. Se o teor de albumina é reduzido, o cálcio também será dosado em níveis menores. Isso não significa que falta cálcio, mas que há algum problema com a albumina, que sofre interferência de vários fatores, como alterações hepáticas e inflamação corporal.

Nosso organismo produz um hormônio chamado paratormônio (PTH), cuja função é regular o cálcio no sangue. Se a ingestão de cálcio for baixa, o nível de PTH aumenta, enviando ao rim a mensagem de não eliminar cálcio pela urina e poupá-lo no sangue. Ocorre que, em troca, o rim joga fósforo na urina, podendo reduzir o nível desse mineral. Além disso, para que o PTH seja liberado no sangue, é preciso magnésio e vitamina D em boa quantidade para que o cálcio seja mais bem absorvido pelo intestino.

Em alguns casos, podemos medir a quantidade de cálcio na urina para verificar se o corpo está poupando o mineral (se o nível estiver baixo) ou não (nível normal). O teste é feito durante 24 horas: a pessoa precisa guardar num frasco cedido pelo laboratório toda urina que excretou nesse período. O cálcio em excesso na urina pode ser decorrente de ingestão excessiva ou de distúrbio na excreção urinária, por exemplo.

Esse tipo de avaliação pode ser complexa, dependendo do estado nutricional de outros nutrientes. Por isso, a análise deve ser feita por um médico que entenda bem sobre esse assunto e que leve todos os fatores em consideração.

Como é a massa óssea dos vegetarianos?

A literatura médica internacional mostra que não há diferença entre a massa óssea de vegetarianos e de onívoros. Estudos indicam que os vegetarianos (inclusive estritos) têm massa óssea melhor, pior ou igual aos onívoros.

O impacto do vegetarianismo sobre a saúde óssea é muito difícil de ser avaliado. Não podemos considerar apenas a quantidade de cálcio ingerida, pois há diversos fatores da dieta capazes de interferir no metabolismo ósseo, como o teor de cálcio, de proteína, de alimentos de cinzas alcalinizantes, de vitamina K e de fitoestrógenos. Atividade física e uso de medicações também podem interferir. Abordo esses fatores mais adiante.

Intolerância à lactose

A lactose é o carboidrato do leite, composto por glicose e galactose. Em algumas pessoas, a enzima que digere esse açúcar, a lactase, pode estar parcial ou totalmente inativa, causando intolerâcia. Essa condição pode se manifestar de várias maneiras: diarreia, flatulência, distensão abdominal, cólicas e ruídos intestinais, agravadas toda vez que o leite ou seus derivados são ingeridos.

Nos Estados Unidos, 25% dos adultos têm esse problema. Considerando as diferentes populações norte-americanas, 85% dos asiáticos, 50% dos negros e 10% dos brancos (caucasianos) daquele país apresentam intolerância à lactose. Cerca de 55% a 75% do cálcio ingerido pelos norte-americanos é proveniente de laticínios.

No Brasil, estima-se que, pelo menos, 12% das crianças sofram desse distúrbio. Segundo o Instituto Brasileiro de

Geografia e Estatística (IBGE), o consumo anual de leite é de 168 kg/habitante/ano, o que representa uma média de 400 ml de consumo diário por pessoa. Com relação à ingestão de cálcio, isso representa 544 mg do mineral por dia, considerando que o leite seja desnatado UHT. Em outras palavras, 54,4% do cálcio consumido pelo brasileiro provém do consumo de leite.

As pessoas que obtêm o cálcio através dos laticínios podem ter dificuldade em atingir os níveis recomendados caso apresentem intolerância à lactose. E, como alguns estudos sugerem que 80% da população mundial tem algum grau de intolerância à lactose, o uso de leite como fonte de obtenção de cálcio, para essas pessoas, não é a melhor escolha.

O cálcio e os alimentos

Assim como no caso do ferro e do zinco, não basta simplesmente ingerir o cálcio. É preciso saber a quantidade que conseguimos absorver do mineral existente no alimento. É o conceito de biodisponibilidade, lembra? Biodisponibilidade é a quantidade do nutriente presente no alimento que pode ser absorvida.

Nas tabelas das próximas páginas, veja que alguns alimentos, apesar de fornecerem pouco cálcio total, permitem aproveitar a maior parte do mineral. É o caso dos brócolis. Já o feijão-branco, por exemplo, fornece bastante cálcio total, porém com baixa biodisponibilidade.

BIODISPONIBILIDADE DO CÁLCIO	
Alimento	**Biodisponibilidade**
Brócolis	61,30%
Acelga chinesa (*bok choy*)	53,80%
Couve	49,30%
Mostarda chinesa	40,20%
Leite	32,10%
Iogurte	32,10%
Queijo cheddar	31,20%
Tofu com cálcio	31%
Feijão-azuqui	24,40%
Batata-doce	22,20%
Feijão-branco	21,80%
Ruibarbo	8,54%
Espinafre	5,10%

Ácidos fítico e oxálico: o cálcio presente nos vegetais é proveniente, principalmente, de dois compostos: o ácido fítico e o ácido oxálico (fitato e oxalato), que podem dificultar a absorção do mineral (veja o capítulo "Fatores antinutricionais").

Em outras palavras, comer alimentos ricos em ácido fítico e oxálico equivale a ingerir menos cálcio, pois ele é menos absorvido. Uma exceção a essa regra é a soja, rica nos dois compostos, mas que preserva uma boa biodisponibilidade de cálcio. Para se ter uma ideia, os alimentos pobres em oxalato e fitato podem apresentar biodisponibilidade duas vezes maior que a encontrada no leite. Esses alimentos são do grupo das brássicas (antigamente chamadas de crucíferas).

Brássica: o termo não é muito conhecido entre os leigos, mas é bastante comentado entre nutricionistas. É importante que você o conheça, pois as brássicas (ou crucíferas) são alimentos derivados de um grupo de plantas do gênero *Brassica* e riquíssimos em cálcio de alta absorção. Seus representantes são o nabo (raiz), a couve, o repolho, a couve-de-bruxelas, a couve-flor e os brócolis. Leia o capítulo sobre os fatores antinutricionais para entender o porquê.

Minerais e gorduras: componentes como fosfato e magnésio já foram estudados, mas demonstraram não afetar a absorção ou a excreção de cálcio. A gordura dos alimentos, ao contrário do que se supunha antigamente, não interfere nesse processo, a menos que esteja associada a alguma doença que altere a digestão de gorduras.

Sal: é o fator que mais causa impacto na perda de cálcio pela urina. A cada 2.300 mg de sódio excretado na urina, vão junto de 40 mg a 60 mg de cálcio. Assim, quanto maior a quantidade de sal ingerido, mais cálcio sai pela urina. Dietas com alto teor de sódio por tempo prolongado podem ser responsáveis pela perda de 7,5% a 10% do estoque de cálcio num período de dez anos. Lembre-se de que o estoque de cálcio se chama esqueleto.

Proteína: antigamente, acreditava-se que a proteína era uma grande vilã para o esqueleto, pois, quanto maior a sua ingestão, maior a perda de cálcio pela urina. Cada 1 g de proteína ingerida em excesso por dia resulta numa perda adicional diária de mais de 1,75 mg de cálcio. Cada 50 g de incremento na ingestão de proteínas aumenta a perda de cálcio em 60 mg/dia. No entanto, na época em que esses estudos foram realizados, não havia o conhecimento de que o aumento de ingestão fazia aumentar, ao mesmo tempo, a absorção do cálcio. Novos estudos, com técnicas e metodologias mais apuradas, demonstraram que as dietas mais ricas em proteína, apesar de aumentarem a perda urinária de cálcio, também elevam a absorção do cálcio ingerido. Assim, o balanço é preservado.

Recomenda-se uma ingestão diária de 0,8 g a 1 g de proteína por kg de peso corporal a fim de otimizar a absorção de cálcio ingerido. Uma dieta com teor adequado de proteína, como costuma ser a vegetariana, pode elevar a absorção de cálcio em 8%. Nas dietas hipoproteicas (com pouca proteína), assim como nas hiperproteicas (com muita proteína), ocorre um balanço pouco favorável com relação ao cálcio.

Alguns aminoácidos que compõem a proteína determinam seu poder de excretar cálcio pela urina. Esses aminoácidos são chamados de sulfurados (cisteína, metionina), pois contêm enxofre. Após sofrer reações químicas no organismo, o enxofre produz ácidos; como o cálcio é utilizado para neutralizar os ácidos, consumir esses aminoácidos em excesso resulta em maior perda de cálcio pela urina. A proteína animal e os feijões são fontes de aminoácidos sulfurados, e, por isso, não é recomendável ingeri-los em excesso. O consumo de água sulfurada (dita "medicinal") também pode intensificar a perda de cálcio pela urina. Evite-a.

Lembre-se de que o efeito nocivo da proteína parece ser significativo quando a ingestão de cálcio é baixa e a proteína é rica em aminoácidos sulfurados.

Cafeína: a ingestão de cafeína causa aumento da excreção urinária de cálcio logo após sua ingestão, porém essa perda é compensada pelo organismo. Assim, a quantidade de cálcio perdida ao longo de 24 horas pela urina não é significativamente maior do que a que ocorre sem o uso de cafeína. Por esse motivo, o café não pode ser considerado um vilão para o cálcio, a não ser que sua ingestão seja excessiva e constante. Tomar de duas a três xícaras pequenas por dia não costuma oferecer problemas.

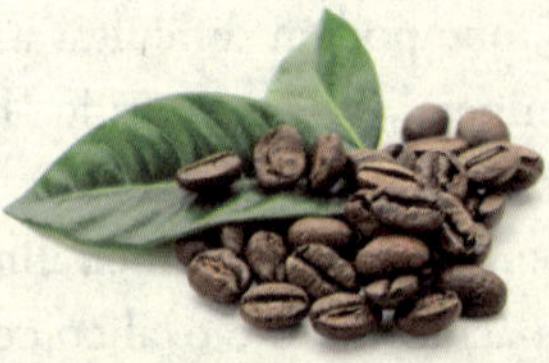

Cálcio do leite ou dos alimentos vegetais

Uma dieta vegetariana estrita bem planejada mantém o estado nutricional de cálcio tão bem quanto a lactovegetariana (que costuma ser igual, ou melhor, que a onívora em relação ao teor desse mineral e também de proteínas). O cálcio proveniente do leite ou dos alimentos vegetais pode ser muito bem assimilado, tanto em termos de absorção quanto em retenção óssea.

O uso de leites vegetais – de aveia, arroz, soja, etc. – fortificados (240 mg de cálcio por 200 ml) é uma excelente opção para otimizar a ingestão de cálcio ou para substituir o leite de vaca, porque as duas bebidas contêm a mesma quantidade de cálcio.

Dieta de cinzas alcalinizantes

A dieta vegetariana costuma oferecer mais elementos de teor alcalinizante que a onívora, poupando a massa óssea. O consumo de frutas e verduras (que têm efeito alcalinizante) mostra efeito positivo na saúde óssea.

Fitoestrógenos e cálcio

Pertencentes a um grupo de compostos chamados polifenóis, os fitoestrógenos reduzem a retirada do cálcio dos ossos. Eles podem se comportar como o estrógeno (hormônio produzido pelo corpo humano), mas têm ação muito mais fraca. O composto mais conhecido desse grupo é a isoflavona, encontrada em grande quantidade na soja, mas também em outros alimentos do grupo dos cereais.

A biodisponibilidade das isoflavonas é potencializada quando são ingeridas com alimentos que contêm prebióticos (inulina, por exemplo), pois é necessário que haja uma flora intestinal adequada para transformar os glicosídeos (forma precursora dos fitoestrógenos) em isoflavonas. Isso se obtém com o uso balanceado de fibras e prebióticos.

Vitamina K e osso

A vitamina K pode ser obtida por meio da alimentação, principalmente nas folhas (a couve é mais rica nesse componente), mas também pode ser formada pela flora intestinal. Ela é fundamental para manter a integridade das proteínas que, assim como o cálcio, compõem os ossos. Muitos suplementos de cálcio importados também contêm vitamina K, por sua interação no metabolismo ósseo.

Dicas para melhorar o aproveitamento de cálcio pelo organismo

- Consuma alimentos ricos em cálcio, inclusive condimentos. Veja a tabela da página seguinte. Prefira a cebolinha em vez da cebola, assim como os temperos verdes (salsa, hortelã, etc.).

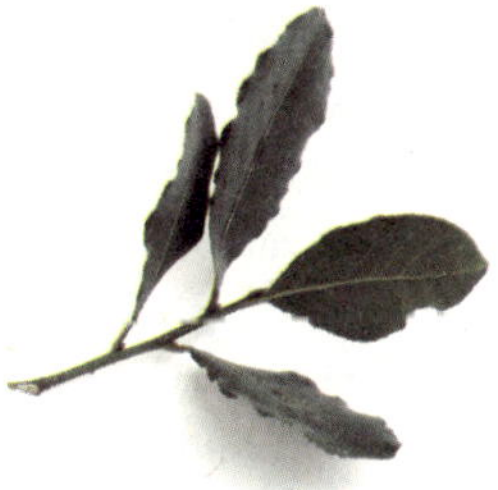

- Mantenha bons níveis de vitamina D. Leia o capítulo sobre o assunto.
- Utilize prebióticos e alimentos integrais.
- Mantenha uma alimentação rica em vitamina K, com vegetais folhosos. O intestino saudável produz essa vitamina em boa quantidade através da flora bacteriana.

TEOR DE CÁLCIO EM 100 G DE ALIMENTO CRU			
CEREAL INTEGRAL EM GRÃO			
Descrição dos alimentos	Cálcio (mg)	Tabela fonte	Número do alimento na tabela
Amaranto	159	SR27	20001
Aveia	54	SR27	20038
Quinoa	47	SR27	20035
Triticale	37	SR27	20069
Trigo *durum*	34	SR27	20076
Cevada descascada	33	SR27	20004
Arroz marrom de grão médio	33	SR27	20040
Centeio	24	SR27	20062
Arroz marrom de grão longo	23	SR27	20036
Arroz selvagem	21	SR27	20088
Trigo-sarraceno	18	SR27	20008
Sorgo	13	SR27	20067
Arroz integral	8	Taco	2
Milho verde	2	Taco	44
DERIVADOS DE CEREAL INTEGRAL			
Descrição dos alimentos	Cálcio (mg)	Tabela fonte	Número do alimento na tabela
Cereal matinal de milho	143	Taco	25
Glúten de trigo	142	SR27	48052
Farelo de trigo	73	SR27	20077
Farelo de aveia	58	SR27	20033
Farelo de arroz	57	SR27	20060
Aveia em flocos	48	Taco	7
Gérmen de trigo	39	SR27	20078
Farinha de centeio	37	SR27	20063
Farinha de trigo	34	SR27	20080
Farinha de centeio integral	34	Taco	32
Farinha de arroz integral	11	SR27	20090
Fubá	3	Taco	43
Milho em flocos sem sal	2	Taco	22
Farinha de milho amarela	1	Taco	33
CEREAL REFINADO			
Descrição dos alimentos	Cálcio (mg)	Tabela fonte	Número do alimento na tabela
Farinha de rosca	35	Taco	34
Macarrão de trigo com ovos	19	Taco	41
Macarrão de arroz	18	SR27	20133
Farinha de trigo comum	18	Taco	35
Macarrão instantâneo	18	Taco	39
Macarrão de trigo branco	17	Taco	40
Arroz branco tipo 2	5	Taco	6

CEREAL REFINADO			
Descrição dos alimentos	Cálcio (mg)	Tabela fonte	Número do alimento na tabela
Arroz branco tipo 1	4	Taco	4
Canjica branca	2	Taco	19
Amido de milho	1	Taco	42
AMILÁCEOS			
Descrição dos alimentos	Cálcio (mg)	Tabela fonte	Número do alimento na tabela
Mandioquinha	36	SR27	11298
Batata-doce	21	Taco	89
Batata-baroa	17	Taco	87
Mandioca	15	Taco	130
Inhame	12	Taco	126
Cará	4	Taco	103
Batata-inglesa	4	Taco	92
DERIVADOS DE AMILÁCEOS			
Descrição dos alimentos	Cálcio (mg)	Tabela fonte	Número do alimento na tabela
Farinha de mandioca	65	Taco	121
Fécula de mandioca	12	Taco	124
Farinha de araruta	40	SR27	20003
Polvilho doce	27	Taco	146
LEGUMINOSAS			
Descrição dos alimentos	Cálcio (mg)	Tabela fonte	Número do alimento na tabela
Soja	277	SR27	16108
Feijão-branco	240	SR27	16049
Tremoço	177	Taco	585
Feijão-amarelo, maduro	166	SR27	16047
Feijão-mungo, maduro	138	SR27	16083
Feijão-guando (grão vermelho), maduro	130	SR27	16101
Feijão-guando	129	Taco	576
Feijão-carioca	123	Taco	562
Feijão-roxo	120	Taco	574
Grão-de-bico	114	Taco	575
Feijão-rajado	111	Taco	570
Feijão-preto	111	Taco	568
Fava, madura	103	SR27	16052
Feijão-jalo	98	Taco	566
Feijão-fradinho	78	Taco	564
Feijão-rosinha	68	Taco	572
Feijão-azuqui, maduro	66	SR27	16001
Lentilha	54	Taco	578
Lentilha rosa ou vermelha	48	SR27	16144
Ervilha verde partida	37	SR27	16085

DERIVADOS DE LEGUMINOSAS			
Descrição dos alimentos	Cálcio (mg)	Tabela fonte	Número do alimento na tabela
Soja, extrato solúvel em pó	359	Taco	583
Soja, farinha	206	Taco	581
Proteína texturizada de soja desengordurada	244	SR27	16119
Proteína isolada de soja	178	SR27	16122
Farinha de grão-de-bico	45	SR27	16157

VERDURAS			
Descrição dos alimentos	Cálcio (mg)	Tabela fonte	Número do alimento na tabela
Folha de uva	363	SR27	11974
Alfavaca	258	Taco	81
Jurubeba	151	Taco	128
Taioba	141	Taco	156
Agrião	133	Taco	75
Couve-manteiga	131	Taco	115
Serralha	126	Taco	155
Rúcula	117	Taco	152
Acelga chinesa (*bok choy*)	105	SR27	11116
Espinafre Nova Zelândia	98	Taco	119
Brócolis	86	Taco	101
Folhas de batata-doce	78	SR27	11505
Mostarda, folha	68	Taco	135
Aipo	65	Taco	76
Catalônia	57	Taco	105
Endívia	52	SR27	11213
Brócolis, folha	48	SR27	11739
Brócolis, talo	48	SR27	11741
Chicória	45	Taco	111
Repolho roxo	44	Taco	150
Acelga	43	Taco	74
Couve-de-bruxelas	42	SR27	11098
Raízes de chicória	41	SR27	11154
Folhas de abóbora	39	SR27	11418
Alface crespa	38	Taco	78
Repolho branco	35	Taco	149
Alface roxa	34	Taco	80
Alho-poró	34	Taco	83
Alface lisa	28	Taco	79
Almeirão	19	Taco	84
Radicchio	19	SR27	11952
Couve-flor	18	Taco	117
Pepino com casca	16	SR27	11205

VERDURAS			
Descrição dos alimentos	Cálcio (mg)	Tabela fonte	Número do alimento na tabela
Broto de feijão	14	Taco	125
Alface-americana	14	Taco	77
Pepino sem casca	14	SR27	11206
Broto de bambu	13	SR27	11026
ALGAS			
Descrição dos alimentos	Cálcio (mg)	Tabela fonte	Número do alimento na tabela
Ágar, seca	625	SR27	11663
Wakame	150	SR27	11669
Espirulina, seca	120	SR27	11667
Nori	70	SR27	11446
Ágar	54	SR27	11442
Espirulina	12	SR27	11666
VERDURAS USADAS COMO CONDIMENTO			
Descrição dos alimentos	Cálcio (mg)	Tabela fonte	Número do alimento na tabela
Tomilho, fresco	405	SR27	02049
Alecrim, fresco	317	SR27	02063
Hortelã-pimenta, fresca	243	SR27	02064
Manjericão	211	Taco	133
Dill, folha fresca	208	SR27	02045
Hortela, fresca	199	SR27	02065
Alho	181	SR27	11215
Salsa	179	Taco	153
Manjericão, folha larga	177	SR27	02044
Cebolinha	80	Taco	108
Coentro, folha	67	SR27	11165
Capim-limão (citronela) em bruto	65	SR27	11972
Mostarda, preparado amarelo	63	SR27	02046
Alho-poró	59	SR27	11246
Raiz de gengibre	16	SR27	11216
Alho	14	Taco	82
Cebola	14	Taco	107
Pimentão verde	10	SR27	11333
Pimentão vermelho	7	SR27	11821
SEMENTES GERMINADAS			
Descrição dos alimentos	Cálcio (mg)	Tabela fonte	Número do alimento na tabela
Soja	67	SR27	11452
Sementes de rabanete	51	SR27	11676
Feijão-carioca	43	SR27	11653
Ervilha	36	SR27	11316
Sementes de alfafa	32	SR27	11001

SEMENTES GERMINADAS			
Descrição dos alimentos	Cálcio (mg)	Tabela fonte	Número do alimento na tabela
Trigo	28	SR27	20087
Lentilha	25	SR27	11248
Feijão-rim	17	SR27	11029
Feijão-mungo	13	SR27	11043
LEGUMES			
Descrição dos alimentos	Cálcio (mg)	Tabela fonte	Número do alimento na tabela
Wasabi, raiz	128	SR27	11990
Quiabo	112	Taco	147
Raiz de lótus	45	SR27	11254
Alcachofra	44	SR27	11007
Nabo	42	Taco	137
Vagem	41	Taco	162
Raiz de bardana	41	SR27	11104
Cenouras baby	32	SR27	11960
Ervilha verde	25	SR27	11304
Aspargo	24	SR27	11011
Cenoura	23	Taco	110
Maxixe	21	Taco	134
Rabanete	21	Taco	148
Jiló	20	Taco	127
Abobrinha-paulista	19	Taco	73
Beterraba	18	Taco	98
Abóbora cabotiã	18	Taco	65
Abobrinha italiana	15	Taco	71
Tomate verde	13	SR27	11527
Chuchu	12	Taco	113
Pepino	10	Taco	142
Pimentão amarelo	10	Taco	143
Berinjela	9	Taco	96
Abóbora-pescoço	9	Taco	69
Pimentão verde	9	Taco	144
Abóbora-menina	9	Taco	66
Tomate vermelho	7	Taco	161
Pimentão vermelho	6	Taco	145
Abóbora-moranga	3	Taco	67
COGUMELOS			
Descrição dos alimentos	Cálcio (mg)	Tabela fonte	Número do alimento na tabela
Cogumelo-de-paris	3	SR27	11260
Portobello	3	SR27	11265
Shitake	3	SR27	11987

OLEAGINOSAS			
Descrição dos alimentos	Cálcio (mg)	Tabela fonte	Número do alimento na tabela
Tahine	960	SR27	12169
Sementes de gergelim	825	Taco	593
Chia, seca	631	SR27	12006
Amêndoa	269	SR27	12061
Linhaça	211	Taco	594
Pasta de amêndoas	172	SR27	12071
Castanha-do-pará	146	Taco	589
Avelã	114	SR27	12120
Pistache torrado sem sal	107	SR27	12152
Noz	105	Taco	597
Pistache	105	SR27	12151
Macadâmia	85	SR27	12131
Sementes de girassol, secas	78	SR27	12036
Noz-peca	70	SR27	12142
Sementes de melancia, secas	54	SR27	12174
Sementes de abóbora, secas	46	SR27	12014
Castanha de caju	37	SR27	12087
Polpa de coco sem açúcar	26	SR27	12108
Castanha portuguesa	19	SR27	12098
Pignoli	16	SR27	12147
Leite de coco grosso	11	SR27	12115
Coco	6	Taco	590
Amendoim	0	Taco	557
FRUTAS			
Descrição dos alimentos	**Cálcio (mg)**	**Tabela fonte**	**Número do alimento na tabela**
Macaúba	67	Taco	223
Kinkan	62	SR27	09149
Laranja-da-terra	51	Taco	210
Limão-tahiti	51	Taco	220
Graviola	40	Taco	201
Amora-silvestre	39	SR27	09190
Tamarindo	37	Taco	250
Laranja-baía	35	Taco	208
Laranja-valência	34	Taco	216
Fruta-pão	34	Taco	196
Mexerica-murcote	33	Taco	237
Pequi	32	Taco	241
Laranja-lima	31	Taco	212
Amora-preta	29	SR27	09042
Amora congelada, sem açúcar	29	SR27	09048

FRUTAS			
Descrição dos alimentos	Cálcio (mg)	Tabela fonte	Número do alimento na tabela
Ciriguela	27	Taco	191
Figo	27	Taco	194
Framboesa congelada	26	SR27	09167
Groselha	25	SR27	09107
Framboesa	25	SR27	09302
Mamão formosa	25	Taco	225
Pinha	24	SR27	09321
Kiwi	24	Taco	207
Atemoia	23	Taco	174
Abacaxi	22	Taco	164
Mamão papaia	22	Taco	226
Laranja-pera	22	Taco	214
Sapoti	21	SR27	09313
Pinha	21	Taco	246
Nêspera	20	Taco	240
Pitanga	18	Taco	247
Caqui chocolate	18	Taco	189
Mexerica rio	17	Taco	238
Mirtilo congelado	17	SR27	09053
Cereja azeda	16	SR27	09063
Jambo	14	Taco	205
Cupuaçu	13	Taco	192
Damasco	13	SR27	09021
Cereja doce	13	SR27	09070
Tangerina poncã	13	Taco	251
Cajá-manga	13	Taco	184
Acerola	13	Taco	169
Cacau	12	Taco	183
Manga haden	12	Taco	228
Manga palmer	12	Taco	229
Umbu	12	Taco	254
Jaca	11	Taco	204
Marmelo	11	SR27	09296
Morango	11	Taco	239
Romã	10	SR27	09286
Uchuva	9	SR27	09138
Pitanga	9	SR27	09276
Pera park	9	Taco	242
Abacate	8	Taco	163
Jabuticaba	8	Taco	203

FRUTAS			
Descrição dos alimentos	Cálcio (mg)	Tabela fonte	Número do alimento na tabela
Pera williams	8	Taco	243
Cranberry	8	SR27	09078
Caqui japonês	8	SR27	09263
Abio	8	SR27	09427
Melancia	8	Taco	235
Manga tommy	8	Taco	231
Uva rubi	8	Taco	257
Banana-prata	8	Taco	182
Uva-itália	7	Taco	256
Banana-figo	6	Taco	177
Mirtilo	6	SR27	09050
Nectarina	6	SR27	09191
Abio	6	Taco	166
Ameixa	6	Taco	172
Banana-pacova	5	Taco	181
Maracujá	5	Taco	232
Goiaba branca, com casca	5	Taco	197
Lichia	5	SR27	09164
Carambola	5	Taco	190
Romã	5	Taco	249
Goiaba vermelha, com casca	4	Taco	200
Banana-da-terra	4	Taco	175
Banana-nanica	3	Taco	179
Maçã argentina, com casca	3	Taco	221
Pêssego aurora	3	Taco	244
Banana-maçã	3	Taco	178
Banana-ouro	3	Taco	180
Jamelão	3	Taco	206
Melão	3	Taco	236
Maçã fuji, com casca	2	Taco	222
Caju	1	Taco	186
FRUTAS SECAS			
Descrição dos alimentos	Cálcio (mg)	Tabela fonte	Número do alimento na tabela
Figo	162	SR27	09094
Tâmara	64	SR27	09421
Damasco	55	SR27	09032
Uva-passa, sem semente	50	SR27	09298
Ameixa	43	SR27	09291
Pera	34	SR27	09259
Lichia	33	SR27	09165

FRUTAS SECAS			
Descrição dos alimentos	Cálcio (mg)	Tabela fonte	Número do alimento na tabela
Pêssego	28	SR27	09246
Uva-passa, com semente	28	SR27	09299
Caqui japonês	25	SR27	09264
Maçã	14	SR27	09011

POLPA DE FRUTAS CONGELADAS			
Descrição dos alimentos	Cálcio (mg)	Tabela fonte	Número do alimento na tabela
Açaí	35	Taco	168
Framboesa	25	SR27	09518
Abacaxi	14	Taco	165
Umbu	11	Taco	255
Cajá	9	Taco	185
Pitanga	8	Taco	248
Acerola	8	Taco	170
Manga	7	Taco	230
Graviola	6	Taco	202
Cupuaçu	5	Taco	193
Maracujá	5	Taco	233
Caju	1	Taco	187

SUCOS DE FRUTA			
Descrição dos alimentos	Cálcio (mg)	Tabela fonte	Número do alimento na tabela
Maçã, concentrado congelado	20	SR27	09017
Laranja-da-terra	13	Taco	211
Uva, enlatado ou engarrafado, sem açúcar	11	SR27	09135
Limão-cravo	10	Taco	218
Acerola	10	SR27	09002
Uva, concentrado envasado	9	Taco	258
Laranja-valência	9	Taco	217
Laranja-lima	8	Taco	213
Laranja-pera	7	Taco	215
Laranja-baía	6	Taco	209
Limão-galego	5	Taco	219
Tangerina poncã	4	Taco	252
Maracujá, concentrado envasado	4	Taco	234
Caju, concentrado envasado	1	Taco	188

CONDIMENTOS			
Descrição dos alimentos	Cálcio (mg)	Tabela fonte	Número do alimento na tabela
Manjericão, seco	2240	SR27	02003
Manjerona, seca	1990	SR27	02023
Tomilho, seco	1890	SR27	02042

CONDIMENTOS			
Descrição dos alimentos	Cálcio (mg)	Tabela fonte	Número do alimento na tabela
Dill, folha seca	1784	SR27	02017
Sementes de aipo	1767	SR27	02007
Sálvia em pó	1652	SR27	02038
Orégano	1597	SR27	02027
Sementes de dill	1516	SR27	02016
Hortelã, seca	1488	SR27	02066
Sementes de papoula	1438	SR27	02033
Cerefólio, seco	1346	SR27	02008
Alecrim, seco	1280	SR27	02036
Folhas de coentro, seco	1246	SR27	02012
Sementes de funcho	1196	SR27	02018
Salsa, seca	1140	SR27	02029
Estragão, seco	1139	SR27	02041
Canela	1002	SR27	02010
Sementes de cominho	931	SR27	02014
Folha de louro	834	SR27	02004
Coentro, folha desidratada	784	Taco	114
Sementes de coentro	709	SR27	02013
Sementes de cominho	689	SR27	02005
Pimenta-da-jamaica	661	SR27	02001
Sementes de anis	646	SR27	02002
Cravo	632	SR27	02011
Curry em pó	525	SR27	02015
Pimenta-do-reino preta	443	SR27	02030
Cebola em pó	384	SR27	02026
Cardamomo	383	SR27	02006
Pimenta chili em pó	330	SR27	02009
Sementes de mostarda em pó	266	SR27	02024
Pimenta-do-reino branca	265	SR27	02032
Cebola, flocos desidratados	257	SR27	11284
Páprica	229	SR27	02028
Noz-moscada em pó	184	SR27	02025
Sementes de feno-grego	176	SR27	02019
Cúrcuma	168	SR27	02043
Pimenta-de-caiena	148	SR27	02031
Cacau em pó	122	SR27	19859
Gengibre em pó	114	SR27	02021
Açafrão	111	SR27	02037
Alho em pó	79	SR27	02020

CONDIMENTOS EM CONSERVA			
Descrição dos alimentos	Cálcio (mg)	Tabela fonte	Número do alimento na tabela
Azeitona preta em conserva	59	Taco	520
Azeitona verde em conserva	46	Taco	521
Alcaparra enlatada	40	SR27	02054
ÓLEO VEGETAL			
Descrição dos alimentos	Cálcio (mg)	Tabela fonte	Número do alimento na tabela
Azeite de dendê	0	Taco	259
Azeite de oliva extra virgem	0	Taco	260
Óleo de babaçu	0	Taco	267
Óleo de canola	0	Taco	268
Óleo de girassol	0	Taco	269
Óleo de milho	0	Taco	270
Óleo de pequi	0	Taco	271
Óleo de soja	0	Taco	272
Óleo de coco	0	SR27	04047
Óleo de palma	0	SR27	04055
Óleo de gergelim	0	SR27	04058
Óleo de cártamo	0	SR27	04510
Óleo de palmiste	0	SR27	04513
Óleo de semente de uva	0	SR27	04517
Óleo de noz	0	SR27	04528
Óleo de amêndoa	0	SR27	04529
Lecitina de soja	0	SR27	04531
Óleo de avelã	0	SR27	04532
Óleo de abacate	0	SR27	04581
Óleo de linhaça prensado a frio	1	SR27	42231
ÓLEO DE PEIXE			
Descrição dos alimentos	Cálcio (mg)	Tabela fonte	Número do alimento na tabela
Fígado de bacalhau	0	SR27	04589
Arenque	0	SR27	04590
Salmão	0	SR27	04593
Sardinha	0	SR27	04594
MARGARINA E MANTEIGA			
Descrição dos alimentos	Cálcio (mg)	Tabela fonte	Número do alimento na tabela
Manteiga, com sal	9	Taco	261
Margarina com óleo hidrogenado, com sal (65% de lipídeos)	6	Taco	263
Margarina com óleo interesterificado, sem sal (65% de lipídeos)	5	Taco	266
Margarina com óleo interesterificado, com sal (65% de lipídeos)	5	Taco	265

MARGARINA E MANTEIGA			
Descrição dos alimentos	Cálcio (mg)	Tabela fonte	Número do alimento na tabela
Manteiga, sem sal	4	Taco	262
Margarina com óleo hidrogenado, sem sal (80% de lipídeos)	3	Taco	264
OUTRAS GORDURAS ANIMAIS			
Descrição dos alimentos	Cálcio (mg)	Tabela fonte	Número do alimento na tabela
Sebo bovino	0	SR27	04001
Banha de porco	0	SR27	04002
Bacon	0	SR27	04609
QUEIJOS			
Descrição dos alimentos	Cálcio (mg)	Tabela fonte	Número do alimento na tabela
Queijo parmesão	992	Taco	464
Queijo prato	940	Taco	467
Queijo de cabra	895	SR27	01156
Queijo mozarela	875	Taco	463
Queijo suíço	791	SR27	01040
Queijo provolone	756	SR27	01035
Queijo minas meia cura	696	Taco	462
Queijo cheddar	675	SR27	01009
Queijo roquefort	662	SR27	01039
Queijo minas frescal	579	Taco	461
Queijo azul	528	SR27	01004
Queijo feta	493	SR27	01019
Queijo camembert	388	SR27	01007
Queijo pasteurizado	323	Taco	465
Requeijão cremoso	259	Taco	468
Ricota	253	Taco	469
Queijo ricota integral	207	SR27	01036
Queijo brie	184	SR27	01006
Queijo de cabra tipo macio	140	SR27	01159
Queijo cottage com 2% de gordura	111	SR27	01015
Queijo de nata	98	SR27	01017
LEITE E IOGURTE			
Descrição dos alimentos	Cálcio (mg)	Tabela fonte	Número do alimento na tabela
Leite de ovelha	193	SR27	01109
Iogurte natural desnatado	157	Taco	449
Iogurte natural	143	Taco	448
Leite de vaca desnatado UHT	134	Taco	457
Leite de vaca integral	123	Taco	458
Leite de cabra	112	Taco	454
Iogurte grego natural sem gordura	110	SR27	01256

LEITE E IOGURTE			
Descrição dos alimentos	Cálcio (mg)	Tabela fonte	Número do alimento na tabela
Creme de leite	83	Taco	447
Leite fermentado	72	Taco	460
Leite de vaca achocolatado	70	Taco	455

OVOS			
Descrição dos alimentos	Cálcio (mg)	Tabela fonte	Número do alimento na tabela
Gemada	130	SR27	01057
Gema	129	SR27	01125
Ovo de codorna	79	Taco	485
Ovo de galinha	42	Taco	489
Ovo de pata	64	SR27	01138
Ovo de ganso	60	SR27	01139

DOCES			
Descrição dos alimentos	Cálcio (mg)	Tabela fonte	Número do alimento na tabela
Açúcar mascavo	127	Taco	493
Xarope de bordo (*maple syrup*)	109	SR27	19911
Melado de cana	102	Taco	508
Chocolate escuro 70-85% de cacau	73	SR27	19904
Chocolate escuro 60-69% de cacau	62	SR27	19903
Xarope de malte	61	SR27	19352
Chocolate escuro 45-59% de cacau	56	SR27	19902
Rapadura	30	Taco	510
Xarope de milho escuro	18	SR27	19349
Mel	10	Taco	507
Açúcar cristal	8	Taco	492
Glicose de milho	6	Taco	503
Açúcar refinado	4	Taco	494
Xarope de agave	1	SR27	19912

BEBIDAS			
Descrição dos alimentos	Cálcio (mg)	Tabela fonte	Número do alimento na tabela
Substituto do café (bebida de grãos de cereais em pó)	58	SR27	14236
Água de coco	19	Taco	478
Caldo de cana	9	Taco	473
Café (infusão 10%)	3	Taco	471
Chá de erva-doce (infusão 5%)	2	Taco	475
Chá-mate (infusão 5%)	1	Taco	476
Chá preto (infusão 5%)	0	Taco	477

REFRIGERANTES			
Descrição dos alimentos	Cálcio (mg)	Tabela fonte	Número do alimento na tabela
Tipo laranja	2	Taco	482
Tipo limão	2	Taco	483
Tipo água tônica	1	Taco	479
Tipo cola	1	Taco	480
Tipo guaraná	1	Taco	481
FRIOS			
Descrição dos alimentos	Cálcio (mg)	Tabela fonte	Número do alimento na tabela
Salame	87	Taco	443
Mortadela	67	Taco	424
Presunto sem capa de gordura	23	Taco	439
Apresuntado	23	Taco	323
Bacon	14	SR27	07921
Presunto com capa de gordura	12	Taco	438
Chouriço suíno e bovino	8	SR27	07019
Peito de peru em fatias	7	SR27	07081
Morcela	6	SR27	07005
CARNE DE VACA			
Descrição dos alimentos	Cálcio (mg)	Tabela fonte	Número do alimento na tabela
Hambúrguer bovino	34	Taco	415
Almôndega	22	Taco	330
Charque	15	Taco	339
Carne-seca	14	Taco	385
Bucho	9	Taco	333
Capa de contrafilé sem gordura	6	Taco	336
Capa de contrafilé com gordura	6	Taco	334
Língua	5	Taco	366
Acém sem gordura	5	Taco	329
Paleta com gordura	4	Taco	373
Contrafilé sem gordura	4	Taco	345
Fígado	4	Taco	355
Peito sem gordura	4	Taco	379
Contrafilé com gordura	4	Taco	343
Músculo sem gordura	4	Taco	372
Paleta sem gordura	4	Taco	375
Cupim	4	Taco	354
Acém moído	3	Taco	327
Picanha sem gordura	3	Taco	382
Patinho sem gordura	3	Taco	376
Miolo de alcatra sem gordura	3	Taco	369
Contrafilé de costela	3	Taco	341

CARNE DE VACA			
Descrição dos alimentos	Cálcio (mg)	Tabela fonte	Número do alimento na tabela
Fraldinha com gordura	3	Taco	362
Coxão mole sem gordura	3	Taco	352
Coxão duro sem gordura	3	Taco	350
Filé-mignon sem gordura	3	Taco	357
Maminha	3	Taco	367
Flanco sem gordura	3	Taco	360
Lagarto	3	Taco	364
Picanha com gordura	2	Taco	380
CARNE DE FRANGO			
Descrição dos alimentos	Cálcio (mg)	Tabela fonte	Número do alimento na tabela
Asa com pele	11	Taco	391
Linguiça	11	Taco	418
Peito com pele	8	Taco	407
Coxa com pele	8	Taco	397
Coxa sem pele	8	Taco	399
Peito sem pele	7	Taco	409
Sobrecoxa com pele	7	Taco	412
Frango inteiro sem pele	7	Taco	405
Frango inteiro com pele	6	Taco	402
Sobrecoxa sem pele	6	Taco	414
Fígado	6	Taco	400
Coração	6	Taco	394
CARNE DE PEIXE			
Descrição dos alimentos	Cálcio (mg)	Tabela fonte	Número do alimento na tabela
Lambari congelado	1181	Taco	296
Lambari fresco	590	Taco	298
Pescadinha	332	Taco	310
Sardinha inteira	167	Taco	321
Bacalhau salgado	157	Taco	279
Camarão Rio Grande, grande	51	Taco	285
Corimba	40	Taco	288
Corvina de água doce	39	Taco	291
Porquinho	26	Taco	314
Merluza, filé	20	Taco	302
Pescada branca	16	Taco	304
Pescada, filé	14	Taco	307
Dourada de água doce fresca	12	Taco	295
Pintado	12	Taco	312
Abadejo, filé congelado	10	Taco	275
Salmão, sem pele, fresco	9	Taco	316

CARNE DE PEIXE			
Descrição dos alimentos	Cálcio (mg)	Tabela fonte	Número do alimento na tabela
Cação, posta	9	Taco	283
Atum fresco	7	Taco	278
CARNE DE PORCO			
Descrição dos alimentos	Cálcio (mg)	Tabela fonte	Número do alimento na tabela
Costela	15	Taco	431
Pernil	13	Taco	436
Bisteca	6	Taco	427
Orelha salgada	5	Taco	434
Lombo	4	Taco	433
Toucinho	2	Taco	444
Linguiça	6	Taco	421
CARNE DE CRUSTÁCEOS			
Descrição dos alimentos	Cálcio (mg)	Tabela fonte	Número do alimento na tabela
Camarão	54	SR27	15149
Lagosta	49	SR27	15154

Obs.: Tr (traços) foram considerados zero.

- Reduza o ácido fítico dos alimentos e evite os produtos ricos em ácido oxálico. Leia o capítulo sobre fatores antinutricionais.
- Adote uma alimentação com teor adequado de proteínas (0,8 g a 1 g de proteína por kg de peso corporal diariamente). A dieta vegetariana já costuma oferecer essa quantidade mais adequadamente que a onívora.
- Diminua a ingestão de sal.

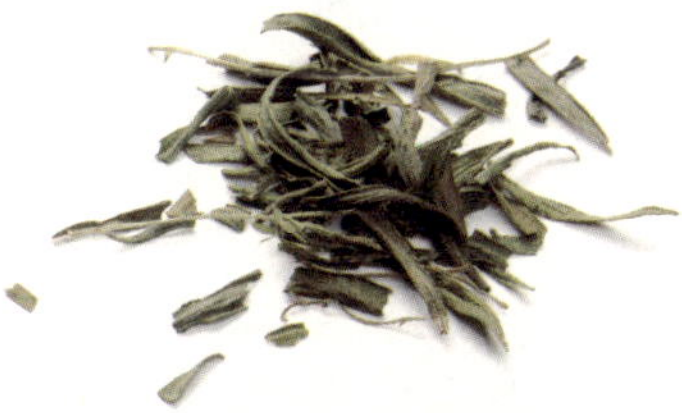

- Mantenha uma dieta de cinzas alcalinizantes. Para conseguir isso, basta seguir a dieta vegetariana com alimentos naturais e integrais.
- Pratique atividade física. A movimentação corporal aumenta a fixação de cálcio nos ossos.
- Evite o consumo de álcool em grande quantidade (mais de 200 ml por semana), pois os estudos relacionam esse hábito ao aumento de fratura de bacia.
- Não fume, pois quem tem esse vício apresenta menor absorção do cálcio. Mulheres que fumam têm perda óssea mais acelerada do que as não fumantes, além de redução dos níveis de estrogênio (hormônio que favorece a retenção do cálcio no osso).

Uso de suplementos de cálcio

O cálcio oriundo de suplementos é absorvido tão bem quanto aquele originário do leite. A dose limite recomendada de ingestão é de 2.500 mg/dia. O excesso de cálcio, ou seja, acima dessa dose, pode causar insuficiência renal, calcificação em diversos órgãos, irritabilidade e dores de cabeça. A interação do cálcio com o ferro fornecido pela suplementação ou pelo cálcio proveniente do leite deve ser monitorada por meio de exames laboratoriais.

Conclusões

O cálcio é um nutriente de fácil obtenção para os vegetarianos que utilizam leite e laticínios. A adequação para os vegetarianos estritos é perfeitamente possível, mas a maioria dos indivíduos observados em estudos científicos apresentava ingestão mais baixa que a recomendada. Por mais que a alimentação vegetariana forneça diversos outros elementos positivos para a saúde óssea, é prudente que os vegetarianos estritos conheçam as melhores fontes vegetais de cálcio para ajustar sua dieta.

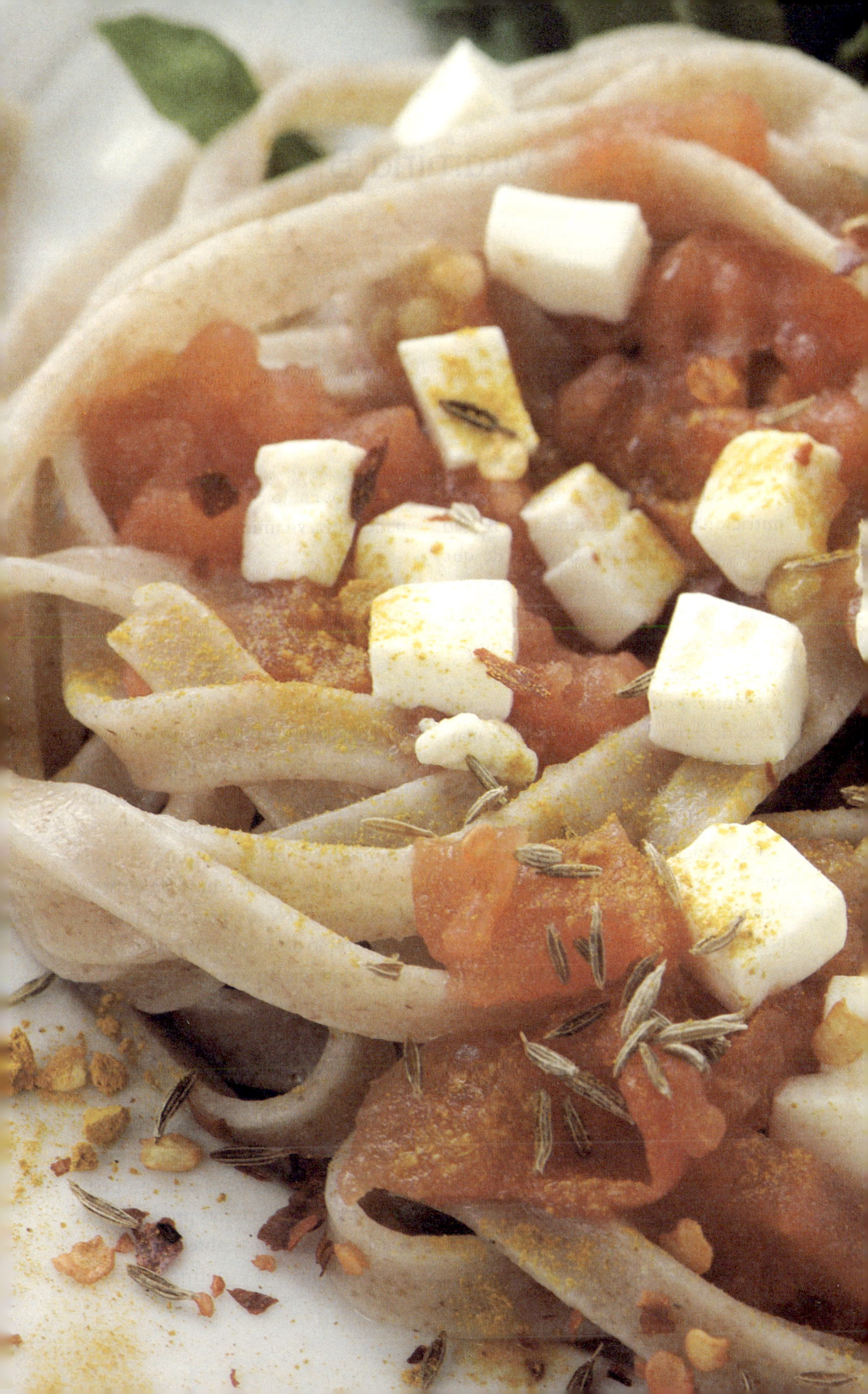

Vitamina B_{12}

Os relatos na literatura médica e nutricional sobre deficiência de B_{12} são vastos, e não há mais dúvidas de que os vegetarianos, sobretudo os estritos, devem dar atenção especial a essa vitamina em termos nutricionais de composição de dieta.

Manter bons níveis de B_{12}, assim como de ferro, é algo que depende mais do metabolismo do que da dieta. Ou seja, mesmo quem consome carne, ovos e laticínios pode apresentar deficiência.

Os estudos populacionais mostram que os vegetarianos, principalmente os estritos, apresentam níveis de B_{12} mais baixos do que os ovolactovegetarianos e os onívoros, mas isso não significa que os onívoros tenham níveis ideais, pelo contrário. Pesquisas no Brasil demonstram que de 10% a 12% das pessoas que comem carne apresentam deficiência de vitamina B_{12}. No entanto, a forma de fazer o diagnóstico da deficiência está errada em todos esses estudos e, quando utilizamos os parâmetros corretos, vemos que, pelo menos, 50% dos brasileiros que comem carne apresentam o problema.

Vamos então conhecer as particularidades dessa vitamina.

Características

A vitamina B_{12}, também chamada de cobalamina, contém um átomo de cobalto em seu interior e apresenta cor rósea, razão pela qual, quando manipulada na forma líquida concentrada, gera um produto final de cor pink. É fundamental para a manutenção da estrutura do sistema nervoso e para a manutenção e maturação das células do sangue.

A vitamina B_{12} é produzida por bactérias; as plantas não possuem nem necessitam dela para seu funcionamento. Os animais herbívoros obtêm a B_{12} por meio da flora intestinal, que produz essa vitamina em abundância, assim como de plantas contaminadas com fezes (muitas vezes pelas próprias) que contêm as bactérias produtoras de B_{12}. Já os carnívoros obtêm a vitamina ingerindo insetos e outros animais e, muitas vezes, consumindo as fezes e o conteúdo intestinal da presa abatida.

De quais alimentos obtemos a B_{12}?

Para os seres humanos, a maior ingestão de vitamina B_{12} ocorre a partir do consumo da carne animal, laticínios e ovos. No caso dos vegetarianos, por meio de ovos, leite e laticínios. Já nos vegetarianos estritos, a ingestão de B_{12} por intermédio dos alimentos pode ser considerada nula ou desprezível; caso ocorra, será em quantidades mínimas produzidas por bactérias presentes nas plantas. É interessante saber que o aquecimento do alimento não destrói essa vitamina. Veja a tabela da página 142.

Alimentos orgânicos têm mais B_{12} do que os cultivados com fertilizantes sintéticos e agrotóxicos?

Teoricamente, sim. A riqueza de bactérias do solo orgânico pode, em tese, contribuir para um maior teor de vitamina B_{12} no alimento. No entanto, mesmo os alimentos orgânicos devem ser considerados uma fonte irrisória de B_{12}, porque ela não é interiorizada pela planta, mas permanece nas suas estruturas externas. Assim, o simples ato de lavar o alimento já elimina a pequena quantidade existente dessa vitamina. E, se você pensa em não lavar os alimentos para consumir os possíveis resquícios de B_{12}, lembre-se de que a chance de ingerir elementos nocivos à sua saúde é grande.

Quanto preciso ingerir diariamente de vitamina B_{12}?

Nosso organismo necessita de 1 mcg de B_{12} por dia, mas recomenda-se que um adulto faça uma ingestão de 2,4 mcg diariamente. Esse valor é preconizado para assegurar a absorção, com segurança, de 1 mcg da vitamina, já que a absorção da B_{12} proveniente do alimento é de cerca de 50%. A recomendação de ingestão diária da vitamina, de acordo com a faixa etária, está na tabela a seguir.

RECOMENDAÇÕES DE INGESTÃO DE VITAMINA B_{12}

Idade	B_{12} (mcg/dia)
Homens e mulheres	
0 a 6 meses	0,4
7 a 12 meses	0,5
1 a 3 anos	0,9
4 a 8 anos	1,2
9 a 13 anos	1,8
Maiores de 14 anos	2,4
Mulheres	
Gestação	2,6
Amamentação	2,8

TEOR DE VITAMINA B_{12} NOS ALIMENTOS CONFIÁVEIS COMO FONTES (EM 100 G DO ALIMENTO)

Queijos	B_{12} (mcg)
Suíço	3,34
Parmesão ralado	2,26
Mozarela	0,73 a 2,31
Brie	1,65
Prato	1,5
Provolone	1,46
Gorgonzola	1,22
Parmesão duro	1,2
Cheddar	0,83
Cream cheese	0,42
Ricota	0,29 a 0,34
De cabra semimacio	0,22
Ovos	**B_{12} (mcg)**
De pata	5,4
De codorna	1,58
De galinha	1,29
De galinha, mexidos	0,77
Leite e iogurte	**B_{12} (mcg)**
Iogurte natural semidesnatado	0,56
Leite de vaca semidesnatado	0,46
Iogurte natural integral	0,37
Leite de vaca integral	0,36
Leite de cabra	0,07
Peixes	**B_{12} (mcg)**
Atum fresco	9,43
Bacalhau seco	0,91
Carne bovina	**B_{12} (mcg)**
Fígado refogado	70,58
Músculo sem gordura	3,16
Filé-mignon sem gordura grelhado	2,71
Fraldinha com gordura cozida	1,82

Frango	B_{12} (mcg)
Carne branca sem gordura	0,4
Carne e pele	0,32
Frios	**B_{12} (mcg)**
Salame, seco ou duro, bovino, suíno	1,9
Mortadela bovina e suína	1,82
Salsicha bovina e suína	1,3
Presunto fatiado extramagro (5% gordura)	0,75
Presunto fatiado (11% de gordura)	0,42
Salsicha de frango	0,24
Mortadela de peru	0,23
Bacon (sem carne)	0

Fonte: SR27 (Departamento de Agricultura dos EUA).

Fontes não confiáveis de vitamina B_{12}

Diversos alimentos apresentam compostos muito parecidos com a B_{12} que podem ser dosados como se fossem essa vitamina. No entanto, esses falsos compostos, chamados de "análogos da B_{12}", ou forma corrinoide, não têm a mesma função da vitamina verdadeira. Os análogos da B_{12} podem ser encontrados em:

- **alimentos fermentados: missô, tempeh, shoyu, pães fermentados biologicamente, entre outros.** A levedura de cerveja, assim como os fermentos, não contém B_{12}, a menos que seja enriquecida industrialmente, prática incomum no Brasil.
- **algas: *Chlorella*, nori, wakame, kombu, hijiki, espirulina, etc.** Por sua interação com bactérias, as algas podem conter B_{12}. Muitas espécies também utilizam essa vitamina para o seu crescimento, e para isso elas têm uma relação de simbiose com bactérias, que sao sua fonte de B_{12}. A análise de mais de 362 algas diferentes mostrou que 171 delas contêm a vitamina. As algas nori e *Chlorella* são apontadas como as de maior teor de B_{12}. Mesmo assim, a vitamina B_{12} das algas é da forma análoga, ou seja, até o momento não se comprovou que ela realiza o papel da vitamina verdadeira nos seres humanos. Portanto, não considere nenhuma alga como fonte confiável desse nutriente.

- **cogumelos:** as tabelas identificam pequena quantidade de B_{12} nesse alimento, e os estudos são insuficientes para sabermos se a vitamina presente nos cogumelos é ativa. Para obter a recomendação diária mínima de B_{12}, é preciso ingerir diariamente 4,8 kg de cogumelo portobello.

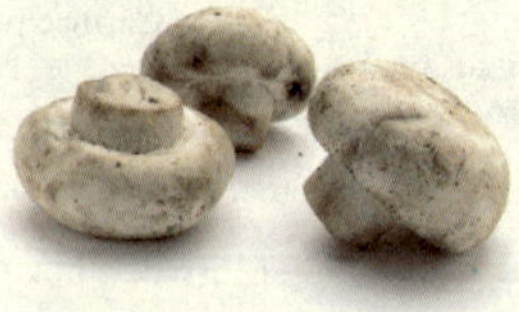

TEOR DE VITAMINA B_{12} EM 100 G DO ALIMENTO			
COGUMELOS (CRUS)			
Descrição dos alimentos	Vit. B_{12} (mcg)	Tabela fonte	Número do alimento na tabela
Cogumelo-de-paris	0,04	SR27	11260
Portobello	0,05	SR27	11265
Shitake	0	SR27	11987

Valores nutricionais por 100 g do produto. Fonte: USDA - SR27.

Como a vitamina B_{12} é absorvida?

A vitamina B_{12} precisa ser liberada dos alimentos para ser utilizada, e para isso a secreção ácida do estômago é muito importante. Assim, o uso de antiácidos dificulta sua obtenção. Muitas pessoas acima de 50 anos apresentam redução da produção de ácido gástrico, o que também pode favorecer o surgimento da deficiência.

Depois de liberada do alimento, a B_{12} precisa ser ligada a um determinado composto produzido no estômago – uma glicoproteína chamada de fator intrínseco – para sua absorção. É importante destacar que o fator intrínseco não é produzido caso o indivíduo tenha uma doença autoimune que faz o sistema imunológico atacar o próprio corpo e é uma condição que não tem relação alguma com o vegetarianismo, chamada anemia perniciosa. Pessoas que não têm o fator intrínseco ingerem a vitamina B_{12} e conseguem absorver apenas 1% dela.

Quando ocorre a ligação da B_{12} ao fator intrínseco, a vitamina pode ser absorvida no final do intestino delgado (local que chamamos de íleo terminal, localizado 60-80 cm antes do intestino grosso). Em teoria, o organismo consegue armazenar cerca de 2 mg a 3 mg de B_{12} no fígado, principalmente. Após a absorção, ela é transportada para os tecidos pela transcobalamina, entre outros transportadores.

Qual a quantidade de vitamina B_{12} absorvida a partir dos produtos de origem animal?

A grande maioria dos alimentos não oferece 100% de seus nutrientes para absorção. Assim, uma parte do que comemos é absorvida e outra não. No caso da vitamina B_{12}, a absorção ocorre da seguinte forma:

BIODISPONIBILIDADE DE VITAMINA B_{12} NOS PRODUTOS DE ORIGEM ANIMAL	
Carne vermelha	56-77%
Peixe	42%
Frango	61-66%
Leite	65%
Ovos	menos do que 9%

As bactérias do intestino grosso produzem B_{12}? Podemos absorvê-la?

De fato, há produção de vitamina B_{12} pela flora bacteriana do intestino grosso; no entanto, o local de absorção da B_{12} é o final do intestino delgado, o que significa que ela é produzida em local posterior de onde poderia ser absorvida. Assim, a B_{12} que conseguimos produzir não pode ser absorvida em condições normais.

Na transição do intestino delgado para o grosso há uma válvula – chamada de ileocecal – que impede que o conteúdo do último volte para o primeiro. Em algumas condições, a válvula pode ficar incontinente e, quando isso ocorre, o retorno de conteúdo fecal ao intestino delgado causa inflamação no intestino, fazendo com que a absorção de B_{12} seja ainda pior.

Sei que isso pode ser decepcionante e muitos vegetarianos ficam inconformados com o fato, mas a verdade é que, na dieta vegetariana estrita, não é possível conseguir B_{12} por outra via (higienicamente adequada) que não seja o uso de suplementos ou de alimentos fortificados.

Quando tomar suplemento de B_{12}?

Sempre que os níveis estiverem abaixo de 490 pg/ml, quando a referência do laboratório for 200-980 pg/ml. Por isso, a dosagem por meio de exames é fundamental. Se seus níveis estão acima dessa quantidade, mas declinando a cada exame que faz, é conveniente já iniciar a suplementação.

O Instituto de Medicina dos Estados Unidos (Food and Nutrition Board) recomenda suplementação de vitamina B_{12} em todos os indivíduos – quer comam carne ou não – acima dos 50 anos, pois de 10% a 30% deles apresentam dificuldade de extrair a vitamina do alimento, apresentando uma deterioração do estado nutricional da B_{12}.

A dieta vegetariana pode ser considerada adequada, mesmo se o indivíduo precisar tomar suplemento de B_{12}?

Até o presente momento, não foi encontrada nenhuma dieta que não necessite de suplementação em pelo menos alguma fase da vida. Crianças onívoras recebem vitamina K ao nascer. Pediatras prescrevem suplemento de ferro, vitamina A e D para crianças, mesmo as que comem carne. Muitos obstetras recomendam o uso de ácido fólico, ferro, multivitamínicos e minerais durante a gestação. A farinha de trigo é enriquecida com ferro e ácido fólico, e o sal recebe iodo. Essas medidas são adotadas para contornar deficiências de nutrientes encontradas em todas as populações.

A menor incidência de diversas doenças constatadas nas populações vegetarianas que utilizam alimentos naturais e integrais sugere que essa dieta é bastante adequada para o funcionamento do nosso organismo.

FIQUE ATENTO

As fontes confiáveis de vitamina B_{12} são:

- Carnes
- Ovos
- Queijos e leite
- Suplementos
- Alimentos enriquecidos

O que acontece se você não ingerir vitamina B_{12}?

Conforme a B_{12} vai se exaurindo do organismo, alguns problemas podem surgir. De forma geral, a pessoa se sente cansada, perde o apetite e, às vezes, sente dores generalizadas. A língua fica lisa e brilhante, pois as papilas se atrofiam. As consequências da deficiência de B_{12} são reversíveis se o tratamento for feito a tempo. Caso contrário, as sequelas podem ser permanentes.

A redução dos níveis dessa vitamina provoca diversos problemas, mas dois são os principais: alterações no sangue (como a anemia) e no sistema nervoso. Veja a seguir.

Anemia por deficiência de B_{12}

A definição de anemia é a mesma que vimos quando falamos sobre a deficiência de ferro, ou seja, é a redução da quantidade de hemoglobina presente por unidade de volume de sangue. No caso da falta de B_{12}, também ocorre essa condição, que é chamada de anemia megaloblástica, pois a célula pode ficar grande.

A pessoa sente muito cansaço e fica pálida. O coração se acelera com pequenos esforços, já que tem menos transportadores (células vermelhas) para captar oxigênio nos pulmões e precisa bater mais rápido.

A anemia não é a consequência mais comum da deficiência de vitamina B_{12}. Quando ela ocorre, costuma significar que o estágio da deficiência já está avançado; já os sintomas neurológicos surgem em etapas muito mais precoces.

Sintomas neurológicos por deficiência de B_{12}

De 75% a 90% das pessoas com alterações moderadas a graves de deficiência da vitamina apresentam sintomas neurológicos. Como a deficiência de B_{12} leva à degeneração da bainha de mielina – a "capa" que envolve os nervos –, a condução do estímulo nervoso é prejudicada. Com isso, ocorre alteração da sensibilidade nos pés, comprometimento da percepção vibratória e da propriocepção (autopercepção), irritabilidade, comprometimento da memória e agitação.

Os sintomas psiquiátricos mais comuns associados à falta de B_{12} são depressão, mania, síndromes psicóticas, transtorno obsessivo-compulsivo e prejuízo da cognição. De forma prática, as queixas que mais observo no consultório são: formigamento em pernas pouco tempo após cruzá-las, além de queixas com relação a memória, concentração e atenção. É comum que a pessoa tenha dificuldade para manter a concentração na leitura por muito tempo ou que vá até um lugar para pegar algo e no meio do caminho, por um pequeno lapso de tempo, se esqueça do que foi fazer. Vale a pena frisar que as queixas de memória mais comuns ocorrem por deficiência de B_{12}, privação de sono, estresse e por fazer muitas atividades ao mesmo tempo.

Os bebês podem apresentar sintomas diferentes dos adultos. Em razão dos danos neurológicos por falta acentuada de B_{12}, eles param de sorrir, têm dificuldade de sustentar a cabeça, apresentam apatia, redução do tônus muscular e do contato visual, letargia, podendo chegar ao coma. É possível ocorrer também anemia, e o desenvolvimento cognitivo é prejudicado.

Elevação da homocisteína e doenças cardiovasculares

Na falta de B_{12} (e também de ácido fólico), ocorre aumento de um composto chamado homocisteína. A elevação desse composto é um fator de risco para defeitos de formação do feto e anomalias cardíacas congênitas. Em adultos, esse problema se relaciona com maior surgimento de demência (que acomete 8% das pessoas acima de 65 anos), doença de Alzheimer (que corresponde a 50% dos casos de demência), doenças cardiovasculares e osteoporose.

Qual é a diferença entre anemia megaloblástica e perniciosa?

Em muitos indivíduos, a deficiência de vitamina B_{12} pode ocorrer em decorrência da destruição do fator intrínseco pelo próprio organismo, e não por causa de ingestão inadequada. Essa destruição é uma doença autoimune, ou seja, o corpo ataca a si mesmo, como já mencionamos anteriormente.

Na deficiência de B_{12}, independentemente do que a tenha causado, as células vermelhas (blastos) em baixa quantidade (anemia) no sangue podem aumentar muito de tamanho (mega). Essa condição é a anemia megaloblástica. Mas, quando a deficiência de B_{12} é causada pela destruição do fator intrínseco, e não pela ingestão inadequada, ela é chamada de anemia perniciosa (apesar de, na perniciosa, as células também ficarem grandes e, portanto, ser megaloblástica).

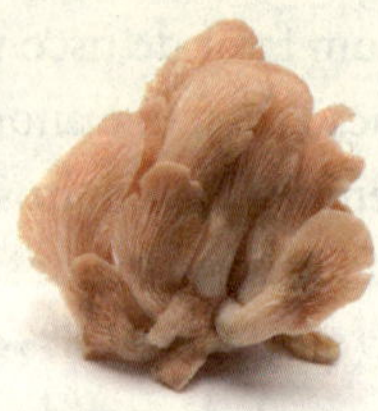

Por que ocorre falta de B_{12} no organismo?

Diversas situações contribuem para que ocorra a falta de vitamina B_{12}. O motivo nutricional mais comum em vegetarianos, especialmente em veganos, é a falta de ingestão. Outras razões são: alcoolismo, verminoses, doenças autoimunes (como a anemia perniciosa), alterações genéticas (ocorre má absorção da vitamina), perda da acidez gástrica pelo envelhecimento e uso de óxido nitroso (composto utilizado como anestésico inalatório em alguns procedimentos odontológicos). Cirurgias que ocasionaram a retirada do estômago ou de partes do intestino, algumas medicações (inclusive antiácidos) e doenças do pâncreas e do intestino também causam a falta da vitamina.

Como o organismo economiza a B_{12}?

A vitamina que está circulando no organismo é continuamente excretada no intestino (pela bile) e pode ser quase completamente reabsorvida para o sangue. A vesícula biliar pode jogar no intestino até 10 mcg de B_{12} por dia. Uma pessoa que tenha boa ingestão dessa vitamina, dificilmente atinge entre 7 mcg e 10 mcg/dia. Assim, se esse ciclo não for eficiente, a pessoa perde muita B_{12} e acaba ficando com deficiência de vitamina mesmo ingerindo em quantidades generosas.

Como o organismo gasta a B_{12}?

Como utilizamos a B_{12} para a concentração, a memória e a atenção, essa vitamina é muito demandada pelas atividades intelectuais. Quando a glicemia se eleva, provoca danos à bainha de mielina (que envolve os nervos). A B_{12} ajuda a refazer a bainha. Já o fígado utiliza a vitamina para o processo de desintoxicação (limpeza do organismo) das substâncias nocivas ao corpo. Assim, gastamos a B_{12} nessas condições, que podem ocorrer também ao ficarmos acima do peso e consumirmos alimentos de má qualidade nutricional.

Como é feito o diagnóstico da deficiência de B_{12}?

Os sintomas mencionados anteriormente podem ser sugestivos da deficiência de B_{12}, mas, algumas vezes, as manifestações se confundem com outros problemas de saúde.

Na deficiência de B_{12}, o nível da vitamina no sangue fica reduzido e ocorre a elevação de dois compostos: a homocisteína e o ácido metilmalônico, sendo a medição desse último o melhor exame para avaliar a deficiência.

A deficiência de B_{12} pode ser dividida em quatro estágios. Nas duas primeiras etapas, ela já está baixa dentro da célula (no plasma intracelular). Os compostos alterados (decorrentes da falta de B_{12}) podem ser dosados apenas em laboratórios muito especializados, e, por isso, não é possível obter o diagnóstico precoce. No terceiro estágio, ocorrem alterações na homocisteína e no ácido metilmalônico possíveis de serem dosadas e que indicam uma deficiência mais avançada. No quarto e último estágio, além das alterações descritas, podem aparecer os sintomas e as modificações no hemograma.

Assim, desde as etapas mais precoces da deficiência, a vitamina já se encontra reduzida dentro das células. A B_{12} no sangue simplesmente reflete a B_{12} intracelular. Por isso, se esperarmos que a vitamina esteja abaixo dos níveis mínimos dos exames de laboratório, como geralmente é feito, estaremos fazendo o diagnóstico tardio da deficiência.

É importante fazer sempre a avaliação médica, pois, para o correto diagnóstico da causa da deficiência vitamínica ou mesmo da anemia, pode ser necessária a complementação com outros exames, como a investigação da glândula tireoide, da função dos rins, de verminoses, de doenças autoimunes, entre outras. A interpretação do conjunto dos exames descritos pode ser muito mais complexa do que um leigo pode imaginar. Dessa forma, é fundamental que um médico com experiência no assunto possa interpretar os dados encontrados.

Os seguintes exames de sangue são os mais apropriados e eficazes para diagnosticar a deficiência: vitamina B_{12} sérica, homocisteína, ácido metilmalônico e holotranscobalamina.

No caso do exame de vitamina B_{12} sérica, os níveis da vitamina e B_{12} no sangue devem estar sempre acima de 350 pg/ml e, preferencialmente, superiores a 490 pg/ml, considerando a referência de 200-980 pg/ml. Esse não é um número mágico e muito menos arbitrário. Estudo publicado há vários anos, relacionando a B_{12} com a homocisteína e ácido metilmalônico, demonstrou que, quando a B_{12} está abaixo de 490 pg/ml, o indivíduo já está potencialmente deficiente, pois o ácido metilmalônico pode estar elevado nesse nível. Assim, para simplificar a análise, basta dosar a B_{12} (sem os demais marcadores) e mantê-la acima de 490 pg/ml.

Se a análise laboratorial indicar o aumento de homocisteína no sangue, pode ser resultado da falta de B_{12}, mas também de ácido fólico e vitamina B_6. O ideal é mantê-la abaixo de 8 mcmol/l.

O exame mais apropriado para avaliar a falta de B_{12} é o que mede o ácido metilmalônico, pois esse composto aumenta na condição de deficiência da vitamina. Esse exame é mais caro que os demais.

Por fim, é possível avaliar o nível de holotranscobalamina II, um transportador sanguíneo da B_{12} que se reduz na sua deficiência. A sua dosagem esbarra em dificuldades técnicas de realização, já que é um exame muito específico e poucos locais o realizam. Na prática, ele acaba sendo desnecessário.

Fique atento: o hemograma sozinho não é aconselhável para diagnosticar a deficiência de vitamina B_{12}, pois as alterações podem surgir muito tardiamente. A interpretação do exame, sem a dosagem da B_{12} no sangue, exige experiência do médico e pode abrir espaço para dúvidas.

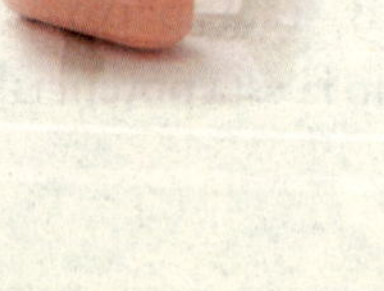

Tratamento da deficiência de B_{12}

Quando a deficiência da vitamina é diagnosticada, o tratamento médico mais usual é feito com a B_{12} por via intramuscular. A dose e a frequência de administração devem ser orientadas por um médico.

Há posologias diferentes encontradas na literatura médica. Eu mesmo prescrevi a forma de utilização intramuscular da B_{12} por muito tempo, mas, com a experiência clínica, percebi que o uso via oral é mais interessante para o tratamento, desde que não haja emergência neurológica, ou seja, que a deficiência não esteja tão avançada a ponto de a parte cognitiva estar muito comprometida. O maior problema da via injetável é que ela eleva o teor da vitamina rapidamente, mas os níveis sanguíneos também costumam cair com rapidez.

O que tenho feito há anos, com excelentes resultados, é o uso de doses elevadas via oral e por tempo prolongado. Dessa forma, os níveis aumentam de forma gradativa; ao atingir a quantidade ideal, ajusto a dose de manutenção para que os níveis não caiam mais.

A via injetável é obrigatória para quem não tem fator intrínseco ou alguém cujo estômago foi retirado?

Quando não há fator intrínseco, seja porque o organismo o destruiu (doença autoimune), seja porque o estômago foi retirado cirurgicamente, a absorção de B_{12} por via oral é de apenas 1%. Mas isso não é um problema, pois, como visto anteriormente, o corpo necessita de 1 mcg por dia. Desse modo, ao utilizar 100 mcg, absorvemos 1 mcg; ao usar 1.000 mcg, absorvemos 10 mcg e assim por diante.

Por isso, pessoas sem estômago ou sem fator intrínseco podem se manter bem usando apenas altas doses via oral. Em alguns casos, a dose é bem mais elevada do que as mencionadas. Todos os meus pacientes que estão nessa condição são tratados por via oral com excelentes resultados, ficando livres da injeção.

Se você está nessa condição, não faça a troca da injeção pela via oral por conta própria. Converse com o seu médico.

Como usar suplementos de B_{12} para manter os níveis da vitamina?

Após a correção da deficiência, ou caso não haja falta, se desejar manter os níveis sanguíneos adequados, a suplementação pode ser realizada tanto por suplementos injetáveis ou orais quanto por alimentos (fortificados ou derivados de animais).

A forma injetável de suplementação pode ser semestral ou anual, geralmente na dose de 5.000 mcg. Alguns autores descrevem que o uso de B_{12} intramuscular em vegetarianos que não têm problema com o fator intrínseco pode ser suficiente para manter níveis adequados da vitamina por um a dois anos.

Apesar de estudos científicos sugerirem essa forma, não recomendo mais a via injetável para manutenção, pois constatei que não é efetiva na grande maioria das pessoas. Os níveis sobem e caem muito rapidamente.

A suplementação da vitamina B_{12} por via oral pode ser feita uma vez por semana (em geral, com comprimidos de 2.000 mcg) ou diariamente (comprimidos de 5 mcg). Apesar de a literatura científica indicar essas doses, elas não funcionam. Trabalho com diagnóstico e tratamento da deficiência de B_{12} e posso garantir que, para a maioria das pessoas, essa quantidade não é adequada. Algumas pessoas mantêm bons níveis de B_{12} com 10 mcg a 2.000 mcg por dia. Portanto, não há regras. É necessário descobrir quanto cada um precisa da vitamina, acompanhando a evolução dos exames de sangue.

Os suplementos podem ser utilizados por vegetarianos estritos?

A B_{12} é obtida por meio de cultura de bactérias, e, portanto, não contém elementos de origem animal. Contudo, algumas fórmulas presentes no mercado podem ter adição de colágeno ou outros componentes animais. Por isso, convém verificar os produtos que foram associados à vitamina.

O que acontece se você resolver utilizar a B_{12} por conta própria?

A automedicação pode ser um problema. Quando entra no organismo, a vitamina B_{12} gasta mais ferro e altera a distribuição do ácido fólico. Assim, uma dose alta sem controle pode bagunçar o funcionamento do seu corpo. Se você decidir usar a B_{12} por conta própria, deve saber que a dose

ESTUDOS SOBRE DEFICIÊNCIA DE VITAMINA B_{12} NO BRASIL

Saiba como a deficiência de vitamina B_{12} é subdiagnosticada nas pesquisas científicas

- Um estudo brasileiro considerando a deficiência de B_{12}, com níveis abaixo de 207 pg/ml, já que esse era o limite mínimo da faixa de referência do exame, encontrou deficiência em 11% das 1.072 mulheres avaliadas, além de níveis elevados de homocisteína em 15% das 1.085 avaliadas. Os valores medianos de vitamina B_{12} encontrados no sangue foram de 319 pg/ml. Isso demonstra que, na realidade, mais de 50% dessas mulheres têm deficiência de B_{12}, se considerarmos o valor de 490 pg/ml como o limite mínimo de segurança para a manutenção dos níveis séricos seguros de vitamina B_{12}.
- Pesquisa realizada a 100 quilômetros de Rio Branco, no Acre, em área urbana, com 127 crianças de 6 a 24 meses, detectou falta de vitamina B_{12} em 12% delas. A deficiência foi definida quando os valores sanguíneos encontrados estavam abaixo de 207 pg/ml. De forma similar ao estudo anterior, essa prevalência de deficiência é subestimada.
- Um estudo realizado na Universidade Federal de São Paulo avaliou 17 grávidas com idade gestacional entre 21 e 38 semanas, que gestavam fetos com má formação do tubo neural, condição que tende a ocorrer quando há deficiência de ácido fólico e/ou vitamina B_{12}. Os níveis de B_{12} encontrados foram de 122 pg/ml a 521 pg/ml, sendo o valor médio de 301,5 +- 109 pg/ml. Como esse estudo considerou que os níveis de B_{12} deficientes seriam os que estivessem abaixo de 150 pg/ml, a deficiência da vitamina foi considerada presente em apenas 11,8% das gestantes. Os resultados demonstram níveis sanguíneos de B_{12} abaixo de 490 pg/ml em 16 das 17 gestantes, e, portanto, em 94% delas.
- Mulheres em idade fértil, dessa vez não gestantes, foram estudadas na cidade de São Paulo para diagnosticar a carência de B_{12}; 22 eram onívoras e 29, vegetarianas. A prevalência de deficiência da vitamina foi detectada de forma semelhante nos dois grupos, sendo o valor médio de B_{12} encontrado de 348 +- 120,1 pg/ml nas onívoras e 350,2 +- 183,3 pg/ml nas vegetarianas. Em ambos os grupos, os níveis estavam abaixo do adequado (490 pg/ml) em mais de 50% das mulheres avaliadas.
- Nos estudos sobre a prevalência de deficiência de B_{12} na América Latina, em praticamente todos foram realizadas avaliações pelos níveis de referência considerados normais pelo método laboratorial, o que não corresponde ao real predomínio de deficiência. Assim, na América Latina, a prevalência de deficiência de vitamina B_{12} é muito superior a 40%, e no Brasil, acima de 50%.

de 2,4 a 10 mcg é totalmente inocente: é a dose apresentada em diversos polivitamínicos e a quantidade que algumas pessoas que consomem muitas fontes de B_{12} conseguem ingerir. Doses maiores que 500 mcg/dia sem supervisão médica podem ser nocivas ao balanço de ferro e ácido fólico.

Se você optar por utilizar B_{12} preparada em farmácias de manipulação, certifique-se de que a matéria-prima utilizada é idônea. É difícil ter certeza disso, e a forma mais prática é perguntar para o seu médico sobre os resultados sanguíneos observados após utilizar o suplemento.

Caso prefira usar alimentos fortificados com vitamina B_{12}, é preciso ter certeza de que ingere, no mínimo, a quantidade necessária descrita na tabela da página 141. O problema é que no Brasil a oferta de alimentos fortificados é escassa.

Para quem consome alimentos derivados de animais, é necessário observar se a dose atinge as recomendações de ingestão diária da B_{12}. E lembre-se: se com 10 mcg/dia de B_{12} você não a mantém acima de 490 pg/ml, provavelmente precisará de suplementação oral em dose mais alta.

Qual é a melhor forma de B_{12} a ser utilizada?

Encontramos formas diferentes no mercado, como a hidroxicobalamina, a cianocobalamina e a metilcobalamina. Na teoria, a última é a mais recomendada, mas, no dia a dia, não tenho visto diferenças significativas no seu uso clínico. Há também a via sublingual, mas, comparando com a via oral, também não encontrei diferença significativa.

Não existem relatos científicos de intoxicação por excesso de B_{12}. Algumas pessoas podem ter acne e espinhas com doses elevadas, mas que regridem naturalmente quando suspendem o uso ou reduzem a dose utilizada.

O profissional que acompanha o indivíduo que utiliza B_{12} deve estar bastante familiarizado com a interpretação dos exames laboratoriais referentes a essa vitamina. Aliás, é prudente que todos os indivíduos (onívoros ou vegetarianos) realizem uma dosagem sanguínea anual, juntamente com a avaliação clínica.

Meus níveis de B_{12} estão baixos e não tenho nenhum sintoma de deficiência dessa vitamina. Devo tomar suplementos mesmo assim?

Sim, deve. Há pessoas que não apresentam sintomas ou que só se dão conta de que tinham o problema depois que começam a tratar a deficiência, quando as queixas, por mais sutis que fossem, desaparecem.

Lembre-se também de que, mesmo quando a pessoa está assintomática, diversos problemas podem ocorrer, e com graves repercussões, como colesterol e triglicérides elevados, ácido úrico elevado, aneurisma de aorta, insuficiência renal em fase inicial. O indivíduo pode estar assintomático, mas os níveis de homocisteína continuam aumentando e os seus efeitos não são nada positivos. Ou seja, tome suplemento de B_{12}!

A deficiência de B_{12} afeta a saúde cardiovascular, cerebral, o funcionamento da tireoide e do fígado e a glicemia.

Ao utilizar B_{12}, que modificação sentirei no meu organismo?

Não pense que você vai virar um triatleta ou se sentir eufórico. Os efeitos para o organismo são bastante visíveis quando a pessoa tem deficiência com sintomas. Caso contrário, ou seja, se você não está com sintomas de deficiência da vitamina, apenas com níveis baixos, talvez sinta pouca diferença ou nada ao tomar o suplemento.

Cuidados especiais: gestação, amamentação e infância

Na gestação, a B_{12} que chega ao feto obviamente provém do organismo materno. A falta de B_{12} na mãe acarreta menores níveis da vitamina para o bebê e isso pode ter graves consequências.

Apesar de a recomendação diária de ingestão da vitamina para gestantes ser de 2,6 mcg (veja a tabela na página 141), estudos apontam que a dose deve ser elevada para 3 mcg/dia. Na prática, sugiro ignorar isso e se basear nos níveis sanguíneos, pois a dose diária necessária pode ser infinitamente mais elevada.

Durante a gestação, ocorre maior absorção da B_{12} ingerida. Um fato interessante é que os estoques dessa vitamina aparentemente não passam da mãe para o feto. O que passa é a B_{12} que está no sangue da mãe. Isso sugere que os níveis sanguíneos de B_{12} da gestante devem estar adequados para assegurar o melhor fornecimento ao bebê.

Gestantes, mulheres que amamentam e crianças vegetarianas, mesmo as que ingerem ovos e derivados de leite, devem fazer suplementação de B_{12} de acordo com a dosagem sanguínea. A mãe com deficiência de B_{12} pode não apresentar sintomas ou exames gerais (como o hemograma) alterados. Assim, é necessária a realização de exames específicos.

Na amamentação, a concentração de B_{12} do leite depende da vitamina presente no organismo materno. Caso não esteja em níveis adequados, o bebê recebe menos B_{12} do que deveria. Como consequência, ele fica apático, irritado, com anemia, pele hiperpigmentada, com reflexos e movimentos involuntários, dificuldade de alimentação, desenvolvimento neuropsicomotor retardado e sonolência; em último caso, a criança pode até entrar em coma.

A falta de B_{12} no cérebro pode acarretar incapacidade de desenvolvimento, o que pode ser definitivo. Quando a deficiência da vitamina é diagnosticada rapidamente, pode ser revertida sem deixar sequelas.

Os pais têm a responsabilidade e o dever de aprender sobre a adequação da dieta dos filhos e podem instituir tanto uma dieta ovolactovegetariana ou vegetariana estrita. No entanto, é fundamental que ela seja bem elaborada, assim como deve ser a onívora.

Conclusões

- A deficiência de B_{12} ocorre, de forma geral, em mais de 50% dos vegetarianos e em cerca de 50% dos onívoros. Grande parte das pessoas que comem carne apresenta níveis inadequados dessa vitamina.
- A dificuldade de manter a atividade intelectual (com queixas de dificuldade de concentração, memória e atenção) assim como formigamento das pernas ao cruzá-las são os principais sintomas apresentados pela maioria das pessoas.
- É importante que vegetarianos estritos, gestantes e bebês (que seguem qualquer tipo de dieta vegetariana) façam a suplementação da vitamina: nos vegetarianos estritos, a dieta não apresenta fontes dessa vitamina, e, no caso de gestantes e bebês, a segurança de oferta de nutrientes em fase de crescimento e desenvolvimento deve ser a máxima possível.
- O ideal é realizar a suplementação de acordo com os valores encontrados em exames laboratoriais, porém é mais prudente manter um esquema de suplementação regular, por uso oral. Isso pode ser feito diariamente ou semanalmente. Não descuide da vitamina B_{12}!

VEJA QUE INTERESSANTE...

Mesmo consumindo produtos animais é difícil atingir os 10 mcg/dia de B_{12}. Para manter os níveis de B_{12} acima de 490 pg/ml, faça seus exames para determinar o quanto você precisa. Costumo recomendar uma dose mais elevada até que haja a correção total e depois ajusto para que a B_{12} se mantenha boa. Atendo pessoas que mantêm ótimos níveis sem suplementos, mas são minoria.

Você deve memorizar quatro informações:

1) É necessário que haja ácido no estômago para liberar a B_{12} presente no alimento;
2) A B_{12} precisa se ligar ao fator intrínseco para ser absorvida;
3) A absorção ocorre no final do intestino delgado (íleo terminal);
4) O fígado é o nosso local de estoque de B_{12}, que, segundo os livros de fisiologia humana, duraria muitos anos, mas na prática não é o que acontece.

Assim, se alguém disser que você precisa se preocupar com a B_{12} apenas de três a cinco anos depois de se abster do consumo de qualquer produto de origem animal, ignore.

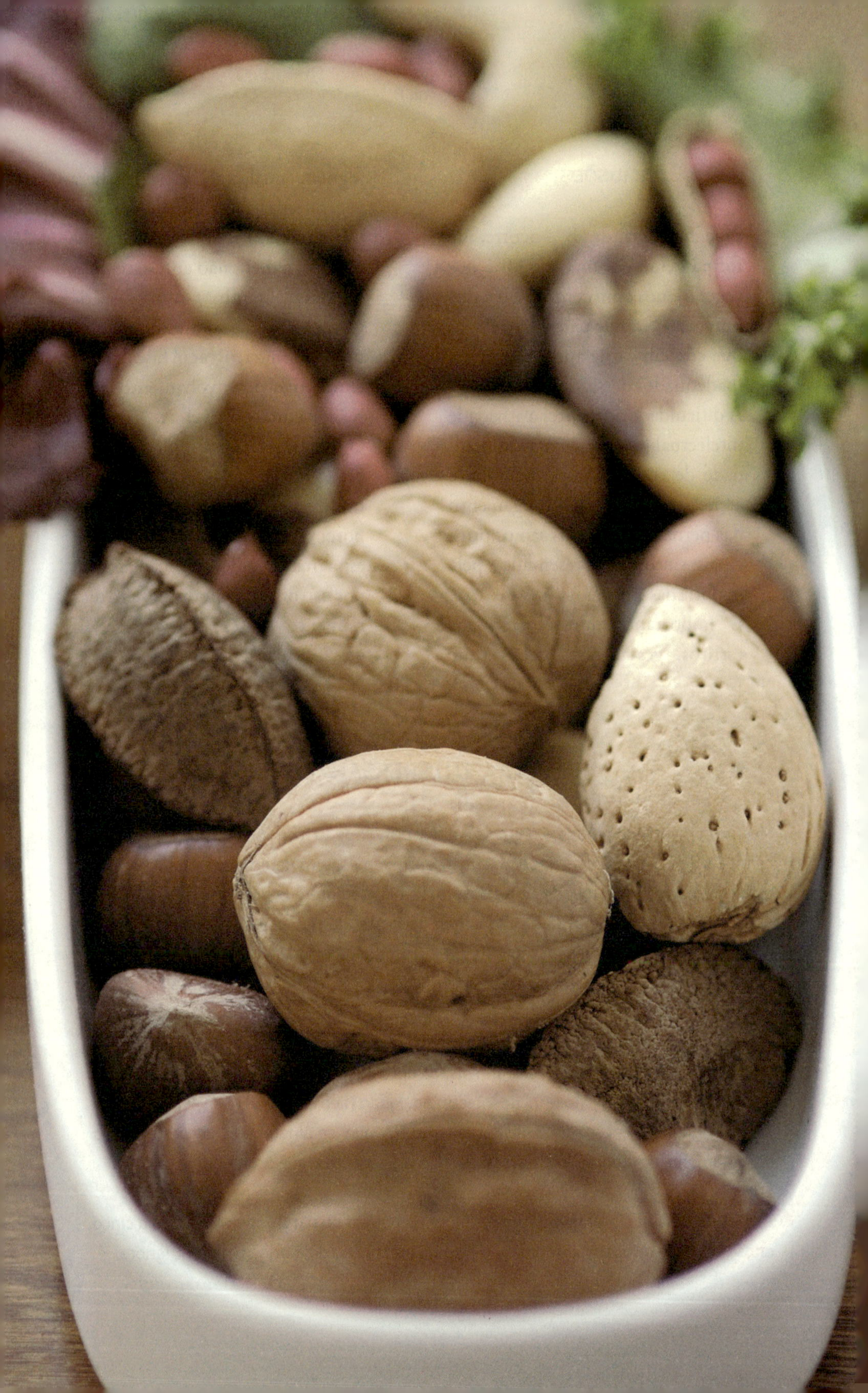

Ômega-3: a gordura importante

Para falar sobre o ômega-3, é preciso inicialmente ter uma breve noção sobre os lipídios.

Os lipídios sólidos em temperatura ambiente recebem o nome de gorduras; os líquidos são chamados de óleos. A maioria das gorduras tem origem animal (com exceção da gordura de coco). Mas há um processo industrial conhecido como hidrogenação, em que os óleos vegetais podem se tornar sólidos à temperatura ambiente; como resultado, temos a gordura hidrogenada e também a gordura trans, que apresenta efeitos muito deletérios ao organismo. Dependendo da estrutura química da gordura, ela poderá ser chamada de saturada ou insaturada.

A gordura animal, assim como a gordura vegetal hidrogenada, tem altos teores de lipídios saturados, cujo consumo pode levar ao surgimento de diversos problemas de saúde, como as doenças cardiovasculares.

Os lipídios insaturados são divididos em dois grupos: os monoinsaturados e os poli-insaturados. Os monoinsaturados trazem diversos efeitos benéficos ao serem consumidos. O óleo de oliva (azeite) e o abacate são exemplos clássicos de alimentos ricos nesse tipo de lipídio. O que destaca o poli insaturado dos demais é que nosso organismo não consegue produzir dois óleos essenciais dessa categoria: o ômega-3 (w-3) e o ômega-6 (w-6). Se você não os ingerir, apresentará deficiência depois de determinado período de tempo.

Nosso organismo absorve cerca de 95% dos lipídios ingeridos. Os alimentos oferecem proporções bastante variáveis dos tipos de lipídios, conforme se vê na tabela da página 162.

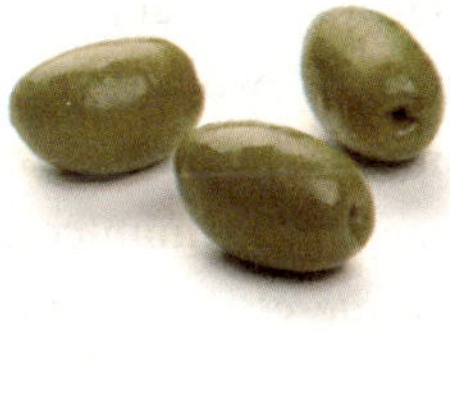

Lipídios na dieta vegetariana

Diferentemente do que muitos pensam, a dieta vegetariana não é pobre em lipídios. A ingestão recomendada numa alimentação saudável deve permanecer entre 25% e 35% do valor calórico total, mas há estudos com redução desse teor de lipídios ingeridos para 15% que mostram efeito excelente para a saúde. De forma geral, os diferentes tipos de dietas contêm o seguinte percentual de lipídios:

PERCENTUAL DE LIPÍDIOS	
Onívoras	34-36%
Ovolactovegetarianas	30-34%
Vegetarianas estritas	28-32%

É interessante notar que há uma nítida diferença em relação aos tipos de lipídios ingeridos:

- Gorduras saturadas: comparados aos onívoros, os ovolactovegetarianos consomem um terço a menos, e os veganos, a metade. Uma grande diferença a ser observada é que, no lugar da gordura saturada, os vegetarianos costumam consumir mais lipídios poli-insaturados, o que acarreta algumas mudanças no metabolismo, as quais abordo neste capítulo.
- Colesterol: comparados com os onívoros, os ovolactovegetarianos consomem a metade e os veganos não ingerem nenhum colesterol – isso porque essa substância existe apenas no reino animal.
- Gorduras trans: a quantidade ingerida depende do consumo de produtos industrializados, mas, de forma geral, os vegetarianos consomem menos que os onívoros, especialmente os veganos, que dão ênfase ao uso de alimentos integrais, mais naturais e saudáveis.

Vale a pena enfatizar que as escolhas dietéticas determinam a ingestão de tipos de gorduras bem diferentes, considerando tanto indivíduos onívoros quanto vegetarianos.

As formas ativas do ômega-3 e do ômega-6

O ômega-3 ingerido precisa ser transformado em outros dois compostos – suas formas ativas – para desempenhar suas funções: o ácido eicosapentaenoico (EPA) e docosahexaenoico (DHA).

Memorize isso, pois vamos falar sobre eles até o final do capítulo.

Os peixes e frutos do mar possuem os maiores teores de EPA e DHA. A carne vermelha magra e os órgãos (fígado e cérebro), assim como os ovos, possuem ômega-3 também, mas em menor quantidade em relação aos peixes. Já o leite e os laticínios contêm teores muito baixos de ômega-3.

Por um lado, os indivíduos que consomem peixe e alimentos marinhos ingerem diretamente o EPA e o DHA. Por outro, os vegetarianos e os onívoros que não comem peixe consomem mais ômega-3 e pouco ou nenhum EPA e DHA. De forma geral, a ingestão de EPA e DHA em onívoros é muito maior que em ovolactovegetarianos. A ingestão desses compostos é praticamente desprezível em veganos, exceto se consumirem algas.

Já o ômega-6 é transformado em ácido araquidônico (AA), que é a sua forma mais ativa; memorize isso também. A ingestão de n-6 por vegetarianos tende a ser mais alta que a de onívoros.

A transformação do ômega-6 em AA é bastante eficiente no nosso organismo, mas não podemos dizer o mesmo da conversão do ômega-3 em EPA e DHA. Em indivíduos do sexo masculino saudáveis, entre 5% e 10% do ômega-3 é convertido em EPA e apenas 2% a 5% em DHA. Portanto, a conversão é baixa e, aparentemente, menos eficiente em homens que em mulheres. Em seres humanos, o ômega-3 não se transforma em ômega-6 ou vice-versa; a conversão de ômega-6 para ômega-3 pode ser realizada apenas pelas plantas.

Quais as funções do ômega-3 e do ômega-6?

O ômega-6 é necessário para a construção da membrana das células, para ajudar nas funções adequadas da pele e para que muitas reações entre as células possam ser quimicamente sinalizadas.

A ingestão muito elevada de ômega-6 está associada ao maior risco de doenças cardiovasculares, câncer, diabetes, osteoporose e desordens imunológicas e inflamatórias, porém os estudos não demonstram maior ocorrência dessas doenças em vegetarianos. A única alteração detectada é uma coagulação mais rápida, que pode ser explicada pela maior agregação das plaquetas decorrentes do teor elevado de ômega-6 no organismo, o que pode ser revertido com o maior uso de ômega-3.

De forma geral, uma boa ingestão de ômega-3 está associada a efeitos positivos no combate a doenças cardiovasculares, depressão, envelhecimento, câncer, arritmias cardíacas, hipertrigliceridemia (triglicérides elevados), artrite, asma, doenças inflamatórias intestinais (Crohn e colite ulcerativa), lúpus eritematoso, psoríase, esclerose múltipla, dor de cabeça (enxaqueca) e doenças autoimunes.

Qual é a recomendação de ingestão de ômega-3 e ômega-6?

Lembra que mencionei que a conversão do ômega-3 em EPA e DHA não é muito fácil? Por causa disso, alguns autores recomendam que os vegetarianos consumam pelo menos o dobro de ômega-3 do que os indivíduos que ingerem boas fontes de EPA e DHA, como os peixes. Isso significa que os homens precisariam consumir, no mínimo, 3,2 g de ômega-3 por dia, e as mulheres, 2,2 g por dia. Essa recomendação é feita para vegetarianos, mas comparados com onívoros, o que configura um erro importante, pois grande parte da população onívora não tem o peixe como fonte principal de gordura da dieta.

As recomendações de ingestão podem ser vistas na tabela a seguir.

RECOMENDAÇÕES DIÁRIAS DE LIPÍDIOS				
Nutriente	Onívoros		Vegetarianos	
	Homens	Mulheres	Homens	Mulheres
Gorduras	25-35%	25-35%	25-35%	25-35%
Ômega-6	17 g	12 g	17 g	12 g
Ômega-3	1,6 g	1,1 g	3,2 g	2,2 g
Saturadas, colesterol	O menos possível	O menos possível	O menos possível	O menos possível

As porcentagens se referem ao valor calórico total da dieta.

Quanto ômega-3 e ômega-6 os vegetarianos ingerem?

Os vegetarianos costumam ingerir uma quantidade igual ou maior de ômega-3 e mais de ômega-6 que os onívoros. Assim, os níveis sanguíneos de ômega-3 são muito similares entre os vegetarianos e onívoros, enquanto os de ômega-6 tendem a ser mais altos nos vegetarianos.

Por causa da maior dificuldade de conversão do ômega-3 em EPA e DHA, os vegetarianos apresentam menores níveis sanguíneos desses compostos do que os onívoros (quem come peixe consome diretamente o EPA e o DHA). No entanto, há estudos com casos de vegetarianos com melhor teor de ômega-3, EPA e DHA do que onívoros, o que deixa claro que a forma de montar a dieta faz toda diferença.

A proporção de ômega-6 para ômega-3

Tão ou até mais importante do que atingir as quantidades recomendadas desses dois compostos, é manter um equilíbrio adequado entre eles, pois a conversão de ômega-3 em EPA e DHA fica prejudicada se ingerirmos muito ômega-6.

A explicação é que tanto a conversão de ômega-6 em AA quanto a de ômega-3 em EPA e DHA são feitas pela mesma enzima, que, no entanto, prefere o primeiro. Assim, se há muito ômega-6 na dieta, sobra menos enzima para a conversão do ômega-3. Por isso, é preciso manter um balanço proporcional de ômega-6 e ômega-3 à razão de 2-4:1, ou seja, de duas a quatro partes de ômega-6 para uma parte de ômega-3. No entanto, a proporção ingerida pelos diferentes grupos costuma ser:

- vegetarianos estritos: 14-20:1
- ovolactovegetarianos: 10-16:1
- onívoros: 10:1

O que importa na alimentação é o conjunto dela

Apesar de os vegetarianos apresentarem, em alguns estudos, piores índices de EPA e DHA, que são fatores protetores contra doenças cardiovasculares, a mortalidade nesse grupo causada por esse tipo de doença é cerca de 25% a 30% menor. Isso demonstra que a saúde depende de vários aspectos. De qualquer forma, quem é vegetariano pode melhorar ainda mais os parâmetros dietéticos intensificando a ingestão de ômega-3 ou, melhor ainda, reduzindo a de ômega-6.

Tanto o uso de EPA e DHA de fonte animal quanto o de ômega-3 de fonte vegetal se mostram eficientes para modificar as taxas sanguíneas desses dois lipídios.

Como interpretar os dados

As três primeiras colunas da tabela "Teor de lipídios" da página 162 mostram o teor de gordura saturada, mono e poli-insaturada. A princípio, evite os alimentos com maior teor de gordura saturada.

Ao analisar as colunas de ômega-6 e ômega-3, pondere dois pontos importantes: o teor efetivo de ômega-3 em cada alimento (o recomendado é ingerir 3 g por dia) e a relação entre esses dois óleos.

Por exemplo: analisando a tabela, vemos que o queijo minas tem boa proporçao de ômega-6 e ômega-3 (2,4:1); mas 100 g oferecem apenas 0,11 g de ômega-3, o que está muito distante da quantidade diária recomendada. Além disso, a maior parte da gordura é do tipo saturada, o que não é uma boa escolha. Portanto, a opção de queijos como fontes de ômega-3 e de gorduras em geral é péssima.

Por outro lado, ao observar os dados do óleo de linhaça, você pode notar que em 100 ml há 53,37 g de ômega-3 e que a gordura saturada é a menos presente em sua composição, ou seja, é uma opção mais interessante.

TEOR DE LIPÍDIOS E RELAÇÃO W-6:W-3			
LEGUMINOSAS E DERIVADOS			
Descrição dos alimentos	SAT (g)	MONO (g)	POLI (g)
Soja, sementes	2,9	4,4	11,3
Proteína texturizada de soja desengordurada	0,3	0,4	1,0
Proteína isolada de soja	0,4	0,6	1,6
Soja, extrato solúvel em pó	3,3	6,4	12,9
Farinha de grão-de-bico	0,7	1,5	3,0
OLEAGINOSAS			
Descrição dos alimentos	SAT (g)	MONO (g)	POLI (g)
Chia	3,3	2,3	23,7
Linhaça, sementes	4,2	7,1	25,3
Noz	5,6	8,7	44,1
Macadâmia	12,1	58,9	1,5
Castanha portuguesa sem casca	0,2	0,4	0,5
Noz-pecã	6,2	40,8	21,6
Pasta de amêndoas	2,6	18,0	5,8
Pistache	5,6	23,8	13,7
Pistache torrado sem sal	5,5	23,7	13,4
Tahine	7,1	19,2	22,3
Tahine (com gergelim não torrado)	7,9	21,3	24,7
Avelã	4,5	45,7	7,9
Gergelim, sementes	7,8	19,9	22,5
Castanha de caju	7,8	23,8	7,8
Sementes de abóbora	8,7	16,2	21,0
Pignoli	4,9	18,8	34,1
Amendoim	8,7	17,2	16,2
Castanha-do-pará	15,3	27,4	21,0
Sementes de girassol	4,5	18,5	23,1
Amêndoa	3,8	31,6	12,3
Polpa de coco sem açúcar	57,2	2,7	0,7
Leite de coco grosso	30,8	1,5	0,4
Sementes de melancia	9,8	7,4	28,1
Coco	30,0	1,5	0,3
Coco verde	3,1	1,1	0,3
FRUTAS			
Descrição dos alimentos	SAT (g)	MONO (g)	POLI (g)
Abacate	2,3	4,3	1,4

Ômega-6 (g)	Ômega-3 (g)	Relação n-6 para n-3	Tabela fonte	Número do alimento na tabela
9,93	1,33	7,5 para 1	SR27	16108
0,92	0,12	7,5 para 1	SR27	16119
1,45	0,20	7,5 para 1	SR27	16122
11,67	1,23	9,5 para 1	Taco	583
2,87	0,11	25,6 para 1	SR27	16157

Ômega-6 (g)	Ômega-3 (g)	Relação n-6 para n-3	Tabela fonte	Número do alimento na tabela
5,84	17,83	1 para 3,1	SR27	12006
5,42	19,81	1 para 3,7	Taco	594
35,30	8,82	4 para 1	Taco	597
1,30	0,21	6,3 para 1	SR27	12131
0,44	0,05	8,3 para 1	SR27	12098
20,63	0,99	20,9 para 1	SR27	12142
5,58	0,20	28 para 1	SR27	12071
13,49	0,26	52,1 para 1	SR27	12151
13,20	0,24	55,5 para 1	SR27	12152
21,89	0,39	56,9 para 1	SR27	12169
24,29	0,43	56,9 para 1	SR27	12171
7,83	0,09	90 para 1	SR27	12120
22,39	0,16	139,9 para 1	Taco	593
7,78	0,06	125,5 para 1	SR27	12087
20,71	0,12	172,6 para 1	SR27	12014
33,15	0,16	202,1 para 1	SR27	12147
16,17	0,04	404,3 para 1	Taco	557
20,97	0,04	524,3 para 1	Taco	589
23,05	0,06	384,2 para 1	SR27	12036
12,32	0,00	4108 para 1	SR27	12061
0,71	0,00	-	SR27	12108
0,38	0,00	-	SR27	12115
28,09	-	-	SR27	12174
0,32	-	-	Taco	590
0,28	-	-	Taco	591

Ômega-6 (g)	Ômega-3 (g)	Relação n-6 para n-3	Tabela fonte	Número do alimento na tabela
1,29	0,08	16,1 para 1	Taco	163

ÓLEO VEGETAL			
Descrição dos alimentos	SAT (g)	MONO (g)	POLI (g)
Óleo de linhaça prensada a frio	9,0	18,4	67,8
Óleo de canola	7,9	62,6	28,4
Óleo de noz	9,1	22,8	63,3
Óleo de pequi	39,9	55,8	4,2
Lecitina de soja	15,0	11,0	45,3
Óleo de soja	15,2	23,3	60,0
Óleo de babaçu	50,9	18,6	30,2
Azeite de oliva extra virgem	14,9	75,5	9,5
Óleo de abacate	11,6	70,6	13,5
Azeite de dendê	43,1	40,1	16,6
Óleo de palma	49,3	37,0	9,3
Óleo de milho	15,2	33,4	50,9
Óleo de gergelim	14,2	39,7	41,7
Óleo de girassol	10,8	25,4	62,6
Óleo de semente de uva	9,6	16,1	69,9
Óleo de coco	86,5	5,8	1,8
Óleo de cártamo	6,2	14,4	74,6
Óleo de palmiste	81,5	11,4	1,6
Óleo de amêndoa	8,2	69,9	17,4
Óleo de avelã	7,4	78,0	10,2
ÓLEO DE PEIXE			
Descrição dos alimentos	SAT (g)	MONO (g)	POLI (g)
Fígado de bacalhau	22,6	46,7	22,5
Arenque	21,3	56,6	15,6
Salmão	19,9	29,0	40,3
Sardinha	29,9	33,8	31,9
MARGARINA E MANTEIGA			
Descrição dos alimentos	SAT (g)	MONO (g)	POLI (g)
Manteiga, com sal	49,2	20,4	1,2
Manteiga, sem sal	51,5	21,9	1,5
Manteiga, com sal	51,4	21,0	3,0
Margarina com óleo interesterificado, com sal (65% de lipídeos)	21,9	15,0	27,6
Margarina com óleo interesterificado, sem sal (65% de lipídeos)	20,9	14,4	26,5
Margarina com óleo hidrogenado, com sal (65% de lipídeos)	14,9	18,2	21,4
OUTRAS GORDURAS ANIMAIS			
Descrição dos alimentos	SAT (g)	MONO (g)	POLI (g)
Sebo bovino	49,8	41,8	4,0

mega-6 (g)	Ômega-3 (g)	Relação n-6 para n-3	Tabela fonte	Número do alimento na tabela
14,33	53,37	1 para 3,7	SR27	42231
20,87	6,78	3,1 para 1	Taco	268
52,90	10,40	5,1 para 1	SR27	04528
3,74	0,51	7,3 para 1	Taco	271
40,18	5,14	7,8 para 1	SR27	04531
53,85	5,72	9,4 para 1	Taco	272
27,17	2,86	9,5 para 1	Taco	267
8,74	0,75	11,7 para 1	Taco	260
12,53	0,96	13,1 para 1	SR27	04581
15,69	0,83	18,9 para 1	Taco	259
9,10	0,20	45,5 para 1	SR27	04055
49,94	0,96	52 para 1	Taco	270
41,30	0,30	137,7 para 1	SR27	04058
62,22	0,39	159,5 para 1	Taco	269
69,60	0,10	696 para 1	SR27	04517
1,80	0,00	-	SR27	04047
74,62	0,00	-	SR27	04510
1,60	0,00	-	SR27	04513
17,40	0,00	-	SR27	04529
10,10	0,00	-	SR27	04532

mega-6 (g)	Ômega-3 (g)	Relação n-6 para n-3	Tabela fonte	Número do alimento na tabela
0,94	0,94	1 para 1	SR27	04589
1,15	0,76	1,5 para 1	SR27	04590
1,54	1,06	1,5 para 1	SR27	04593
2,01	1,33	1,5 para 1	SR27	04594

mega-6 (g)	Ômega-3 (g)	Relação n-6 para n-3	Tabela fonte	Número do alimento na tabela
0,89	0,27	3,3 para 1	Taco	261
1,22	0,27	4,5 para 1	Taco	262
2,73	0,32	8,7 para 1	SR27	01001
24,85	2,64	9,4 para 1	Taco	265
23,79	2,58	9,2 para 1	Taco	266
19,48	1,74	11,2 para 1	Taco	263

mega-6 (g)	Ômega-3 (g)	Relação n-6 para n-3	Tabela fonte	Número do alimento na tabela
3,10	0,60	5,2 para 1	SR27	04001

OUTRAS GORDURAS ANIMAIS			
Descrição dos alimentos	SAT (g)	MONO (g)	POLI (g)
Banha de porco	39,2	45,1	11,2
Bacon	39,0	44,9	11,1

QUEIJOS			
Descrição dos alimentos	SAT (g)	MONO (g)	POLI (g)
Queijo roquefort	19,3	8,5	1,3
Queijo feta	14,9	4,6	0,6
Queijo brie	17,4	8,0	0,8
Queijo camembert	15,3	7,0	0,7
Queijo provolone	17,1	7,4	0,8
Queijo suíço	17,8	7,3	1,0
Queijo azul	18,7	7,8	0,8
Ricota integral	8,3	3,6	0,4
Queijo minas meia cura	13,2	5,6	0,3
Queijo parmesão	19,7	8,7	0,4
Requeijão cremoso	13,7	6,4	0,3
Queijo mozarela	14,2	6,0	0,5
Queijo prato	16,3	6,8	0,5
Queijo pasteurizado	15,9	7,3	0,4
Queijo minas frescal	11,4	5,8	0,4
Queijo de nata	19,3	8,6	1,4
Ricota	4,5	2,4	0,2
Queijo cheddar	19,4	8,4	1,4
Queijo cottage com 2% de gordura	1,2	0,5	0,1
Queijo de cabra	24,6	8,1	0,8
Queijo de cabra tipo macio	14,6	4,8	0,5

LEITE E IOGURTE			
Descrição dos alimentos	SAT (g)	MONO (g)	POLI (g)
Leite de ovelha	4,6	1,7	0,3
Iogurte natural	1,8	0,9	0,1
Leite de vaca integral	1,4	0,7	0,1
Creme de leite	11,8	5,1	0,5
Iogurte grego natural sem gordura	0,1	0,1	0,0
Leite de cabra	2,4	0,8	0,1
Leite de vaca achocolatado	1,1	0,6	0,1

OVOS			
Descrição dos alimentos	SAT (g)	MONO (g)	POLI (g)
Gemada	2,6	1,3	0,2
Ovo de gansa	3,6	5,7	1,7
Ovo de pata	3,7	6,5	1,2
Ovo de codorna	8,9	12,1	2,7

mega-6 (g)	Ômega-3 (g)	Relação n-6 para n-3	Tabela fonte	Número do alimento na tabela
10,20	1,00	10,2 para 1	SR27	04002
10,15	1,00	10,2 para 1	SR27	04609

mega-6 (g)	Ômega-3 (g)	Relação n-6 para n-3	Tabela fonte	Número do alimento na tabela
0,62	0,70	1 para 1,2	SR27	01039
0,33	0,27	1,2 para 1	SR27	01019
0,51	0,31	1,6 para 1	SR27	01006
0,45	0,27	1,6 para 1	SR27	01007
0,49	0,28	1,8 para 1	SR27	01035
0,62	0,35	1,8 para 1	SR27	01040
0,54	0,26	2 para 1	SR27	01004
0,27	0,11	2,4 para 1	SR27	01036
0,24	0,10	2,4 para 1	Taco	462
0,29	0,11	2,6 para 1	Taco	464
0,24	0,07	3,4 para 1	Taco	468
0,31	0,08	4 para 1	Taco	463
0,42	0,11	4 para 1	Taco	467
0,33	0,08	4,1 para 1	Taco	465
0,28	0,06	4,7 para 1	Taco	461
1,03	0,17	6 para 1	SR27	01017
0,14	0,02	7 para 1	Taco	469
1,18	0,12	9,7 para 1	SR27	01009
0,07	0,01	10 para 1	SR27	01015
0,85	0,00	-	SR27	01156
0,50	0,00	-	SR27	01159

mega-6 (g)	Ômega-3 (g)	Relação n-6 para n-3	Tabela fonte	Número do alimento na tabela
0,18	0,13	1,4 para 1	SR27	01109
0,06	0,03	2 para 1	Taco	448
0,04	0,02	2 para 1	Taco	458
0,33	0,07	4,7 para 1	Taco	447
0,01	0,00	10 para 1	SR27	01256
0,11	0,01	11 para 1	Taco	454
0,11	0,01	11 para 1	Taco	455

mega-6 (g)	Ômega-3 (g)	Relação n-6 para n-3	Tabela fonte	Número do alimento na tabela
0,13	0,06	1 para 1	SR27	01057
0,68	0,55	1,2 para 1	SR27	01139
0,56	0,10	5,5 para 1	SR27	01138
2,20	0,10	22 para 1	Taco	485

OVOS			
Descrição dos alimentos	SAT (g)	MONO (g)	POLI (g)
Gema	9,6	11,7	4,2
Ovo de galinha	2,6	3,6	1,2

FRIOS			
Descrição dos alimentos	SAT (g)	MONO (g)	POLI (g)
Chouriço suíno e bovino	14,4	18,4	3,5
Bacon	16,0	21,9	4,3
Morcela	13,4	15,9	3,5
Mortadela	6,1	8,1	4,7
Peito de peru em fatias	0,3	0,8	0,5
Salame	9,6	12,1	4,7
Apresuntado	1,9	2,6	1,1
Presunto com capa de gordura	1,9	2,6	1,0
Presunto sem capa de gordura	0,9	1,1	0,5

CARNE DE VACA			
Descrição dos alimentos	SAT (g)	MONO (g)	POLI (g)
Costela	14,9	12,7	0,3
Peito sem gordura	8,2	9,2	0,5
Carne-seca	8,7	7,5	0,3
Fraldinha com gordura	7,3	6,5	0,3
Cupim	6,8	6,4	0,2
Contrafilé com gordura	5,6	5,5	0,2
Picanha com gordura	6,1	6,7	0,3
Patinho sem gordura	2,0	1,9	0,2
Coxão duro sem gordura	2,9	2,4	0,1
Filé-mignon sem gordura	2,9	1,9	0,2
Lagarto	2,3	2,3	0,1
Língua	6,8	6,8	0,3
Acém sem gordura	2,8	2,3	0,2
Flanco sem gordura	3,1	2,3	0,1
Músculo sem gordura	2,2	2,6	0,1
Coxão mole sem gordura	3,9	3,7	0,1
Hambúrguer bovino	5,7	5,8	0,8
Almôndega	3,9	3,5	0,9
Bucho	3,3	1,4	0,1
Maminha	3,1	3,1	0,1
Acém moído	2,7	2,4	0,1
Paleta com gordura	3,5	2,9	0,2
Miolo de alcatra sem gordura	3,4	3,3	0,1

mega-6 (g)	Ômega-3 (g)	Relação n-6 para n-3	Tabela fonte	Número do alimento na tabela
3,54	0,10	34,3 para 1	SR27	01125
0,88	0,02	44 para 1	Taco	489

mega-6 (g)	Ômega-3 (g)	Relação n-6 para n-3	Tabela fonte	Número do alimento na tabela
2,93	0,38	7,7 para 1	SR27	07019
2,87	0,33	8,7 para 1	SR27	07921
3,20	0,26	12,3 para 1	SR27	07005
4,41	0,28	15,9 para 1	Taco	424
0,24	0,01	21,5 para 1	SR27	07081
4,23	0,19	22,2 para 1	Taco	443
1,00	0,04	23,2 para 1	Taco	323
0,87	0,04	23,6 para 1	Taco	438
0,38	0,01	28,8 para 1	Taco	439

mega-6 (g)	Ômega-3 (g)	Relação n-6 para n-3	Tabela fonte	Número do alimento na tabela
0,15	0,12	1,3 para 1	Taco	348
0,26	0,15	1,7 para 1	Taco	379
0,18	0,10	1,8 para 1	Taco	385
0,16	0,09	1,8 para 1	Taco	362
0,15	0,06	2,5 para 1	Taco	354
0,15	0,05	3 para 1	Taco	343
0,22	0,05	4,4 para 1	Taco	380
0,10	0,02	5 para 1	Taco	376
0,05	0,01	5 para 1	Taco	350
0,11	0,02	5,5 para 1	Taco	357
0,06	0,01	6 para 1	Taco	364
0,26	0,04	6,5 para 1	Taco	366
0,14	0,02	7 para 1	Taco	329
0,07	0,01	7 para 1	Taco	360
0,07	0,01	7 para 1	Taco	372
0,08	0,01	8 para 1	Taco	352
0,68	0,08	8,5 para 1	Taco	415
0,81	0,09	9 para 1	Taco	330
0,09	0,01	9 para 1	Taco	333
0,09	0,01	9 para 1	Taco	367
0,12	0,01	12 para 1	Taco	327
0,12	0,01	12 para 1	Taco	373
-	0,04	-	Taco	369

CARNE DE FRANGO			
Descrição dos alimentos	SAT (g)	MONO (g)	POLI (g)
Frango inteiro com pele	5,2	7,2	3,9
Linguiça	5,2	7,3	3,5
Coxa com pele	3,0	4,1	2,2
Frango inteiro sem pele	1,4	1,9	1,0
Coração	4,9	6,3	3,4
Peito com pele	2,2	3,2	0,9
Sobrecoxa com pele	6,5	9,6	3,6
Sobrecoxa sem pele	3,0	4,5	1,6
Fígado	1,3	0,7	0,6
Coxa sem pele	1,6	2,1	0,8
Asa com pele	4,4	6,6	3,0

CARNE DE PEIXE			
Descrição dos alimentos	SAT (g)	MONO (g)	POLI (g)
Corimba	2,5	2,3	0,3
Bacalhau salgado	0,6	0,3	0,2
Corvina do mar	0,7	0,5	0,1
Merluza, filé	0,9	0,5	0,4
Pescada branca	0,8	2,4	0,9
Pescada, filé	0,9	2,3	0,3
Atum, fresco	0,5	0,2	0,0
Pescadinha	0,3	0,2	0,4
Pintado	0,6	0,4	0,1
Corvina de água doce	1,2	0,7	0,1
Lambari, congelado	2,0	2,2	1,2
Salmão, sem pele, fresco	2,5	2,9	3,1

CARNE DE PORCO			
Descrição dos alimentos	SAT (g)	MONO (g)	POLI (g)
Toucinho	17,7	20,1	10,1
Lombo	3,3	3,7	1,0
Bisteca	3,5	3,9	1,2
Costela	7,4	8,3	2,3
Orelha salgada	7,3	11,2	2,8
Pernil	4,2	5,0	1,7
Linguiça	4,0	5,0	1,7

CARNE DE CRUSTÁCEOS			
Descrição dos alimentos	SAT (g)	MONO (g)	POLI (g)
Lagosta	0,2	0,3	0,6
Camarão	0,3	0,2	0,3

Obs.: Valores por 100 g do alimento cru. SAT (g) = Saturada (g) / MONO (g) = Monoinsaturada (g) / POLI (g) = Poli-insaturada (g)

mega-6 (g)	Ômega-3 (g)	Relação n-6 para n-3	Tabela fonte	Número do alimento na tabela
3,57	0,20	17,9 para 1	Taco	402
3,08	0,17	18,1 para 1	Taco	418
2,00	0,09	22,2 para 1	Taco	397
0,92	0,04	23 para 1	Taco	405
3,15	0,13	24,2 para 1	Taco	394
0,80	0,03	26,7 para 1	Taco	407
3,41	0,12	28,4 para 1	Taco	412
1,45	0,04	36,3 para 1	Taco	414
0,38	0,01	38 para 1	Taco	400
0,80	0,02	40 para 1	Taco	399
2,96	0,01	296 para 1	Taco	391

Ômega-6 (g)	Ômega-3 (g)	Relação n-6 para n-3	Tabela fonte	Número do alimento na tabela
0,09	0,12	1 para 13	Taco	288
0,02	0,08	1 para 4	Taco	279
0,01	0,02	1 para 2	Taco	292
0,03	0,05	1 para 2	Taco	302
0,04	0,05	1 para 1	Taco	304
0,03	0,04	1 para 1	Taco	307
0,01	0,01	1 para 1	Taco	278
0,01	0,01	1 para 1	Taco	310
0,02	0,02	1 para 1	Taco	312
0,04	0,03	1,3 para 1	Taco	291
0,49	0,17	2,9 para 1	Taco	296
1,73	0,03	65 para 1	Taco	316

Ômega-6 (g)	Ômega-3 (g)	Relação n-6 para n-3	Tabela fonte	Número do alimento na tabela
9,32	0,68	13,7 para 1	Taco	444
0,88	0,04	22 para 1	Taco	433
1,12	0,05	22,4 para 1	Taco	427
2,11	0,09	23,4 para 1	Taco	431
2,58	0,11	23,5 para 1	Taco	434
1,51	0,06	25,2 para 1	Taco	436
1,48	0,05	29,6 para 1	Taco	421

Ômega-6 (g)	Ômega-3 (g)	Relação n-6 para n-3	Tabela fonte	Número do alimento na tabela
0,01	0,01	1,6 para 1	SR27	15154
0,10	0,01	15,8 para 1	SR27	15149

Como ajustar o ômega-3 na dieta vegetariana

Já vimos que é preciso consumir 3 g de ômega-3 por dia e que precisamos manter um bom balanço entre o ômega-6 e o ômega-3. Para conseguir isso, fiz uma lista com algumas instruções:

Consuma linhaça. Observe nas tabelas "Teor de lipídios" e "Relação w-6:w-3" que o óleo de linhaça é a fonte vegetal mais rica em ômega-3; tenha em mente que 1 colher de chá (5 g) de óleo de linhaça contém 2,7 g de ômega-3, 1 colher de sopa (8 g) tem cerca de 4,3 g, e 1 colher de sopa de semente de linhaça possui cerca de 2 g. Alguns grupos de indivíduos precisam prestar mais atenção no ômega-3, como gestantes e mulheres que amamentam, pois elas têm necessidades maiores de EPA e, principalmente, DHA. Os idosos têm menor capacidade de transformação do ômega-3 e devem utilizar até 2 colheres de chá de óleo de linhaça por dia. Evite o consumo de óleo de gergelim, de girassol e de milho, quando não houver linhaça ou chia na sua dieta, porque sua relaçao w-6:w-3 não é boa, além de possuírem pouco ômega-3

Combine os óleos. É possível acertar a relação w-6:w-3 de quase todos os óleos ao misturá-los com o óleo de linhaça. Veja na tabela "Ajuste de proporção dos ômegas nos óleos vegetais" da página 173 a quantidade que pode ser adicionada aos outros óleos. Por exemplo, ao misturar 100 ml de azeite com 4,5 ml de óleo de linhaça, a proporção w-6:w-3 passa a ser 3:1. E veja que interessante: se utilizarmos a mistura de óleo de girassol com linhaça, conseguimos as 3 g de ômega-3 na proporção w-6:w-3 de 3:1 com pouco mais de 2 colheres de sopa. Isso ocorre porque o óleo de girassol tem uma proporção w-6:w-3 muito ruim e temos que adicionar bastante óleo de linhaça para ajustá-la. Por causa disso, conseguimos maior teor de ômega-3 com menos quantidade da mistura. Nesse mesmo exemplo, ao usar o azeite em vez do óleo de girassol, precisaríamos de mais de 12 colheres de sopa para obter a mesma quantidade de ômega-3.

Não aqueça os óleos. O aquecimento prejudica os nutrientes do alimento. Prefira os óleos prensados a frio e utilize-os sobre o alimento já pronto para ser servido.

Consuma mais azeite. Apesar de ter uma relação w-6:w-3 pior do que a do óleo de soja e o de canola, o azeite de oliva extra virgem prensado a frio contém menos ômega-6 que vários outros óleos. Seu tipo de óleo predominante é o ômega-9, um composto que não interfere no metabolismo de ômega-6 e ômega-3.

Consuma mais oleaginosas. Alimentos como a chia, a linhaça, as nozes e a macadâmia contêm ômega-3 em maior quantidade que as demais oleaginosas.

Evite gorduras e álcool. A ingestão de gorduras trans (gordura vegetal hidrogenada) e bebidas alcoólicas reduzem a conversão de ômega-3 em EPA e DHA.

Evite alimentos processados. Produtos industrializados e frituras são fontes de gorduras trans e têm elevado teor de ômega-6.

Não conte com os ovos. Para ovo-lactovegetarianos, ovos podem fornecer uma quantidade razoável de DHA, mas não oferecem muito EPA. Ovos provenientes de galinhas alimentadas com linhaça ou microalgas podem conter, respectivamente, o dobro ou o triplo do DHA do ovo comum.

AJUSTE DE PROPORÇÃO DOS ÔMEGAS NOS ÓLEOS VEGETAIS		
Óleos	Proporções (ml)	Proporção w6:w3
Oliva	100	3 para 1
Linhaça	4,5	
Noz	100	3 para 1
Linhaça	15	
Soja	100	3 para 1
Linhaça	25	
Dendê	100	3 para 1
Linhaça	9	
Milho	100	3 para 1
Linhaça	32	
Gergelim	100	3 para 1
Linhaça	28	
Girassol	100	3 para 1
Linhaça	42	

Conclusões

A dieta vegetariana oferece uma boa quantidade de ômega-3, mas também muito ômega-6. Como vimos, a conversão de ômega-3 e ômega-6 para suas formas ativas requer a mesma enzima, e essa enzima prefere o ômega-6. Assim, para obter a quantidade recomendada de 3 g de ômega-3 por dia, não basta aumentar a ingestão desse óleo, também é preciso reduzir o consumo de ômega-6.

Para isso, procure usar uma mistura de azeite e óleo de linhaça na sua alimentação do dia a dia ou use as diferentes combinações de óleos para obter ômega-3 em boa proporção.

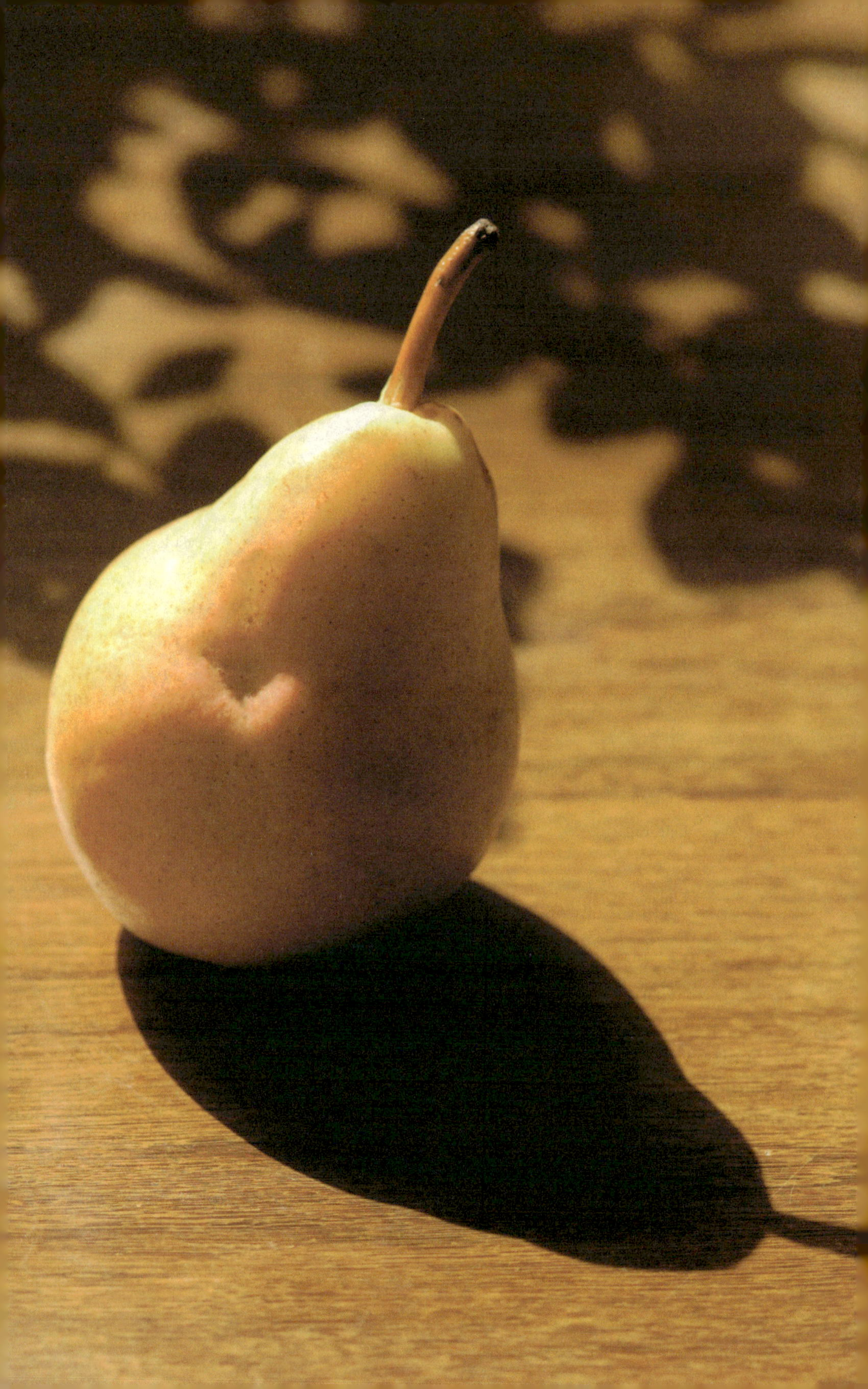

Vitamina D: o sol na dieta

A vitamina D, também chamada de calciferol, apresenta uma função bem particular e estabelecida: manter os níveis de cálcio e fósforo adequados no organismo, para que as reações nas células possam se manter viáveis. Sua eficácia para manutenção dos ossos já foi amplamente reconhecida, e agora os estudos têm mostrado outras funções importantes dessa vitamina, como prevenção de diversos tipos de câncer, ação sobre o controle da pressão arterial, redução do risco de doenças cardiovasculares, prevenção de diabetes tipo 2, melhora do funcionamento neuronal e do desempenho físico e atuação no tratamento de doenças autoimunes.

A descoberta desses novos benefícios da vitamina D tem sido destaque nos últimos anos, mas ainda há muito a ser estudado, uma vez que os níveis da vitamina D no sangue parecem sofrer influência de outros fatores, como excesso de peso – a vitamina é lipossolúvel, ou seja, se mistura com gorduras, e pode ficar armazenada no tecido adiposo. Assim, nem sempre os níveis sanguíneos refletem a quantidade real da vitamina no corpo. Como o excesso de peso aumenta o risco e a incidência de todas as doenças crônicas não transmissíveis, avaliar a vitamina D nessa população, cujos níveis são flutuantes, é um grande problema, pois podemos correlacionar um valor falso (vitamina D) com um desfecho real (doenças crônicas). Por isso, os estudos sobre vitamina D feitos com pessoas que não estão com excesso de peso nem com inflamação corporal são os mais confiáveis.

Como conseguimos a vitamina D?

Há duas formas: ela pode ser produzida pelo corpo a partir do contato da pele com os raios solares ou ingerida através de alguns produtos derivados de animais, como óleo de fígado de peixe, peixes gordos e alimentos fortificados (como leite e cereais matinais, mais comuns nos Estados Unidos).

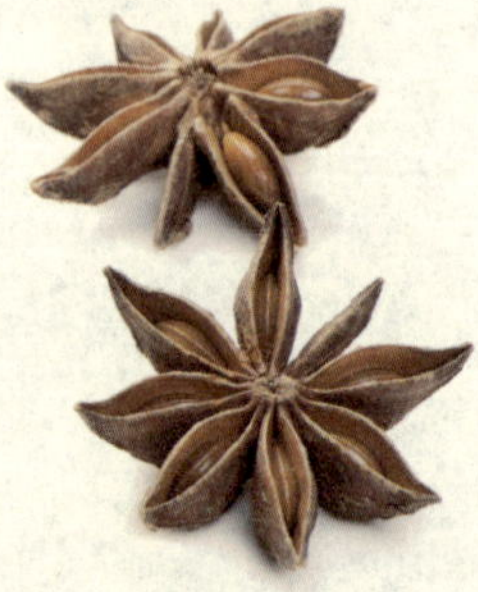

Teoricamente, quem se expõe aos raios solares de forma adequada não necessita ingerir vitamina D. Nos países localizados no extremo norte ou sul do planeta, onde as pessoas recebem menos luz solar, a deficiência de vitamina D é maior. Isso também ocorre em locais que apresentam inverno mais rigoroso e prolongado ou em lugares onde há muita poluição atmosférica.

Os estudos científicos não apresentam consenso com relação ao melhor horário para tomar sol. De forma prática, podemos ter o contato com o sol por mais tempo se ele for mais fraco (no início da manhã ou no final do dia) ou por menos tempo se for mais forte (por volta do meio-dia). Há estudos que sugerem que a temperatura da pele é um dos fatores que ajudam a otimizar a síntese de vitamina D. Assim, nessa condição, o sol de intensidade forte seria mais eficiente que o sol de intensidade fraca.

Sabemos que a exposição solar excessiva está associada ao surgimento de rugas e câncer de pele, e, por isso, a proteção por meio de filtro solar é muito solicitada pelos dermatologistas. Mas, por outro lado, a radiação solar é a responsável pela produção da pró-vitamina D.

Apenas para exemplificar, a aplicação de filtro solar com fator 8 pode reduzir em 95% a produção de vitamina D pela pele. Se a ideia é manter o uso de protetor solar por períodos prolongados, seria necessário permanecer um tempo do dia com a pele exposta diretamente ao sol sem protetor para obter vitamina D.

Quem está em maior risco de ter deficiência de vitamina D?

Pessoas que não recebem insolação direta na pele ou que ingerem pouca vitamina D correm mais risco de ter a deficiência (vale lembrar que as fontes alimentares dessa vitamina são pouco utilizadas pela maioria da população mundial).

O estilo de vida que muitas pessoas têm em grandes cidades aumenta o risco de deficiência, pois elas costumam passar a maior parte do dia dentro de locais fechados sem contato direto com o sol, andam em veículos com proteção nos vidros e fazem uso de filtro solar, muitas vezes com fator acima de 15.

Indivíduos de pele negra e idosos, cuja pele apresenta menor capacidade de produção de vitamina D, também têm mais risco. Pessoas que usam roupas que cobrem o corpo todo (por causa do frio ou por motivos religiosos) também têm mais probabilidade de apresentar o problema.

A ingestão ou a absorção em menor proporção de vitamina D também colocam as pessoas em risco de deficiência. No envelhecimento normal, ocorre redução da absorção da vitamina, por exemplo. Dietas ricas em ácido fítico dificultam a reabsorção da vitamina D que o organismo lança no intestino. Por fim, dietas sem óleo de peixe ou alimentos fortificados são pobres em vitamina D.

Vegetarianos têm maior chance de ter deficiência de vitamina D?

Ao comparar os vegetarianos com a maioria da população mundial (que não ingere fontes alimentares de vitamina D), vemos que eles não têm mais risco de apresentar o problema. Ainda que alguns estudos apontem níveis menores de vitamina D em populações vegetarianas, é interessante notar que isso ocorre em locais onde os indivíduos onívoros recebem alimentos fortificados com a vitamina D, e os vegetarianos não. Assim, a questão não é a dieta vegetariana, mas sim o alimento escolhido para ser o veículo da fortificação, caso do leite em alguns países.

O metabolismo da vitamina D

A vitamina D é obtida pelo contato dos raios solares com a pele ou pela alimentação na forma inativa, chamada de pró-vitamina D. Para que ela possa ser ativada, é necessário que o fígado e, posteriormente, o rim, atuem para completar uma transformação e deixá-la pronta para agir. Portanto, é fundamental que a pessoa tenha esses dois órgãos em bom funcionamento.

A partir do momento que a vitamina D se torna ativa, ela consegue cumprir a sua função. No intestino, ela intensifica a absorção do cálcio ingerido e no rim, evita que ele seja perdido pela urina. A vitamina D auxilia na manutenção do cálcio no organismo, agindo em conjunto com outros hormônios, como o PTH (paratormônio) e a calcitonina, produzidos nas glândulas paratireoide e tireoide.

Nos obesos, o risco de deficiência é maior, pois a transformação da pró-vitamina D em sua forma ativa é prejudicada pelo tecido adiposo.

O que ocorre na carência de vitamina D?

A falta de vitamina D leva à absorção deficiente de cálcio, que pode provocar retardo na formação dos ossos e no crescimento das cartilagens. Nas crianças, surge o raquitismo, que provoca deformidades nos locais em que os ossos suportam mais peso do corpo; por exemplo, as pernas ficam arqueadas. As crianças também podem apresentar inchaço nos punhos, joelhos e tornozelos. As costelas podem sofrer algumas alterações (que são chamadas de rosário raquítico). O surgimento dos dentes pode ser tardio ou interrompido, e eles podem apresentar deformidades. Os músculos se tornam fracos, e as crianças, irritadas. O equivalente adulto é a osteomalácia. É importante lembrar que adultos com deficiência de vitamina D também são mais propensos à osteoporose.

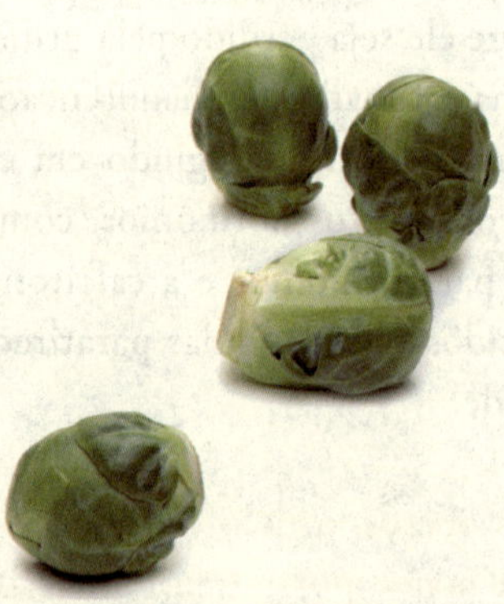

Havendo baixa ingestão de cálcio ou menor absorção com consequente redução do cálcio no sangue, retiramos cálcio do osso para mantermos os bons níveis sanguíneos. A deficiência de vitamina D também causa mais perda de cálcio pela urina. Quando o cálcio é retirado do osso, ocorre perda de massa óssea. Nessa condição, o cálcio ingerido é menos absorvido ou perdido em maior proporção pela urina.

Quais são as quantidades recomendadas de vitamina D?

Devemos obter 400 UI (Unidades Internacionais) por dia, mas, pensando em uma dose que atenda melhor a 97,5% das pessoas, a recomendação mais eficiente é 600 UI. Esses valores são indicados para indivíduos que não se expõem adequadamente à luz solar. Cada 1 mcg de calciferol equivale a 40 UI da vitamina.

Vale a pena lembrar que o corpo pode armazenar a vitamina D para uso posterior. Isso é importante, pois, no inverno, quando a exposição solar é menor, a vitamina acumulada na gordura (tecido adiposo) pode ser utilizada.

Confira na tabela a seguir o teor de vitamina D em diversos alimentos.

Observe que, exceto o óleo de fígado de bacalhau, os demais produtos não contêm bom teor de vitamina D. O sol acaba sendo a melhor maneira de otimizar sua formação no nosso organismo.

TEOR DE VITAMINA D EM DIVERSOS ALIMENTOS			
COGUMELOS			
Descrição dos alimentos	Vit D (UI)	Tabela fonte	Número do alimento na tabela
Cogumelo-de-paris	7	SR27	11260
Portobello	10	SR27	11265
Shitake	29	SR27	11987
ÓLEO DE PEIXE			
Descrição dos alimentos	Vit D (UI)	Tabela fonte	Número do alimento na tabela
Fígado de bacalhau	10000	SR27	04589
Sardinha	332	SR27	04594
OUTRAS GORDURAS ANIMAIS			
Descrição dos alimentos	Vit D (UI)	Tabela fonte	Número do alimento na tabela
Sebo bovino	28	SR27	04001
Banha de porco	102	SR27	04002
Bacon	101	SR27	04609
OVOS			
Descrição dos alimentos	Vit D (UI)	Tabela fonte	Número do alimento na tabela
Gemada	49	SR27	01057
Gema	218	SR27	01125
Ovo de pata inteiro	69	SR27	01138
Ovo de ganso inteiro	66	SR27	01139
FRIOS			
Descrição dos alimentos	Vit D (UI)	Tabela fonte	Número do alimento na tabela
Morcela	52	SR27	07005
Chouriço suíno e bovino	61	SR27	07019
Peito de peru em fatias	2	SR27	07081
CARNE DE CRUSTÁCEOS			
Descrição dos alimentos	Vit D (UI)	Tabela fonte	Número do alimento na tabela
Camarão	2	SR27	15149

Obs.: Valores por 100 g do alimento cru.

Suplementação de vitamina D

A vitamina D_2 (ergocalciferol) é menos eficiente do que a D_3 (colecalciferol) para a manutenção dos níveis adequados de vitamina D.

De forma geral, a quantidade diária máxima de vitamina D preconizada para evitar sua toxicidade é de 4.000 UI/dia.

Como a vitamina D é lipossolúvel, pode ser acumulada no organismo, o que torna nocivo seu consumo exagerado.

Estudos demonstram que, para a prevenção de fratura de quadril e de outros ossos (exceto coluna vertebral) em idosos, a dose ideal seria de 700 a 800 UI/dia. Portanto, para esses indivíduos, a recomendação de 400 UI/dia, mencionada acima, não é suficiente. O uso de vitamina D em pacientes idosos reduz o risco de fraturas e quedas em mais de 20%.

Para atingir um ótimo nível de vitamina D, algumas pessoas necessitam de doses mais elevadas e por tempo prolongado. Nessa condição, precisam de suplementação com acompanhamento médico.

Conclusões

A deficiência de vitamina D é um problema atual no mundo inteiro, sendo a falta de exposição solar o principal motivo para que isso ocorra.

Caso você não tome sol regularmente, com o tempo e a frequência necessários, a suplementação deve ser instituída após diagnóstico laboratorial que indique a carência desse composto.

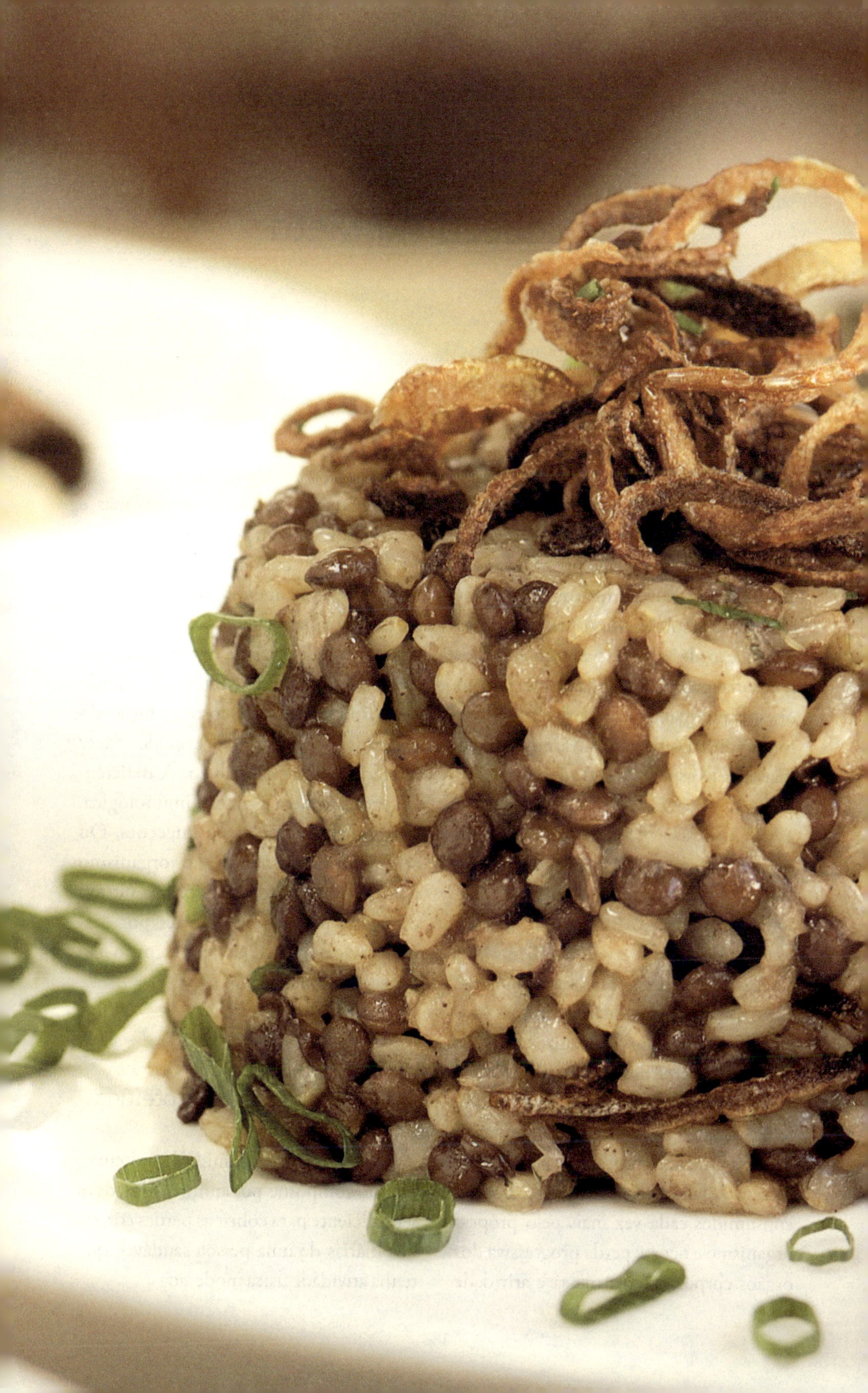

Proteínas: a riqueza na dieta

Na dieta vegetariana, o tema proteína é pouco relevante, mas, por causa de conceitos antigos e mal compreendidos até os dias de hoje, ainda noto que as pessoas têm dúvidas sobre isso. A primeira coisa que quero destacar é que não há diferença na incorporação da proteína no organismo quando ela é proveniente de fonte animal ou vegetal. Vamos estudar mais alguns aspectos das proteínas.

Para que servem as proteínas?

Elas são necessárias para a construção e a manutenção de inúmeros tecidos (pele, músculos, ossos e muitos outros), enzimas e hormônios.

Se não ingerimos proteínas suficientes, o organismo começa a degradar os músculos para utilizar as proteínas ali presentes. Quando a falta é crônica, os músculos são consumidos cada vez mais pelo próprio organismo e ocorre perda progressiva dos órgãos corporais, cuja massa e atividade são afetadas. A produção de enzimas e hormônios também pode diminuir.

No caso das crianças, pode haver problemas de crescimento e de desenvolvimento da função cerebral. Em geral, a pessoa com deficiência de proteínas fica apática e apresenta acúmulo de líquido no corpo (edema). Ocorre redução do crescimento dos pelos e pode haver alteração na cor do cabelo. A deficiência proteica afeta a função imunológica, causando maior risco de infecções. Ou seja, o funcionamento do organismo fica extremamente alterado. Em último estágio, a pessoa pode morrer por desnutrição e por infecções que o corpo não consegue combater.

A necessidade de proteínas

A quantidade consumida de proteínas, que são compostas por aminoácidos, deve ser suficiente para cobrir as perdas corporais diárias de uma pessoa saudável, que tenha atividade física moderada.

Para os adultos que estão com peso adequado, a recomendação atual é ingerir, diariamente, 0,8 g de proteína por kg de peso corporal. Na realidade, metade da população mundial ficaria bem se consumisse 0,6 g/kg/dia, porém, as recomendações são direcionadas para as populações de modo geral e a ideia é cuidar da segurança alimentar da maior parte delas.

A recomendação teórica é de que as proteínas devem corresponder de 10% a 35% das kcal ingeridas. Na prática, consome-se de 10% a 15% e, em algumas situações mais críticas, chega-se a 20%. O teor máximo de 35% foi determinado apenas para fechar cálculos de distribuição de carboidratos, proteínas e gorduras, mas não é considerado.

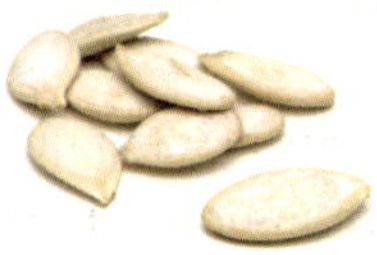

Apesar de haver a recomendação diária de ingestão de proteínas, há uma boa margem de tolerância orgânica no adulto. Assim, pode-se ingerir mais ou menos diariamente, desde que isso não seja feito de forma habitual. Todos nós conhecemos alguém, senão nós mesmos, que já passou um dia inteiro comendo apenas alimentos com muito carboidrato e pobres em proteínas, e não morreu por causa disso. Nosso corpo tem um sistema muito inteligente para lidar com nutrientes, e você não terá problemas permanentes se às vezes ficar sem comer um nutriente por poucos dias.

Os aminoácidos

Os aminoácidos podem ser chamados de essenciais (ou indispensáveis) ou não essenciais (ou dispensáveis).

Preste atenção: considerar que um aminoácido é não essencial ou dispensável significa apenas que não é preciso consumi-lo, pois ele pode ser produzido a partir de outros aminoácidos e dos carboidratos dentro do organismo, mas os aminoácidos dispensáveis são tão importantes quanto os indispensáveis. Em algumas situações (como enfermidades cirúrgicas graves e queimaduras), o corpo não consegue produzir a quantidade necessária desses aminoácidos e é preciso fazer a suplementação. Esse grupo de aminoácidos é chamado de "condicionalmente essencial".

O organismo utiliza vinte aminoácidos diferentes, dos quais nove precisam ser obtidos através da alimentação. Confira na tabela da página 184.

A necessidade estimada de cada aminoácido ainda não é um consenso. Aliás, o valor sugerido tem sido modificado ao longo dos anos. Você pode visualizar a recomendação atual na tabela da página 185. Observe que alguns aminoácidos são classificados em conjunto, a exemplo dos que contêm enxofre, como a metionina e a cisteína. A fenilalanina pode ser

CLASSIFICAÇÃO DOS AMINOÁCIDOS	
Indispensáveis	
Fenilalanina	Metionina
Histidina	Treonina
Isoleucina	Triptofano
Leucina	Valina
Lisina	
Dispensáveis	
Alanina	Ácido glutâmico
Ácido aspártico	Serina
Asparagina	
Condicionalmente indispensáveis	
Arginina	Glicina
Cisteína	Prolina
Glutamina	Tirosina

transformada em tirosina, por isso, as duas também estão juntas na tabela.

Há três maneiras de medir a ingestão recomendada de aminoácidos. A primeira é em mg/kg/dia; a segunda é em mg de aminoácido por g de proteína; a última é em mg por g de nitrogênio. Nesta última, consideramos que 16% da proteína é composta por nitrogênio e usamos o cálculo de que 1 unidade de proteína equivale a 1 unidade de nitrogênio multiplicada por 6,25.

Pode parecer complicado, mas você vai ver que vou usar as tabelas de necessidade nutricional para provar matematicamente que a proteína vegetal é completa e excelente e que a proteína animal é totalmente dispensável. Deixo os cálculos para o final para que antes você se familiarize com os aminoácidos.

A digestão das proteínas

É importante destacar que a proteína não pode ser absorvida inteira, pois, se isso acontecer, o organismo a reconhece como um elemento estranho e imunologicamente a ataca, condição chamada de alergia alimentar. Assim, a proteína ingerida precisa ser quebrada para ser absorvida na forma de aminoácidos (livres ou combinados com poucos outros na forma de dipeptídeos ou tripeptídeos).

Dessa forma, não adianta ingerir colágeno (que é uma proteína), por exemplo, achando que por causa disso você terá esse componente dentro do seu corpo. Ingerindo as proteínas (ou os aminoácidos), o organismo vai montar o próprio colágeno. Dizer que é necessário inge-

NECESSIDADE DE AMINOÁCIDOS			
	Homens e mulheres acima de 19 anos	Crianças acima de 1 ano e todas as outras idades	
AMINOÁCIDO	mg/kg/dia (RDA)	mg/g de proteína	mg/g de nitrogênio
Fenilalanina + Tirosina	33	41	256
Histidina	14	17	104
Isoleucina	19	23	142
Leucina	42	52	322
Lisina	38	47	294
Metionina + Cisteína	19	23	142
Treonina	20	24	152
Triptofano	5	6	38
Valina	24	29	180

Obs.: Proteína = N x 6,25

Fonte: Institute of Medicine. Dietary reference intakes for energy, carbohydrate, fiber, fat, fatty acids, cholesterol, protein, and amino acids. Washington (DC): National Academy Press; 2005.

rir colágeno para tê-lo no corpo é tão absurdo quanto dizer que precisamos comer fígado para termos fígado, ou cérebro para termos cérebro. Aliás, cerca de 92% dos aminoácidos do colágeno são não essenciais (ou seja, são produzidos pelo organismo), quais sejam ácido aspártico, glutâmico, prolina, glicina e alanina.

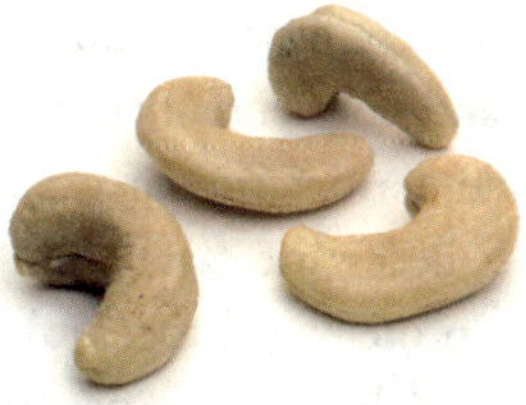

A proteína no organismo

Um homem de 70 kg possui cerca de 11 kg de proteína, e cerca de 43% desse total é composto por músculos esqueléticos. O corpo possui uma pequena reserva de proteínas circulante, conhecida como proteína lábil, que corresponde a 1% do total da proteína corporal. Esse valor é pequeno, porém muito importante para manter a dinâmica das proteínas no interior do organismo. Isso significa que, se você necessitar imediatamente de algum aminoácido, ele será retirado dessa fonte.

Quando você faz uma refeição deficiente em algum aminoácido, por exemplo, seu organismo utiliza o aminoácido dessa reserva. Assim, é importante saber que não é preciso ter todos os aminoácidos em todas as refeições. O essencial é ingerir tudo o que necessita ao longo do dia. Mais adiante, explico, em detalhes, que ao consumir alimentos *in natura* é praticamente impossível não ingerir todos os aminoácidos, apesar de a variação de grupos alimentares ser mínima.

> Os tecidos, a exemplo dos músculos, estão em constante renovação, por isso as proteínas que os formam são degradadas e refeitas continuamente. Assim, elas podem voltar a fazer parte dos aminoácidos circulantes, formar novas proteínas ou serem excretadas.

Termos que você precisa conhecer

As diferentes fontes proteicas apresentam diferentes teores de aminoácidos. A qualidade de uma proteína é medida pela sua capacidade de fornecer os aminoácidos necessários para o crescimento, a manutenção e o reparo do organismo.

Na prática, há dois fatores que determinam a qualidade de uma proteína: a digestibilidade e a composição de aminoácidos (perfil) – esse conjunto é chamado de PDCAA.

A seguir, explico melhor esses conceitos e também outros termos dos quais você vai ouvir falar. É importante entender que todos eles são elementos matemáticos ou teóricos sobre as proteínas.

Digestibilidade

Se você ingerir 100 g de proteína e depois eliminar 20 g pelas fezes, significa que absorveu 80% da proteína. Em outras palavras, essa proteína tem digestibilidade de 80%.

Vale saber que as proteínas contêm um elemento chamado nitrogênio, que não está presente nos carboidratos e nas gorduras, e serve como medida para as proteínas; assim, ao mencionarmos o nitrogênio, sempre estamos nos referindo às proteínas.

O nitrogênio também pode ser produzido pelas bactérias intestinais. No caso dos vegetarianos, o cálculo final da digestibilidade das proteínas pode apresentar alterações, pois a flora bacteriana de quem não come carne tende a ser mais abundante e, por consequência, produz mais nitrogênio por ação das bactérias. Assim, o teor desse elemento nas fezes tende a ser maior porque houve produção por bactérias, não representando proteína não absorvida.

Diversos estudos recentes demonstram que a digestibilidade real da soja, de alguns cereais e de diversos feijões fica acima dos 90%, e não menos, como se supunha anteriormente. Há uma grande dificuldade em determinar o valor real, porque é necessário avaliar o quanto sobrou de proteína (nitrogênio) no final do intestino delgado, e não nas fezes. Essa análise é muito difícil de ser feita, pois implicaria na inserção de uma sonda com capacidade de aspiração no intestino delgado, ou teria de ser feita em pessoas cujo intestino grosso tenha sido removido.

De forma geral, a digestibilidade das proteínas vegetais é menor do que as animais. Alguns compostos existentes nos vegetais podem contribuir para essa redução, como, por exemplo, a parede celular da planta, que dificulta a digestão. Alguns produtos como o glúten de trigo, a farinha de trigo e a proteína isolada de soja apresentam digestibilidade tão boa (95%) quanto a dos alimentos de origem animal (ovos, leite e carne). Os cereais integrais em grãos, a ervilha, o arroz branco, a farinha de soja e o grão-de-bico oferecem digestibilidade em torno de 80% a 90%. Mas, como vimos, esse valor pode ser maior.

Ainda há muitas questões a serem estudadas sobre a digestibilidade, pois os métodos utilizados dão margem a questionamentos e dúvidas. E, no final das contas, isso pouco importa, tendo em vista que a deficiência de proteínas em vegetarianos não é encontrada na literatura científica.

AQUECIMENTO DAS PROTEÍNAS

O tipo de aquecimento e a temperatura atingida durante o processo de cozimento modificam a digestibilidade da proteína do alimento. O cozimento em água, geralmente, melhora a qualidade da proteína, enquanto o calor a seco e o ato de tostar a reduzem. Em geral, os processos culinários que atingem altas temperaturas diminuem o aproveitamento das proteínas, a exemplo da produção industrial de cereais matinais.

A proteína de referência

Para comparar o teor de aminoácidos dos alimentos, em 1946, dois autores (Block e Mitchell) propuseram que a proteína do ovo (a albumina) fosse utilizada como o aminoácido padrão, ou seja, como base de comparação com os outros alimentos. Ocorre que, como o ovo apresenta uma concentração muito alta de aminoácidos essenciais, isso fez com que outros alimentos fossem considerados, equivocadamente, inadequados para a nutrição humana.

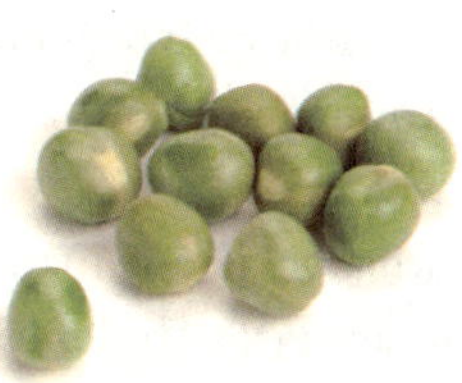

A partir daí, criou-se um problema. São corriqueiras as comparações entre alimentos de origem animal e os de origem vegetal, quando o mais inteligente seria confrontar a necessidade de aminoácidos com os grupos alimentares. O reino animal tende a conter mais proteínas do que o reino vegetal, mas os vegetais oferecem em maior quantidade as proteínas de que o corpo precisa.

Aminoácido limitante

Diversos alimentos contêm aminoácidos em boa quantidade. Se, por acaso, um dos aminoácidos estiver presente numa quantidade mais baixa quando comparado com a clara do ovo (que é a proteína de referência), ele será chamado de aminoácido limitante. E sabemos que, se falta um único aminoácido em nosso organismo, nossa capacidade de construir a proteína é limitada, ou seja, é um aminoácido limitante à síntese proteica.

Assim, é importante ressaltar que o aminoácido limitante não é um composto ausente em determinado alimento ou grupo alimentar. E mais: os alimentos de origem vegetal contêm todos os aminoácidos de que o corpo precisa, conforme você pode ver na tabela "Aminoácidos nos alimentos", na página 189.

De forma geral, a lisina é o aminoácido limitante dos alimentos do grupo dos cereais, e a metionina é o do grupo das leguminosas. Teoricamente, como a dieta da população mundial é baseada em cereais, a lisina acaba sendo o aminoácido no qual se deve prestar mais atenção.

> Mesmo que haja pouca lisina na refeição realizada, haverá mais do que suficiente para ser utilizada, sem que o músculo seja degradado, porque nosso organismo tem capacidade de armazenar esse componente.

A tabela na página 189 mostra diversos pontos importantes. Na coluna "Escore do aminoácido limitante", observe a relação do aminoácido presente em menor quantidade no alimento com relação à proteína padrão (ovo). Os números devem ser interpretados da seguinte forma: quanto mais elevado o valor, melhor é o teor do aminoácido do alimento. Considere que todos os alimentos com o valor 100 têm um perfil de proteínas tão bom quanto o ovo. Na coluna "Qual é o aminoácido limitante" está descrito qual é o aminoácido presente em menor quantidade no alimento.

Na coluna "Escore da lisina", observe o valor desse importante aminoácido em relação ao alimento dosado e também ao ovo. Interprete da seguinte maneira: quanto maior for o valor encontrado, mais rico em lisina o alimento é. Os produtos que apresentam valores acima de 100 oferecem maior teor do que o ovo, que possui uma concentração de aminoácidos essenciais muito elevada.

AMINOÁCIDOS NOS ALIMENTOS			
Grupo dos grãos			
	Escore do aminoácido limitante	**Qual é o aminoácido limitante**	**Escore da lisina**
Amaranto	89	Lisina	89
Trigo-sarraceno	87	Lisina	87
Aveia	72	Lisina	72
Centeio	71	Lisina	62
Arroz integral	66	Lisina	66
Cevada	64	Lisina	64
Arroz branco	62	Lisina	62
Milho	49	Lisina	49
Triguilho	48	Lisina	48
Triticale	48	Lisina	48
Trigo *durum*	46	Lisina	46
Farinha de trigo	38	Lisina	38
Sorgo	35	Lisina	35
Painço	33	Lisina	33
Espaguete	33	Lisina	33
Hortaliças			
	Escore do aminoácido limitante	**Qual é o aminoácido limitante**	**Escore da lisina**
Espinafre	100	Não há	105
Batata	91	Leucina	105
Ervilha verde	85	Aminoácido sulfurado	101
Batata-doce	85	Lisina	85
Feijão-verde	83	Lisina	83
Pimentão	77	Lisina e leucina	77
Repolho	73	Aminoácido sulfurado	81
Quiabo	70	Lisina	70
Abóbora	70	Treonina	95
Brócolis	67	Leucina	82
Inhame (cará)	66	Lisina	66
Cenoura	58	Aminoácido sulfurado	67
Tomate	56	Leucina	64
Cebola	53	Leucina	82
Nabo	53	Aminoácidos aromáticos	69
Mandioca	44	Leucina	56

Leguminosas			
	Escore do aminoácido limitante	Qual é o aminoácido limitante	Escore da lisina
Feijão-branco	100	Não há	118
Feijão-vermelho ou roxo	100	Não há	118
Grão-de-bico	100	Não há	115
Feijão-fradinho	100	Não há	117
Feijão-de-soja	100	Não há	115
Feijão-de-lima	95	Aminoácidos sulfurados	116
Feijão-guando	91	Aminoácidos sulfurados	121
Lentilha	86	Aminoácidos sulfurados	120
Broto de feijão	83	Aminoácidos sulfurados	120
Tremoço	78	Aminoácidos sulfurados	92
Oleaginosas			
	Escore do aminoácido limitante	Qual é o aminoácido limitante	Escore da lisina
Pistache	100	Não há	107
Sementes de abóbora	100	Não há	129
Castanha de caju	92	Lisina	92
Sementes de algodão	88	Lisina	88
Coco	76	Lisina	76
Sementes de girassol	71	Lisina	71
Castanha-do-pará	65	Lisina	65
Noz-pecã	65	Lisina	65
Amendoim	62	Lisina	62
Amêndoa	58	Lisina	58
Sementes de gergelim	55	Lisina	55
Noz	47	Lisina	47
Frutas			
	Escore do aminoácido limitante	Qual é o aminoácido limitante	Escore da lisina
Abacate	82	Lisina	82
Banana	80	Lisina	80
Maçã	75	Aminoácidos aromáticos	109
Abacaxi	74	Leucina	111
Banana-da-terra	69	Leucina	80
Figo	67	Lisina e leucina	69
Pera	62	Lisina	62
Pêssego	57	Lisina	57
Laranja	37	Leucina	86
Ameixa	37	Lisina	37

Obs.: Aminoácidos sulfurados = cisteína e metionina.

Fala-se muito da soja como uma fonte de proteínas tão rica quanto a carne, mas, observando a tabela, você percebe que alguns feijões, grão-de-bico, pistache e sementes de abóbora são boas fontes e se equiparam ao ovo.

Mais um lembrete importante: o que importa é a soma de todos os aminoácidos que você come ao longo do dia, e não quanto cada alimento contém por si só, como explico adiante.

Qualidade da proteína (PDCAA)

O PDCAA é uma relação entre a digestibilidade da proteína e o seu teor de aminoácidos. Ele é o método preconizado pela Organização das Nações Unidas para a Agricultura e a Alimentação (FAO, na sigla em inglês) e pela Organização Mundial da Saúde (OMS) para avaliar a qualidade da proteína desde 1991.

Assim, para falar sobre qualidade de proteínas, não devemos utilizar seu valor biológico (ver adiante), e sim o PDCAA. Seguindo esse método, a proteína de soja apresenta a mesma qualidade atribuída à proteína animal, como o bife. Avaliando a alimentação como um todo, esse valor não é muito diferente entre onívoros e vegetarianos. Veja a tabela a seguir:

PDCAA	
Dieta global	**PDCAA**
Onívoros britânicos	89
Vegetarianos britânicos	81

Valor biológico

O valor biológico é a relação entre a proteína (aminoácidos) absorvida (ou seja, que passou do intestino para o sangue) e a eliminada pela urina. Se a quantidade expelida for maior do que a absorvida, significa que o organismo não conseguiu reter os aminoácidos do alimento, pois, provavelmente, a quantidade de um ou mais aminoácidos do alimento foi insuficiente para o corpo.

Como não consumimos os alimentos isoladamente, o valor biológico perde sua importância, pois o que importa é a soma de todos os aminoácidos ingeridos no conjunto de uma refeição. É por essa razão que o valor biológico perde sua validade na alimentação cotidiana. Ele é mais válido se a dieta for composta de um único alimento fonte de aminoácidos, o que ocorre quando uma pessoa não consegue se alimentar e precisa receber os nutrientes por sonda. E, mesmo nessa condição, a avaliação deve ser feita pelo PDCAA, e não pelo valor biológico.

Proteínas completas e incompletas

Pelo fato de as proteínas animais (carnes, ovos e lácteos) conterem todos os aminoácidos essenciais em grandes quantidades, elas são chamadas de proteínas completas. Já os alimentos vegetais possuem, geralmente, um ou mais aminoácidos limitantes, por isso são chamados de proteínas incompletas.

Esses termos são inadequados, já que trazem a ideia errônea de que, comendo proteínas vegetais, faltarão aminoácidos. Como disse anteriormente, a proteína vegetal oferece aminoácidos em menor quantidade do que o ovo, mas contém todos os aminoácidos essenciais, como você pode conferir mais à frente, nas tabelas nutricionais que apresento.

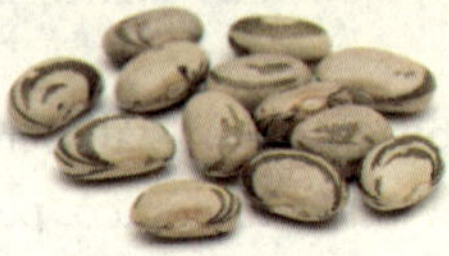

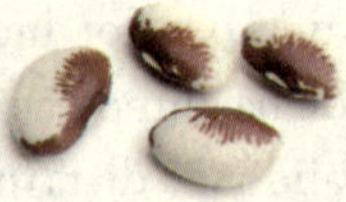

Complementação de proteínas

Como os vegetais têm menor teor de alguns aminoácidos específicos, fala-se muito em complementação por meio da combinação de diferentes alimentos. Por exemplo: enquanto os alimentos do grupo dos cereais contêm menos lisina, as leguminosas (feijões) têm grande quantidade desse aminoácido. Da mesma forma, as leguminosas oferecem menos metionina, que é abundante no grupo dos cereais. Isso mostra que os alimentos do grupo dos cereais complementam os do grupo das leguminosas.

Em animais, como ratos e porcos, o uso de aminoácidos complementares na mesma refeição se mostra bastante importante na eficiência da proteína ingerida. No entanto, o metabolismo proteico desses animais é muito diferente do de seres humanos. Estudos realizados em humanos adultos demonstram que, mesmo que os grupos alimentares sejam consumidos separadamente em duas a três refeições durante o dia, o balanço de aminoácidos se mantém adequado. Isso significa que, se você ingerir arroz no almoço e feijão no jantar, por exemplo, não há prejuízo algum na manutenção dos aminoácidos no organismo.

A regra é simples: você deve atingir a ingestão da quantidade diária necessária de todos os aminoácidos. Isso pode e deve ser feito ao longo do dia.

Ingestão máxima de proteínas

Apesar de não existir uma recomendação de ingestão máxima de proteínas estabelecida, isso não significa que devemos abusar delas.

Diversas doenças, como osteoporose, insuficiência renal, câncer, doenças cardiovasculares e obesidade, estão associadas à alta ingestão de proteínas de origem animal. No entanto, não se pode afirmar que isso ocorre pela maior quantidade de proteínas consumida, pois esses alimentos contêm outros compostos nocivos, além de, geralmente, estarem associados ao excesso de produtos mais calóricos.

O fato é que o excesso de proteínas faz com que o organismo tenha que se livrar do nitrogênio contido nelas e que é altamente tóxico. Ele causa maior demanda do fígado no processo de eliminação, para que seja transformado em ureia. A excreção renal de altas quantidades de ureia aumenta a pressão nos vasos sanguíneos dos rins (arteríolas renais), podendo danificar esses órgãos a longo prazo.

Não há nenhuma vantagem em adotar uma dieta com excesso de proteínas, pois essa sobra se transformará em carboidrato e gordura e exigirá mais trabalho do fígado e dos rins.

Dietas vegetarianas e proteínas

O consumo de proteínas vegetais corresponde a 65% do total de proteínas ingeridas pelas pessoas no mundo todo, embora nos Estados Unidos a porcentagem seja de apenas 32%; os cereais são a fonte mais comum desse tipo de proteína. No entanto, o crescimento populacional e o crescimento econômico de alguns países tendem a elevar cada vez mais o consumo de carne, mudando esse panorama de distribuição.

Lembre-se de que a ingestão de proteínas para todos os adultos – onívoros e vegetarianos – deve permanecer entre 10% a 15% do total da refeição. Geralmente, essa taxa é de 13% a 14% na dieta dos vegetarianos, e fica entre 16% e 17% na dos onívoros. A análise de diversos estudos mostra que os vegetarianos não estão sujeitos a um risco maior de deficiência de proteínas que os onívoros.

Mas tudo isso é relativo. Há um tipo de dieta vegetariana chamada Eco-Atkins, e nela a ingestão de proteínas por lactovegetarianos chega a 31%. Trata-se de uma versão vegetariana da famosa dieta Atkins, que prioriza o consumo de proteína animal e gordura em detrimento do carboidrato para emagrecer. Já a Eco-Atkins estabelece a ingestão apenas de proteína de origem vegetal. Assim, o que determina a quantidade de proteínas que você ingere não é o tipo de dieta adotado, e sim a composição do que consome.

Oito mitos sobre as proteínas vegetais

O artigo científico que primeiro citou estes mitos data de 1994, mas é usado até hoje nos pareceres sobre proteínas da Organização Mundial da Saúde. Vamos conhecê-los.

Mito: as proteínas vegetais são incompletas (carentes de aminoácidos).

Verdade: alguns alimentos podem apresentar baixos teores de um ou mais aminoácidos específicos. A combinação de grupos alimentares diferentes fornece todos os aminoácidos em ótimas quantidades.

Mito: as proteínas provenientes de fontes vegetais não são "tão boas" quanto as de fontes animais.

Verdade: as proteínas vegetais podem ser tão boas ou melhores que as proteínas animais. A qualidade depende da fonte da proteína vegetal ou da sua combinação.

Mito: as diferentes proteínas vegetais devem ser consumidas juntas na mesma refeição para atingir um alto valor nutricional.

Verdade: os aminoácidos não precisam ser consumidos todos na mesma refeição. O mais importante é consumi-los ao longo do dia.

Mito: os métodos utilizados em animais para determinar os valores de necessidade nutricional de proteína também são adequados para humanos.

Verdade: esses métodos costumam subestimar a qualidade nutricional das proteínas, já que as necessidades e a velocidade de utilização delas são muito diferentes entre os animais e os seres humanos.

Mito: as proteínas vegetais não são bem digeridas.

Verdade: a digestibilidade pode variar de acordo com a fonte e o preparo da proteína vegetal. Assim, a capacidade de digerir a proteína vegetal pode ser tão alta quanto a animal para alguns alimentos.

Mito: a proteína vegetal não oferece o suficiente para suprir as necessidades humanas de aminoácidos.

Verdade: a ingestão dos aminoácidos essenciais pode ser tranquilamente atingida utilizando-se apenas as proteínas vegetais ou uma combinação delas com as de origem animal, como ovos, leite e queijo.

Mito: os aminoácidos das proteínas vegetais são desbalanceados e isso limita o seu valor nutricional.

Verdade: não há nenhuma evidência de que esse balanço seja relevante. O importante é que a pessoa consiga ingerir o valor recomendado ao longo do dia. Pode ocorrer desbalanceamento em caso de suplementação inadequada de aminoácidos, por isso, é tão importante ter o acompanhamento de um profissional de saúde. Vale lembrar que a ideia do desbalanceamento é arbitrária, pois considera a comparação com a clara do ovo em vez de considerar a necessidade nutricional do organismo.

Mito: existem aminoácidos na carne que não podem ser encontrados em nenhum alimento do reino vegetal.

Verdade: todos os aminoácidos essenciais são encontrados em abundância no reino vegetal.

Tirando a limpo a questão das proteínas na dieta vegetariana

Vamos agora entrar numa parte muito importante do nosso estudo para entendermos, na prática, que a dieta vegetariana fornece tudo de que necessitamos. Para isso, há uma tabela completa com o teor de proteínas e aminoácidos dos alimentos ao final deste capítulo, a partir da página 208.

Como não há tabelas brasileiras com discriminação significativa de aminoácidos de alimentos, recorri à tabela SR27, do Departamento de Agricultura dos Estados Unidos (USDA, na sigla em inglês), com mais de 8.000 alimentos e seu teor de aminoácidos. Você encontra essa tabela na internet ao buscar "SR27 download". Caso queira o link pronto, procure o vídeo 40 da série Alimentação Vegetariana Sem Dúvida no meu canal do Youtube (Alimentação Sem Carne – Dr. Eric Slywitch).

Com base nesse material, apresento os próximos temas para aprofundarmos nosso estudo sobre as proteínas e os aminoácidos.

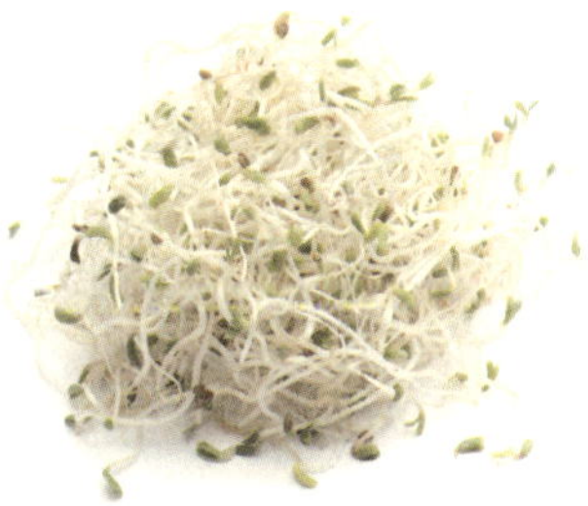

Como obter a quantidade necessária de proteína na dieta vegetariana?

A resposta é fácil: basta ingerir a quantidade de calorias necessárias por dia. Não se assuste, é simples assim.

Como você pode ver na tabela a seguir, a maioria dos grupos alimentares tem um ótimo teor de proteína. Se considerarmos que o recomendado é a proteína corresponder de 10% a 15% do total calórico ingerido diariamente, então são boas as chances de você obter o que precisa apenas ao se alimentar de forma balanceada, sem exagerar nos produtos refinados e nos amiláceos, lembrando que óleos e doces não contêm proteínas.

As verduras e os legumes apresentam alto valor proteico, mas, pelo fato de serem muito pobres em calorias, não é possível atingir a necessidade diária de proteína com apenas esses alimentos. Por exemplo: para atingir 2.000 calorias comendo couve, seria necessário ingerir 6,6 kg da folha!

Em relação às carnes, note que elas são muito ricas em proteína, e é por isso que uma dieta à base desse tipo de alimento pode ultrapassar a quantidade máxima recomendada (35%).

Mas quero aprofundar um pouco o nosso estudo sobre a proteína, utilizando duas tabelas que já mencionei antes, a tabela Taco, elaborada por um grupo de estudos da Unicamp, e a tabela SR27, do Departamento de Agricultura dos Estados Unidos. A primeira considera que 1 g de proteína contém 4 kcal; já a segunda apresenta diferentes valores calóricos para 1 g de proteína de acordo com o alimento, pois é uma tabela mais completa.

PERCENTUAL DAS KCAL DAS PROTEÍNAS EM RELAÇÃO ÀS KCAL TOTAIS DOS ALIMENTOS		
	Fonte SR27	Fonte Taco
Grupo	% da proteína em relação às kcal totais	% da proteína em relação às kcal totais
Crustáceos	85,5	-
Peixe	69,1	71,3
Peru	61,5	-
Frango	56,6	43,6
Porco	54,5	35,3
Boi	47,5	46,4
Ovos	38,4	33,7
Queijos	29,71	25
Leite e iogurte	27,37	18,5
Frios	25,7	38,5
Cogumelos	24,4	-
Leguminosas	24,0	26,7
Germinados	22,9	-
Verduras	21,7	36,5
Condimentos frescos	13,3	31,4
Condimentos secos	13,3	-
Legumes	12,3	23,1
Cereais integrais em grão	11,4	11
Pasta de oleaginosas	11,3	-
Derivados de cereais integrais	11,31	-
Oleaginosas	10,5	10
Cereais refinados	9,11	7,7
Amiláceos	5,73	5
Frutas frescas	4,9	6,6
Frutas secas	3,3	-
Amidos concentrados	0,21	-

Para entendermos o cálculo, vamos lembrar duas informações: 1) a proteína deve corresponder de 10% a 15% do valor calórico total ingerido diariamente, e 2) de acordo com a tabela Taco, 1 g de proteína contém 4 kcal.

Muito bem. Suponhamos que um alimento possua 10 g de proteína e 350 kcal. Isso quer dizer que o total de proteína soma 40 kcal, o que equivale a 11,4% do total de calorias do alimento. Assim, a ingestão desse alimento por si só, caso fosse ingerido até atingir a necessidade de quilocalorias da pessoa, já cobriria a cota diária.

Mas, como mencionei, a tabela SR27 – mais completa e mais indicada para referência do que a tabela Taco – não considera o valor de 4 kcal por 1 g de proteína para todos os alimentos. Por isso, para facilitar as contas, utilizei os números da tabela SR27 e montei o quadro que está nas páginas 226-253 com as seguintes informações:

- a descrição do alimento;
- a quantidade de proteína existente nesse alimento (em gramas);
- o valor energético de 100 g desse alimento (em kcal);
- o valor energético de 1 g de proteína desse alimento (em kcal);
- o valor energético total da proteína existente nessa quantidade de alimento (em kcal);
- a porcentagem que essa quantidade de proteína representa em relação ao total de calorias do alimento.

Vamos tomar a aveia como exemplo: 100 g de aveia têm 16,9 g de proteína e 389 kcal. Cada 1 g de proteína da aveia tem 3,46 kcal; portanto, o total de proteína dessa quantidade de aveia tem 58,4 kcal. Isso corresponde a 15% do total de calorias dessa quantidade de alimento. Assim, se você só ingerir aveia o dia todo até atingir sua necessidade de quilocalorias, a quantidade de proteína diária recomendada terá ultrapassado, com folga, os 10% necessários.

Como obter a quantidade necessária de aminoácidos na dieta vegetariana

Consumir a quantidade de proteínas e de aminoácidos é extremamente simples e requer alguns poucos ajustes na dieta, como você vai ver. Vou mostrar sete tipos de dieta diferentes e vamos juntos tirar algumas conclusões a respeito dos aminoácidos.

Para que possamos elaborar cardápios, vamos utilizar as porções recomendadas nos antigos guias alimentares do Ministério da Saúde, pois a nova versão não traz mais referência às porções. Assim, atribuí a cada grupo alimentar uma quantidade média de quilocalorias e estabeleci os valores para cada porção dos grupos alimentares que formarão as diferentes dietas que vamos analisar.

GRUPOS ALIMENTARES DIVIDIDOS EM PORÇÕES E SEUS VALORES MÉDIOS DE NUTRIENTES						
		Energia	Proteína	Fenilalanina + Tirosina	Histidina	Isoleucin
Grupo alimentar	Porções	(kcal)	(g)	(mg)	(mg)	(mg)
Cereais integrais (grão)	1	150	5,1	398	125	192
Leguminosas	1	55	3,8	328	109	172
Frutas frescas	1	70	0,9	46	17	28
Legumes	1	15	0,6	35	12	21
Verduras	1	15	1,3	78	22	54
Leite e iogurte	1	120	7,1	699	183	390
Carne de boi	1	190	18,4	1377	623	838
Óleos	1	73	0,0	0	0	0
Doces	1	110	0,0	0	0	0

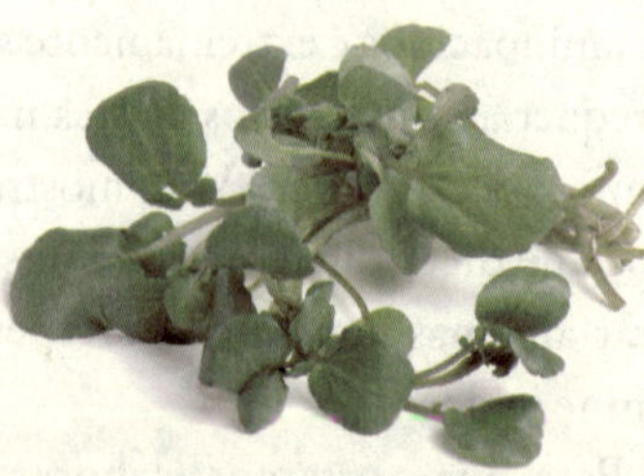

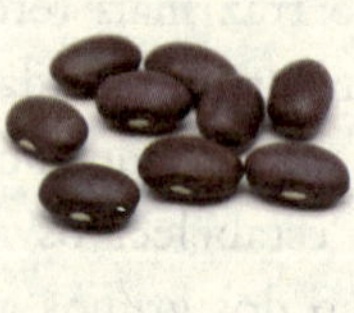

Quero frisar que, na composição dos cardápios, 1 porção de leguminosas equivale a apenas 2 colheres de sopa do feijão cozido. Assim, como muitos cardápios que modifiquei levarão ao aumento da quantidade de porções de feijões, lembre-se de que uma porção corresponde a 2 colheres de sopa e 1 concha de feijão equivale a 7 colheres de sopa.

Para os cálculos, uso como exemplo um homem de 70 kg, que necessita de 30 kcal/kg de peso e, portanto, 2.100 kcal por dia. Sua necessidade de proteínas é de 0,8 g/kg, portanto, 56 g de proteína. Para o cálculo dos aminoácidos, utilizo a tabela fornecida anteriormente nesse capítulo. Assim, esse homem precisará ingerir:

Leucina (mg)	Lisina (mg)	Metionina + Cisteína (mg)	Treonina (mg)	Triptofano (mg)	Valina (mg)	Medida caseira
388	177	196	166	62	247	6 colheres de sopa de arroz integral
303	262	95	150	46	192	2 colheres de sopa de feijão cozido
46	42	19	29	9	36	1 maçã ou 1 banana
31	28	15	23	6	25	3 colheres de sopa de abobrinha
78	64	31	49	16	62	15 ramos de rúcula
695	595	251	309	78	514	200 ml de leite
1515	1616	704	801	175	914	4 pedaços de carne cozida
0	0	0	0	0	0	1 colher de sopa de azeite
0	0	0	0	0	0	1 colher de sopa de açúcar

NECESSIDADE NUTRICIONAL DE ENERGIA, PROTEÍNAS E AMINOÁCIDOS PARA UM HOMEM DE 70 KG		
	aa em mg/kg/dia	mg/g de proteína
Energia (kcal)	2100	2100
Proteína (g)	56	56
Fenilalanina + Tirosina (mg)	2310	2296
Histidina (mg)	980	952
Isoleucina (mg)	1330	1288
Leucina (mg)	2940	2912
Lisina (mg)	2660	2632
Metionina + Cisteína (mg)	1330	1288
Treonina (mg)	1400	1344
Triptofano (mg)	350	336
Valina (mg)	1680	1624

CARDÁPIO 1				
Recomendação básica de grupos alimentares (com carne)				
		Energia	Proteína	Fenilalanina + Tirosina
Grupo Alimentar	Porções	(kcal)	(g)	(mg)
Cereais integrais (grão)	7	1050	35,8	2788
Leguminosas	1	55	3,8	328
Frutas frescas	3	210	2,8	139
Legumes	1	15	0,6	35
Verduras	2	30	2,6	156
Leite e iogurte	3	360	21,2	2096
Carne de boi	1	190	18,4	1377
Óleos	1	73	0,0	0
Doces	1	110	0,0	0
TOTAL		**2093**	**85,1**	**6920**
Necessidade final (aa em mg/kg/dia)		2100	56,0	2310
Necessidade final (mg/g de proteína)		2100	56,0	2296

Obs.: aa = aminoácidos. Recomendação básica de grupos alimentares (com carne). É o cardápio básico do Ministério d Saúde, que inclui carnes e laticínios. Observe que a soma dos aminoácidos ultrapassa tranquilamente o que necessitamo

CARDÁPIO 2				
Apenas retirando a carne				
		Energia	Proteína	Fenilalanina + Tirosina
Grupo Alimentar	Porções	(kcal)	(g)	(mg)
Cereais integrais (grão)	7	1050	35,8	2788
Leguminosas	1	55	3,8	328
Frutas frescas	3	210	2,8	139
Legumes	1	15	0,6	35
Verduras	2	30	2,6	156
Leite e iogurte	3	360	21,2	2096
Carne de boi	0	0	0,0	0
Óleos	1	73	0,0	0
Doces	1	110	0,0	0
TOTAL		**1903**	**66,8**	**5543**
Necessidade final (aa em mg/kg/dia)		2100	56,0	2310
Necessidade final (mg/g de proteína)		2100	56,0	2296

Obs.: aa = aminoácidos. Neste caso, retirando apenas a carne, sem nenhuma substituição, a quantidade de proteínas de todos os aminoácidos também ultrapassa, com folga, as necessidades nutricionais. Isso indica que a carne não tem mínima importância para a obtenção de proteínas e aminoácidos na dieta. Essa exclusão pode ser feita sem risco algum.

Histidina	Isoleucina	Leucina	Lisina	Metionina + Cisteína	Treonina	Triptofano	Valina
(mg)	(mg)	(mg)	(mg)	(mg)	(mg)	(mg)	(mg)
872	1347	2716	1236	1371	1163	437	1732
109	172	303	262	95	150	46	192
51	83	138	126	58	86	26	108
12	21	31	28	15	23	6	25
44	108	157	129	61	99	33	124
550	1170	2084	1785	753	927	233	1542
623	838	1515	1616	704	801	175	914
0	0	0	0	0	0	0	0
0	0	0	0	0	0	0	0
2260	**3740**	**6943**	**5180**	**3057**	**3250**	**955**	**4637**
980	1330	2940	2660	1330	1400	350	1680
952	1288	2912	2632	1288	1344	336	1624

Histidina	Isoleucina	Leucina	Lisina	Metionina + Cisteína	Treonina	Triptofano	Valina
(mg)	(mg)	(mg)	(mg)	(mg)	(mg)	(mg)	(mg)
872	1347	2716	1236	1371	1163	437	1732
109	172	303	262	95	150	46	192
51	83	138	126	58	86	26	108
12	21	31	28	15	23	6	25
44	108	157	129	61	99	33	124
550	1170	2084	1785	753	927	233	1542
0	0	0	0	0	0	0	0
0	0	0	0	0	0	0	0
0	0	0	0	0	0	0	0
1637	**2902**	**5428**	**3565**	**2353**	**2449**	**780**	**3723**
980	1330	2940	2660	1330	1400	350	1680
952	1288	2912	2632	1288	1344	336	1624

CARDÁPIO 3

Carne trocada por feijão

Grupo Alimentar	Porções	Energia (kcal)	Proteína (g)	Fenilalanina + Tirosina (mg)
Cereais integrais (grão)	7	1050	35,8	2788
Leguminosas	5	275	19,1	1640
Frutas frescas	3	210	2,8	139
Legumes	1	15	0,6	35
Verduras	2	30	2,6	156
Leite e iogurte	3	360	21,2	2096
Carne de boi	0	0	0,0	0
Óleos	1	73	0,0	0
Doces	1	110	0,0	0
TOTAL		**2123**	**82,1**	**6854**
Necessidade final (aa em mg/kg/dia)		2100	56,0	2310
Necessidade final (mg/g de proteína)		2100	56,0	2296

Obs.: aa = aminoácidos. Como vimos no decorrer deste livro, devemos trocar as carnes pelos feijões. Observe que ao fazer isso, a quantidade de todos os aminoácidos ingeridos se mantém excelente, e o teor de muitos deles fica até quatro vezes acima do necessário.

CARDÁPIO 4

Carne trocada por cereais

Grupo Alimentar	Porções	Energia (kcal)	Proteína (g)	Fenilalanina + Tirosina (mg)
Cereais integrais (grão)	8	1200	40,9	3186
Leguminosas	1	55	3,8	328
Frutas frescas	3	210	2,8	139
Legumes	1	15	0,6	35
Verduras	2	30	2,6	156
Leite e iogurte	3	360	21,2	2096
Carne de boi	0	0	0,0	0
Óleos	1	73	0,0	0
Doces	1	110	0,0	0
TOTAL		**2053**	**71,9**	**5941**
Necessidade final (aa em mg/kg/dia)		2100	56,0	2310
Necessidade final (mg/g de proteína)		2100	56,0	2296

Obs.: aa = aminoácidos. Muitas pessoas dizem que alguns vegetarianos não fazem trocas adequadas, pois deixam de comer carne e colocam cereais no prato; é o famoso "trocar carne por carboidratos". No entanto, ao substituir as carnes por cereais integrais, a quantidade de aminoácidos ingeridos é superior à necessidade do indivíduo.

Histidina	Isoleucina	Leucina	Lisina	Metionina + Cisteína	Treonina	Triptofano	Valina
(mg)	(mg)	(mg)	(mg)	(mg)	(mg)	(mg)	(mg)
872	1347	2716	1236	1371	1163	437	1732
544	862	1515	1310	477	751	230	961
51	83	138	126	58	86	26	108
12	21	31	28	15	23	6	25
44	108	157	129	61	99	33	124
550	1170	2084	1785	753	927	233	1542
0	0	0	0	0	0	0	0
0	0	0	0	0	0	0	0
0	0	0	0	0	0	0	0
2072	**3591**	**6640**	**4613**	**2735**	**3049**	**964**	**4493**
980	1330	2940	2660	1330	1400	350	1680
952	1288	2912	2632	1288	1344	336	1624

Histidina	Isoleucina	Leucina	Lisina	Metionina + Cisteína	Treonina	Triptofano	Valina
(mg)	(mg)	(mg)	(mg)	(mg)	(mg)	(mg)	(mg)
996	1540	3104	1412	1567	1329	499	1979
109	172	303	262	95	150	46	192
51	83	138	126	58	86	26	108
12	21	31	28	15	23	6	25
44	108	157	129	61	99	33	124
550	1170	2084	1785	753	927	233	1542
0	0	0	0	0	0	0	0
0	0	0	0	0	0	0	0
0	0	0	0	0	0	0	0
1761	**3094**	**5816**	**3741**	**2549**	**2615**	**843**	**3971**
980	1330	2940	2660	1330	1400	350	1680
952	1288	2912	2632	1288	1344	336	1624

CARDÁPIO 5

Carnes e laticínios trocados por cereais

Grupo Alimentar	Porções	Energia (kcal)	Proteína (g)	Fenilalanina + Tirosina (mg)
Cereais integrais (grão)	11	1650	56,3	4381
Leguminosas	1	55	3,8	328
Frutas frescas	3	210	2,8	139
Legumes	1	15	0,6	35
Verduras	2	30	2,6	156
Leite e iogurte	0	0	0,0	0
Carne de boi	0	0	0,0	0
Óleos	1	73	0,0	0
Doces	1	110	0,0	0
TOTAL		**2143**	**66,1**	**5040**
Necessidade final (aa em mg/kg/dia)		2100	56,0	2310
Necessidade final (mg/g de proteína)		2100	56,0	2296

Obs.: aa = aminoácidos. Passo agora à dieta vegetariana estrita, trocando as carnes e os laticínios por cereais integrais. Nesse caso, a lisina não atinge a quantidade de que o corpo precisa. Ou seja, 2 colheres de sopa de feijão por dia seriam pouco para ofertar a quantidade de aminoácidos necessários.

CARDÁPIO 6

Dieta vegana com pouco feijão

Grupo Alimentar	Porções	Energia (kcal)	Proteína (g)	Fenilalanina + Tirosina (mg)
Cereais integrais (grão)	10	1500	51,2	3983
Leguminosas	2	110	7,7	656
Frutas frescas	4	280	3,7	186
Legumes	3	45	1,9	106
Verduras	4	60	5,1	312
Leite e iogurte	0	0	0,0	0
Carne de boi	0	0	0,0	0
Óleos	1	73	0,0	0
Doces	0	0	0,0	0
TOTAL		**2068**	**69,5**	**5243**
Necessidade final (aa em mg/kg/dia)		2100	56,0	2310
Necessidade final (mg/g de proteína)		2100	56,0	2296

Obs.: aa = aminoácidos. Baseado no cardápio anterior, apenas com pequenos ajustes, mesmo se essa opção contiver muitos cereais integrais, a quantidade mínima necessária de lisina por dia é ultrapassada. Tendo isso em vista, minha sugestão é que a dieta vegetariana estrita contenha, pelo menos, 4 colheres de sopa de leguminosas cozidas por dia para atingir o mínimo de lisina de que o organismo precisa.

Histidina	Isoleucina	Leucina	Lisina	Metionina + Cisteína	Treonina	Triptofano	Valina
(mg)	(mg)	(mg)	(mg)	(mg)	(mg)	(mg)	(mg)
1370	2117	4268	1942	2155	1828	686	2721
109	172	303	262	95	150	46	192
51	83	138	126	58	86	26	108
12	21	31	28	15	23	6	25
44	108	157	129	61	99	33	124
0	0	0	0	0	0	0	0
0	0	0	0	0	0	0	0
0	0	0	0	0	0	0	0
0	0	0	0	0	0	0	0
1585	**2502**	**4896**	**2486**	**2384**	**2186**	**797**	**3171**
980	1330	2940	2660	1330	1400	350	1680
952	1288	2912	2632	1288	1344	336	1624

Histidina	Isoleucina	Leucina	Lisina	Metionina + Cisteína	Treonina	Triptofano	Valina
(mg)	(mg)	(mg)	(mg)	(mg)	(mg)	(mg)	(mg)
1245	1925	3880	1765	1959	1661	624	2474
217	345	606	524	191	300	92	385
68	110	184	168	77	114	35	145
35	63	92	84	45	70	18	75
89	217	314	257	123	198	65	248
0	0	0	0	0	0	0	0
0	0	0	0	0	0	0	0
0	0	0	0	0	0	0	0
0	0	0	0	0	0	0	0
1654	**2659**	**5075**	**2798**	**2394**	**2344**	**834**	**3326**
980	1330	2940	2660	1330	1400	350	1680
952	1288	2912	2632	1288	1344	336	1624

CARDÁPIO 7				
Carnes e laticínios trocados por feijões e verduras				
		Energia	Proteína	Fenilalanina + Tirosina
Grupo Alimentar	Porções	(kcal)	(g)	(mg)
Cereais integrais (grão)	8	1200	40,9	3186
Leguminosas	8	440	30,6	2623
Frutas frescas	4	280	3,7	186
Legumes	3	45	1,9	106
Verduras	4	60	5,1	312
Leite e iogurte	0	0	0,0	0
Carne de boi	0	0	0,0	0
Óleos	1	73	0,0	0
Doces	0	0	0,0	0
TOTAL		**2098**	**82,3**	**6414**
Necessidade final (aa em mg/kg/dia)		2100	56,0	2310
Necessidade final (mg/g de proteína)		2100	56,0	2296

Obs.: aa = aminoácidos. Finalmente, ao organizar uma dieta vegetariana estrita, com oito porções de leguminosas, ou seja, 2 conchas por dia, percebemos que a segurança é total.

Como poupar a proteína ingerida

A proteína é um nutriente nobre. Assim, o ideal é utilizá-la para funções igualmente importantes, como a construção de hormônios e a manutenção da massa muscular. No entanto, ao ingerir menos proteínas do que o necessário, ela é destruída e transformada em carboidrato e gordura. Isso ocorre porque o cérebro não pode ficar sem carboidrato (glicose) no sangue; na falta dele, o organismo recorre à proteína muscular para obter a glicose.

Portanto, se você quiser poupar a proteína ingerida, é fundamental comer alimentos que contenham carboidratos a cada três horas, no máximo, e também nas refeições principais.

Dietas com maior teor de carboidrato podem ser estruturadas com 0,6 g de proteína por kg de peso por dia em vez de 0,8 g/kg/dia.

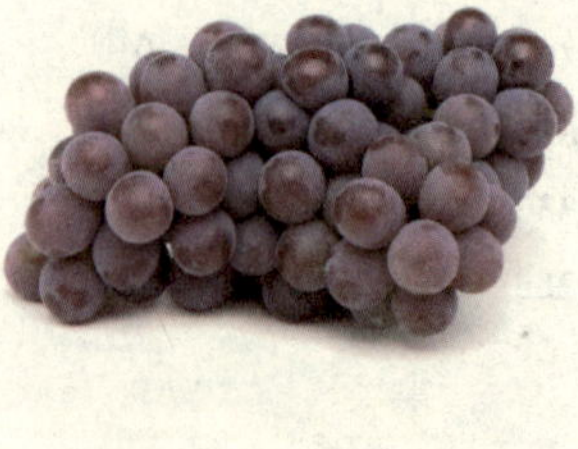

Histidina	Isoleucina	Leucina	Lisina	Metionina + Cisteína	Treonina	Triptofano	Valina
(mg)	(mg)	(mg)	(mg)	(mg)	(mg)	(mg)	(mg)
996	1540	3104	1412	1567	1329	499	1979
870	1379	2424	2096	763	1202	368	1538
68	110	184	168	77	114	35	145
35	63	92	84	45	70	18	75
89	217	314	257	123	198	65	248
0	0	0	0	0	0	0	0
0	0	0	0	0	0	0	0
0	0	0	0	0	0	0	0
0	0	0	0	0	0	0	0
2057	**3308**	**6117**	**4017**	**2574**	**2913**	**985**	**3985**
980	1330	2940	2660	1330	1400	350	1680
952	1288	2912	2632	1288	1344	336	1624

Conclusões

A dieta vegetariana fornece proteínas e aminoácidos em quantidade e qualidade adequadas para atingir as necessidades do indivíduo. Na prática, é possível obter isso sem variar muito os grupos alimentares nem ter a preocupação de consumo abundante de leguminosas. Ou seja, é algo muito simples.

Por conta disso, os estudos populacionais não detectam a carência de proteínas em vegetarianos. Como medida de segurança, na dieta vegetariana estrita, recomendo que a pessoa consuma pelo menos 4 colheres de sopa de leguminosas cozidas por dia.

TEOR NUTRICIONAL DE PROTEÍNAS NOS ALIMENTOS CRUS		
	Valor energético de 100 g do alimento (kcal)	Valor energético de 1 g de proteína (kcal)
CEREAL INTEGRAL		
Arroz	360	4
Flocos de aveia	394	4
Farinha de centeio	336	4
Farinha de milho amarela	351	4
Fubá	353	4
Milho verde	138	4
Média		
CEREAL REFINADO		
Arroz, tipo 1	358	4
Arroz, tipo 2	358	4
Farinha de arroz enriquecida	363	4
Farinha de rosca	371	4
Farinha de trigo	360	4
Lasanha, massa fresca	220	4
Macarrão instantâneo	436	4
Macarrão de trigo	371	4
Macarrão de trigo com ovos	371	4
Amido de milho	361	4
Média		
PÃES		
Pão de fôrma	253	4
Pão francês	300	4
Pão sovado	311	4
Torrada, pão francês	377	4
Média		
AMILÁCEOS		
Batata-baroa	101	4
Batata-doce	118	4
Batata-inglesa	64	4
Cará	96	4
Farinha de mandioca	361	4
Farinha de puba	360	4
Fécula de mandioca	331	4
Inhame	97	4
Mandioca	151	4
Média		

Valor energético total da proteína (kcal)	Porcentagem do valor energético da proteína em relação ao total de calorias do alimento	Quantidade de proteína (g)	Fonte	Número do alimento na tabela
29,3	8,1	7,3	Taco	2
55,7	14,1	13,9	Taco	7
50,1	14,9	12,5	Taco	32
28,8	8,2	7,2	Taco	33
28,9	8,2	7,2	Taco	43
26,4	19,1	6,6	Taco	44
	12,1			
28,6	8,0	7,2	Taco	4
29,0	8,1	7,2	Taco	6
5,1	1,4	1,3	Taco	31
45,5	12,3	11,4	Taco	34
39,2	10,9	9,8	Taco	35
28,0	12,7	7,0	Taco	38
35,2	8,1	8,8	Taco	39
40,0	10,8	10,0	Taco	40
41,3	11,1	10,3	Taco	41
2,4	0,7	0,6	Taco	42
	8,4			
47,8	18,9	12,0	Taco	50
31,8	10,6	8,0	Taco	53
33,6	10,8	8,4	Taco	54
42,1	11,2	10,5	Taco	63
	12,9			
4,2	4,1	1,0	Taco	87
5,0	4,3	1,3	Taco	89
7,1	11,0	1,8	Taco	92
9,1	9,5	2,3	Taco	103
6,2	1,7	1,6	Taco	121
6,5	1,8	1,6	Taco	123
2,1	0,6	0,5	Taco	124
8,2	8,5	2,1	Taco	126
4,5	3,0	1,1	Taco	130
	5,0			

	Valor energético de 100 g do alimento (kcal)	Valor energético de 1 g de proteína (kcal)
LEGUMINOSAS		
Feijão-carioca	329	4
Feijão-fradinho	339	4
Feijão-jalo	328	4
Feijão-preto	324	4
Feijão-rajado	326	4
Feijão-rosinha	337	4
Feijão-roxo	331	4
Grão-de-bico	355	4
Feijão-guando	344	4
Lentilha	339	4
Farinha de soja	404	4
Soja, extrato solúvel em pó	459	4
Tremoço	381	4
Média		
VERDURAS		
Acelga	21	4
Agrião	17	4
Aipo	19	4
Alface-americana	9	4
Alface crespa	11	4
Alface lisa	14	4
Alface roxa	13	4
Alfavaca	29	4
Alho-poró	32	4
Almeirão	18	4
Brócolis	25	4
Catalônia	24	4
Chicória	14	4
Couve-manteiga	27	4
Couve-flor	23	4
Espinafre	16	4
Broto de feijão	39	4
Jurubeba	126	4
Mostarda, folha	18	4
Repolho branco	17	4
Repolho roxo	31	4
Rúcula	13	4

Valor energético total da proteína (kcal)	Porcentagem do valor energético da proteína em relação ao total de calorias do alimento	Quantidade de proteína (g)	Fonte	Número do alimento na tabela
79,9	24,3	20,0	Taco	562
80,8	23,8	20,2	Taco	564
80,4	24,5	20,1	Taco	566
85,4	26,4	21,3	Taco	568
69,1	21,2	17,3	Taco	570
83,7	24,8	20,9	Taco	572
88,7	26,8	22,2	Taco	574
84,9	23,9	21,2	Taco	575
75,9	22,0	19,0	Taco	576
92,6	27,3	23,2	Taco	578
144,1	35,7	36,0	Taco	581
142,8	31,1	35,7	Taco	583
134,3	35,2	33,6	Taco	585
	26,7			
5,8	27,6	1,4	Taco	74
10,8	64,9	2,7	Taco	75
3,0	15,9	0,8	Taco	76
2,4	27,7	0,6	Taco	77
5,4	50,5	1,3	Taco	78
6,8	48,9	1,7	Taco	79
3,6	28,5	0,9	Taco	80
10,6	36,4	2,7	Taco	81
5,7	17,9	1,4	Taco	83
7,1	39,2	1,8	Taco	84
14,6	57,2	3,6	Taco	101
7,5	31,3	1,9	Taco	105
4,6	32,9	1,1	Taco	111
11,5	42,5	2,9	Taco	115
7,6	33,8	1,9	Taco	117
8,0	49,6	2,0	Taco	119
16,7	43,0	4,2	Taco	125
17,7	14,0	4,4	Taco	128
8,4	46,6	2,1	Taco	135
3,5	20,5	0,9	Taco	149
7,6	24,7	1,9	Taco	150
7,1	53,8	1,8	Taco	152

	Valor energético de 100 g do alimento (kcal)	Valor energético de 1 g de proteína (kcal)
VERDURAS		
Serralha	30	4
Taioba	34	4
Média		
LEGUMES		
Abóbora cabotiã	39	4
Abóbora-brasileira	14	4
Abóbora-moranga	12	4
Abóbora-pescoço	24	4
Abobrinha italiana	19	4
Abobrinha paulista	31	4
Berinjela	20	4
Beterraba	49	4
Caruru	34	4
Cenoura	34	4
Chuchu	17	4
Jiló	27	4
Maxixe	14	4
Nabo	18	4
Pepino	10	4
Pimentão amarelo	28	4
Pimentão verde	21	4
Pimentão vermelho	23	4
Quiabo	30	4
Rabanete	14	4
Tomate, com semente	15	4
Tomate, extrato	61	4
Tomate, salada	21	4
Vagem	25	4
Média		
OLEAGINOSAS		
Leite de coco	166	4
Amendoim	544	4
Castanha-do-pará	643	4
Polpa de coco	406	4
Sementes de gergelim	584	4
Sementes de linhaça	495	4
Noz	620	4
Média		

Valor energético total da proteína (kcal)	Porcentagem do valor energético da proteína em relação ao total de calorias do alimento	Quantidade de proteína (g)	Fonte	Número do alimento na tabela
10,7	35,2	2,7	Taco	155
11,6	33,9	2,9	Taco	156
	36,5			
7,0	18,1	1,7	Taco	65
2,4	17,9	0,6	Taco	66
3,8	31,1	1,0	Taco	67
2,7	11,0	0,7	Taco	69
4,6	23,7	1,1	Taco	71
2,6	8,3	0,6	Taco	73
4,9	24,9	1,2	Taco	96
7,8	15,9	1,9	Taco	98
12,8	37,6	3,2	Taco	104
5,3	15,5	1,3	Taco	110
2,8	16,5	0,7	Taco	113
5,6	20,5	1,4	Taco	127
5,6	40,5	1,4	Taco	134
4,8	26,5	1,2	Taco	137
3,5	36,5	0,9	Taco	142
4,9	17,5	1,2	Taco	143
4,2	19,7	1,1	Taco	144
4,2	17,9	1,0	Taco	145
7,7	25,6	1,9	Taco	147
5,6	40,5	1,4	Taco	148
4,4	28,6	1,1	Taco	157
9,7	16,0	2,4	Taco	158
3,2	15,8	0,8	Taco	161
7,1	28,7	1,8	Taco	162
	23,1			
4,1	2,4	1,0	Taco	523
108,8	20,0	27,2	Taco	557
58,1	9,0	14,5	Taco	589
14,8	3,6	3,7	Taco	590
84,7	14,5	21,2	Taco	593
56,3	11,4	14,1	Taco	594
55,9	9,0	14,0	Taco	597
	10,0			

	Valor energético de 100 g do alimento (kcal)	Valor energético de 1 g de proteína (kcal)
FRUTAS FRESCAS		
Abacate	96	4
Abacaxi	48	4
Abiu	62	4
Acerola	33	4
Ameixa	53	4
Atemoia	97	4
Banana-da-terra	128	4
Banana-figo	105	4
Banana-maçã	87	4
Banana-nanica	92	4
Banana-ouro	112	4
Banana-pacova	78	4
Banana-prata	98	4
Cacau	74	4
Cajá-manga	46	4
Caju	43	4
Caqui chocolate	71	4
Carambola	46	4
Ciriguela	76	4
Cupuaçu	49	4
Figo	41	4
Fruta-pão	67	4
Goiaba, branca, com casca	52	4
Goiaba, vermelha, com casca	54	4
Graviola	62	4
Jabuticaba	58	4
Jaca	88	4
Jambo	27	4
Jamelão	41	4
Kiwi	51	4
Laranja-baía	45	4
Laranja-da-terra	51	4
Laranja-lima	46	4
Laranja-pera	37	4
Laranja-valência	46	4
Limão-tahiti	32	4
Maçã, argentina, com casca	63	4

Valor energético total da proteína (kcal)	Porcentagem do valor energético da proteína em relação ao total de calorias do alimento	Quantidade de proteína (g)	Fonte	Número do alimento na tabela
5,0	5,2	1,2	Taco	163
3,4	7,1	0,9	Taco	164
3,3	5,3	0,8	Taco	166
3,6	10,8	0,9	Taco	169
3,1	5,9	0,8	Taco	172
3,9	4,0	1,0	Taco	174
5,7	4,5	1,4	Taco	175
4,5	4,3	1,1	Taco	177
7,0	8,1	1,8	Taco	178
5,6	6,1	1,4	Taco	179
5,9	5,3	1,5	Taco	180
4,9	6,3	1,2	Taco	181
5,1	5,2	1,3	Taco	182
3,8	5,1	1,0	Taco	183
5,1	11,2	1,3	Taco	184
3,9	9,0	1,0	Taco	186
1,4	2,0	0,4	Taco	189
3,5	7,6	0,9	Taco	190
5,6	7,4	1,4	Taco	191
4,6	9,4	1,2	Taco	192
3,9	9,3	1,0	Taco	194
4,3	6,5	1,1	Taco	196
3,6	6,9	0,9	Taco	197
4,3	8,0	1,1	Taco	200
3,4	5,5	0,8	Taco	201
2,5	4,2	0,6	Taco	203
5,6	6,4	1,4	Taco	204
3,5	13,2	0,9	Taco	205
2,2	5,3	0,5	Taco	206
5,3	10,5	1,3	Taco	207
3,9	8,6	1,0	Taco	208
4,3	8,4	1,1	Taco	210
4,2	9,2	1,1	Taco	212
4,2	11,4	1,0	Taco	214
3,1	6,7	0,8	Taco	216
3,8	11,8	0,9	Taco	220
0,9	1,4	0,2	Taco	221

	Valor energético de 100 g do alimento (kcal)	Valor energético de 1 g de proteína (kcal)
FRUTAS FRESCAS		
Maçã fuji, com casca	56	4
Macaúba	404	4
Mamão formosa	45	4
Mamão papaia	40	4
Manga haden	64	4
Manga palmer	72	4
Manga tommy	51	4
Maracujá	68	4
Melancia	33	4
Melão	29	4
Mexerica-murcote	58	4
Mexerica rio	37	4
Morango	30	4
Nêspera	43	4
Pequi	205	4
Pera park	61	4
Pera williams	53	4
Pêssego aurora	36	4
Pinha	88	4
Pitanga	41	4
Romã	56	4
Tamarindo	276	4
Tangerina poncã	38	4
Tucumã	262	4
Umbu	37	4
Uva-itália	53	4
Uva rubi	49	4
Média		
POLPA DE FRUTAS		
Abacaxi	31	4
Açaí	58	4
Acerola	22	4
Cajá	26	4
Caju	37	4
Cupuaçu	49	4
Graviola	38	4
Manga	48	4

Valor energético total da proteína (kcal)	Porcentagem do valor energético da proteína em relação ao total de calorias do alimento	Quantidade de proteína (g)	Fonte	Número do alimento na tabela
1,1	2,1	0,3	Taco	222
8,3	2,1	2,1	Taco	223
3,3	7,2	0,8	Taco	225
1,8	4,5	0,5	Taco	226
1,6	2,6	0,4	Taco	228
1,6	2,3	0,4	Taco	229
3,4	6,7	0,9	Taco	231
8,0	11,6	2,0	Taco	232
3,5	10,8	0,9	Taco	235
2,7	9,2	0,7	Taco	236
3,5	6,1	0,9	Taco	237
2,6	7,1	0,7	Taco	238
3,6	11,9	0,9	Taco	239
1,2	2,9	0,3	Taco	240
9,3	4,6	2,3	Taco	241
0,9	1,6	0,2	Taco	242
2,3	4,2	0,6	Taco	243
3,3	9,1	0,8	Taco	244
5,9	6,7	1,5	Taco	246
3,7	9,0	0,9	Taco	247
1,6	2,9	0,4	Taco	249
12,8	4,7	3,2	Taco	250
3,4	9,0	0,8	Taco	251
8,4	3,2	2,1	Taco	253
3,4	9,1	0,8	Taco	254
3,0	5,6	0,7	Taco	256
2,4	5,0	0,6	Taco	257
	6,6			
1,9	6,1	0,5	Taco	165
3,2	5,5	0,8	Taco	168
2,4	10,8	0,6	Taco	170
2,4	9,0	0,6	Taco	185
1,9	5,3	0,5	Taco	187
3,4	6,9	0,8	Taco	193
2,3	5,9	0,6	Taco	202
1,5	3,2	0,4	Taco	230

	Valor energético de 100 g do alimento (kcal)	Valor energético de 1 g de proteína (kcal)
POLPA DE FRUTAS		
Maracujá	39	4
Pitanga	19	4
Umbu	34	4
Média		
SUCOS DE FRUTA		
Caju, concentrado, envasado	45	4
Laranja-baía	37	4
Laranja-da-terra	41	4
Laranja-lima	39	4
Laranja-pera	33	4
Laranja-valência	36	4
Limão-cravo	14	4
Limão-galego	22	4
Maracujá, concentrado, envasado	42	4
Tangerina poncã	36	4
Uva, concentrado, envasado	58	4
Média		
CONDIMENTOS SECOS		
Coentro, folha	309	4
CONDIMENTOS FRESCOS		
Alho	113	4
Cebola	39	4
Cebolinha	20	4
Manjericão	21	4
Salsa	33	4
Média		
CONSERVAS		
Azeitona preta	194	4
Azeitona verde	137	4
Média		
QUEIJOS		
Queijo minas frescal	264	4
Queijo minas meia cura	321	4
Queijo mozarela	330	4
Queijo parmesão	453	4
Queijo pasteurizado	303	4
Queijo prato	360	4

Valor energético total da proteína (kcal)	Porcentagem do valor energético da proteína em relação ao total de calorias do alimento	Quantidade de proteína (g)	Fonte	Número do alimento na tabela
3,3	8,4	0,8	Taco	233
1,1	6,0	0,3	Taco	248
2,1	6,0	0,5	Taco	255
	6,6			
1,6	3,6	0,4	Taco	188
2,6	7,1	0,7	Taco	209
2,7	6,5	0,7	Taco	211
2,9	7,3	0,7	Taco	213
3,0	9,0	0,7	Taco	215
1,9	5,3	0,5	Taco	217
1,3	9,2	0,3	Taco	218
2,3	10,2	0,6	Taco	219
3,1	7,3	0,8	Taco	234
2,1	5,8	0,5	Taco	252
0,0	0,0	0,0	Taco	258
	6,5			
83,5	27,0	20,9	Taco	114
28,0	24,8	7,0	Taco	82
6,8	17,4	1,7	Taco	107
7,5	38,2	1,9	Taco	108
7,9	37,6	2,0	Taco	133
13,0	39,0	3,3	Taco	153
	31,4			
4,7	2,4	1,2	Taco	520
3,8	2,8	0,9	Taco	521
	2,6			
69,6	26,4	17,4	Taco	461
84,8	26,5	21,2	Taco	462
90,6	27,5	22,6	Taco	463
142,2	31,4	35,6	Taco	464
37,4	12,3	9,4	Taco	465
90,6	25,2	22,7	Taco	467

	Valor energético de 100 g do alimento (kcal)	Valor energético de 1 g de proteína (kcal)
QUEIJOS		
Requeijão cremoso	257	4
Ricota	140	4
Média		
LEITE E IOGURTE		
Creme de leite	221	4
Iogurte natural	51	4
Iogurte natural desnatado	41	4
Leite de cabra	66	4
Leite de vaca achocolatado	83	4
Leite de vaca desnatado, UHT	*	4
Leite de vaca integral	*	4
Leite fermentado	70	4
Média		
OVOS		
Ovo de codorna	177	4
Ovo de galinha	143	4
Média		
DOCES		
Açúcar cristal	387	4
Açúcar mascavo	369	4
Açúcar refinado	387	4
Glicose de milho	292	4
Mel	309	4
Melado	297	4
Rapadura	352	4
Média		
FRIOS		
Apresuntado	129	4
Mortadela	269	4
Presunto, com capa de gordura	128	4
Presunto, sem capa de gordura	94	4
Salame	398	4
Média		
CARNE BOVINA		
Acém, moído	137	4
Acém, sem gordura	144	4
Almôndega	189	4

[V]alor energético total da proteína (kcal)	Porcentagem do valor energético da proteína em relação ao total de calorias do alimento	Quantidade de proteína (g)	Fonte	Número do alimento na tabela
38,5	15,0	9,6	Taco	468
50,4	36,1	12,6	Taco	469
	25,0			
6,0	2,7	1,5	Taco	447
16,3	31,6	4,1	Taco	448
15,3	37,0	3,8	Taco	449
12,3	18,5	3,1	Taco	454
8,4	10,1	2,1	Taco	455
*	*	*	Taco	457
*	*	*	Taco	458
7,6	10,9	1,9	Taco	460
	18,5			
54,8	31,0	13,7	Taco	485
52,1	36,4	13,0	Taco	489
	33,7			
1,3	0,3	0,3	Taco	492
3,0	0,8	0,8	Taco	493
1,3	0,3	0,3	Taco	494
0,0	0,0	0,0	Taco	503
0,0	0,0	0,0	Taco	507
0,0	0,0	0,0	Taco	508
4,0	1,1	1,0	Taco	510
	0,4			
53,8	41,8	13,5	Taco	323
47,8	17,8	12,0	Taco	424
57,5	45,0	14,4	Taco	438
57,2	61,0	14,3	Taco	439
103,2	26,0	25,8	Taco	443
	38,3			
77,7	56,9	19,4	Taco	327
83,3	57,8	20,8	Taco	329
49,3	26,0	12,3	Taco	330

	Valor energético de 100 g do alimento (kcal)	Valor energético de 1 g de proteína (kcal)
CARNE BOVINA		
Bucho	137	4
Capa de contrafilé, com gordura	217	4
Capa de contrafilé, sem gordura	131	4
Charque	249	4
Contrafilé de costela	202	4
Contrafilé, com gordura	206	4
Contrafilé, sem gordura	157	4
Costela	358	4
Coxão duro, sem gordura	148	4
Coxão mole, sem gordura	169	4
Cupim	221	4
Fígado	141	4
Filé-mignon, sem gordura	143	4
Flanco, sem gordura	141	4
Fraldinha, com gordura	221	4
Lagarto	135	4
Língua	215	4
Maminha	153	4
Miolo de alcatra, sem gordura	163	4
Músculo, sem gordura	142	4
Paleta, com gordura	159	4
Paleta, sem gordura	141	4
Patinho, sem gordura	133	4
Peito, sem gordura	259	4
Picanha, com gordura	213	4
Picanha, sem gordura	134	4
Carne-seca	313	4
Croquete de carne	246	4
Hambúrguer	215	4
Média		
CARNE DE FRANGO		
Asa, com pele	213	4
Coração	222	4
Coxa, com pele	161	4
Coxa, sem pele	120	4
Fígado	106	4
Inteiro, com pele	226	4

alor energético total da proteína (kcal)	Porcentagem do valor energético da proteína em relação ao total de calorias do alimento	Quantidade de proteína (g)	Fonte	Número do alimento na tabela
82,1	59,8	20,5	Taco	333
76,8	35,4	19,2	Taco	334
86,2	65,7	21,5	Taco	336
90,9	36,5	22,7	Taco	339
79,2	39,1	19,8	Taco	341
84,6	41,1	21,2	Taco	343
96,0	61,3	24,0	Taco	345
66,8	18,7	16,7	Taco	348
86,1	58,2	21,5	Taco	350
84,9	50,2	21,2	Taco	352
78,1	35,3	19,5	Taco	354
82,9	58,7	20,7	Taco	355
86,4	60,5	21,6	Taco	357
80,0	56,5	20,0	Taco	360
70,3	31,9	17,6	Taco	362
82,2	60,9	20,5	Taco	364
68,4	31,8	17,1	Taco	366
83,7	54,8	20,9	Taco	367
86,4	53,1	21,6	Taco	369
86,2	60,9	21,6	Taco	372
85,6	54,0	21,4	Taco	373
84,1	59,7	21,0	Taco	375
86,9	65,1	21,7	Taco	376
70,2	27,1	17,6	Taco	379
75,3	35,4	18,8	Taco	380
85,0	63,7	21,3	Taco	382
78,6	25,1	19,7	Taco	385
48,2	19,6	12,0	Taco	387
52,6	24,5	13,2	Taco	415
	46,4			
72,4	34,0	18,1	Taco	391
50,3	22,7	12,6	Taco	394
68,4	42,3	17,1	Taco	397
71,3	59,4	17,8	Taco	399
70,3	66,1	17,6	Taco	400
65,8	29,1	16,4	Taco	402

	Valor energético de 100 g do alimento (kcal)	Valor energético de 1 g de proteína (kcal)
CARNE DE FRANGO		
Inteiro, sem pele	129	4
Peito, com pele	149	4
Peito, sem pele	119	4
Sobrecoxa, com pele	255	4
Sobrecoxa, sem pele	162	4
Linguiça	218	4
Média		
CARNE DE PEIXE		
Abadejo, filé, congelado	59	4
Atum, fresco	118	4
Bacalhau, salgado	136	4
Cação, posta	83	4
Camarão Rio Grande, grande	47	4
Corimba	128	4
Corvina de água doce	101	4
Corvina do mar	94	4
Dourada de água doce, fresca	131	4
Lambari, congelado	131	4
Lambari, fresco	152	4
Merluza, filé	89	4
Pescada, branca	111	4
Pescada, filé	107	4
Pescadinha	76	4
Pintado	91	4
Porquinho	93	4
Salmão, sem pele, fresco	170	4
Sardinha, inteira	114	4
Média		
CARNE DE PORCO		
Bisteca	164	4
Costela	256	4
Lombo	176	4
Orelha, salgada	258	4
Pernil	186	4
Toucinho	593	4
Linguiça	227	4
Média		

alor energético total da proteína (kcal)	Porcentagem do valor energético da proteína em relação ao total de calorias do alimento	Quantidade de proteína (g)	Fonte	Número do alimento na tabela
82,3	63,8	20,6	Taco	405
83,1	55,6	20,8	Taco	407
86,1	72,3	21,5	Taco	409
61,8	24,3	15,5	Taco	412
70,3	43,4	17,6	Taco	414
57,0	26,1	14,2	Taco	418
	44,9			
52,3	88,5	13,1	Taco	275
102,7	87,4	25,7	Taco	278
116,1	85,5	29,0	Taco	279
71,4	85,7	17,9	Taco	283
40,0	84,7	10,0	Taco	285
69,5	54,2	17,4	Taco	288
75,7	74,9	18,9	Taco	291
74,3	79,0	18,6	Taco	292
75,2	57,3	18,8	Taco	295
67,3	51,4	16,8	Taco	296
62,6	41,3	15,7	Taco	298
66,4	74,5	16,6	Taco	302
65,1	58,7	16,3	Taco	304
66,6	62,1	16,7	Taco	307
61,9	81,0	15,5	Taco	310
74,2	81,5	18,6	Taco	312
82,0	88,1	20,5	Taco	314
77,0	45,4	19,3	Taco	316
84,3	74,0	21,1	Taco	321
	71,3			
86,0	52,4	21,5	Taco	427
72,0	28,2	18,0	Taco	431
90,4	51,5	22,6	Taco	433
74,1	28,7	18,5	Taco	434
80,5	43,3	20,1	Taco	436
45,9	7,7	11,5	Taco	444
64,3	28,3	16,1	Taco	421
	34,3			

TEOR NUTRICIONAL DE PROTEÍNAS E AMINOÁCIDOS NOS ALIMENTOS CRUS					
Descrição dos alimentos	Valor energético de 100 g do alimento (kcal)	Valor energético de 1 g de proteína (kcal)	Valor energético total da proteína (kcal)	Porcentagem do valor energético da proteína em relação ao total de calorias do alimento (%)	Quantida de protei (g)
Cereais integrais em grão (secos)					
Amaranto, grão	371	3,47	47,1	12,7	13,6
Cevada, sem casca	354	3,55	44,3	12,5	12,5
Cevada, grão	352	3,55	35,2	10,0	9,9
Trigo-sarraceno	343	3,37	44,7	13,0	13,3
Bulgur	342	3,59	44,1	12,9	12,3
Milho amarelo, grão	365	2,73	25,7	7,0	9,4
Cuscuz marroquino	376	4,05	51,7	13,7	12,8
Quinoa	368	3,41	48,1	13,1	14,1
Arroz integral, grão longo	370	3,41	27,1	7,3	7,9
Aveia	389	3,46	58,4	15,0	16,9
Arroz integral, grão médio	362	3,41	25,6	7,1	7,5
Centeio, grão	338	3,05	31,5	9,3	10,3
Sorgo	329	0,91	9,7	2,9	10,6
Triticale	336	3,32	43,3	12,9	13,1
Trigo, primavera vermelho duro	329	3,59	55,3	16,8	15,4
Trigo, inverno vermelho duro	327	3,59	45,3	13,8	12,6
Trigo, inverno vermelho macio	331	3,59	37,2	11,2	10,4
Trigo, *durum*	339	3,59	49,1	14,5	13,7
Arroz selvagem	357	3,55	52,3	14,6	14,7
Milho branco, grão	365	2,73	25,7	7,0	9,4
Média	**352**	**3,3**	**40,1**	**11,4**	**12,0**
Para 1 g de proteína					**1,0**
Cereais integrais em grão (*in natura*)					
Milho amarelo doce	86	2,44	8,0	9,3	3,3
Para 1 g de proteína					**1,0**
Derivados de cereais integrais					
Farinha de milho amarelo, de grãos inteiros	361	2,73	18,9	5,2	6,9
Farelo de aveia	246	1,82	31,5	12,8	17,3
Farelo de arroz	316	1,82	24,3	7,7	13,4
Farinha de centeio, escura	325	2,96	47,1	14,5	15,9
Farinha de centeio, média	349	3,23	35,1	10,1	10,9
Farinha de centeio, clara	357	3,41	33,5	9,4	9,8

ilalanina (mg)	Histidina (mg)	Isoleucina (mg)	Leucina (mg)	Lisina (mg)	Metionina (mg)	Treonina (mg)	Triptofano (mg)	Valina (mg)	Fonte	Número do alimento na tabela
542	389	582	879	747	226	558	181	679	SR27	20001
700	281	456	848	465	240	424	208	612	SR27	20004
556	223	362	673	369	190	337	165	486	SR27	20005
520	309	498	832	672	172	506	192	678	SR27	20008
580	285	455	830	339	190	354	190	554	SR27	20012
463	287	337	1155	265	197	354	67	477	SR27	20014
620	259	493	872	245	199	337	163	544	SR27	20028
593	407	504	840	766	309	421	167	594	SR27	20035
410	202	336	657	303	179	291	101	466	SR27	20036
895	405	694	1284	701	312	575	234	937	SR27	20038
387	190	318	620	286	169	275	96	440	SR27	20040
435	189	208	563	286	153	289	108	317	SR27	20062
546	246	433	1491	229	169	346	124	561	SR27	20067
638	311	479	911	365	204	405	157	609	SR27	20069
724	330	541	1038	404	230	433	195	679	SR27	20071
592	285	458	854	335	201	365	160	556	SR27	20072
508	256	396	763	315	174	342	0	498	SR27	20073
681	322	533	934	303	221	366	176	594	SR27	20076
721	384	618	1018	629	438	469	179	858	SR27	20088
463	287	337	1155	265	197	354	67	477	SR27	20314
579	**292**	**452**	**911**	**414**	**219**	**390**	**147**	**581**		
48	**24**	**38**	**76**	**34**	**18**	**32**	**12**	**48**		
150	89	129	348	137	67	129	23	185	SR27	11167
46	**27**	**39**	**106**	**42**	**20**	**39**	**7**	**57**		
340	211	248	850	195	145	261	49	351	SR27	20016
908	410	668	1374	760	335	502	335	964	SR27	20033
635	355	568	1022	650	306	555	108	881	SR27	20060
646	233	353	857	338	199	490	180	498	SR27	20063
488	159	253	611	212	136	341	123	348	SR27	20064
445	147	235	556	210	113	278	111	323	SR27	20065

Descrição dos alimentos	Valor energético de 100 g do alimento (kcal)	Valor energético de 1 g de proteína (kcal)	Valor energético total da proteína (kcal)	Porcentagem do valor energético da proteína em relação ao total de calorias do alimento (%)	Quantida de protei (g)
Derivados de cereais integrais					
Farinha de triticale, de grãos inteiros	338	3,32	43,8	12,9	13,2
Farelo de trigo	216	1,82	28,3	13,1	15,6
Gérmen de trigo	360	3,59	83,1	23,1	23,2
Farinha de trigo integral	340	3,59	47,4	13,9	13,2
Farinha de arroz integral	363	3,41	24,7	6,8	7,2
Farinha de cevada	345	3,55	37,3	10,8	10,5
Farinha de sorgo integral	359	2,28	19,2	5,4	8,4
Farinha de trigo-sarraceno	335	3,37	42,5	12,7	12,6
Média	**329**	**2,92**	**36,91**	**11,31**	**12,7**
Para 1 g de proteína					**1,0**
Refinados					
Arroz branco, grão curto	358	3,82	24,8	6,9	6,5
Arroz branco, glutinoso	370	3,82	26,0	7,0	6,8
Farinha de arroz	366	3,82	22,7	6,2	6,0
Semolina, enriquecida	360	4,05	51,4	14,3	12,7
Macarrão de arroz, seco	364	3,82	22,7	6,2	6,0
Arroz branco, de fibra longa, regular	365	3,82	27,2	7,5	7,1
Arroz branco, grão longo, parbolizado seco	374	3,82	28,7	7,7	7,5
Arroz branco, grão médio	360	3,82	25,3	7,0	6,6
Arroz branco, grão curto	358	3,82	24,8	6,9	6,5
Semolina	360	4,05	51,4	14,3	12,7
Farinha de trigo comum	364	4,05	41,8	11,5	10,3
Macarrão, seco	371	3,91	51,0	13,7	13,0
Média	**364**	**3,89**	**33,15**	**9,11**	**8,5**
Para 1 g de proteína					**1,0**
Amiláceos					
Mandioca	160	2,78	3,78	2,4	1,4
Batata, polpa e casca	77	2,78	5,62	7,3	2,0
Batata, castanho--avermelhada, polpa e casca	79	2,78	5,95	7,5	2,1
Batata, branca, polpa e casca	69	2,78	4,67	6,8	1,7

ilalanina (mg)	Histidina (mg)	Isoleucina (mg)	Leucina (mg)	Lisina (mg)	Metionina (mg)	Treonina (mg)	Triptofano (mg)	Valina (mg)	Fonte	Número do alimento na tabela
644	314	484	920	369	206	409	158	615	SR27	20070
595	430	486	928	600	234	500	282	726	SR27	20077
928	643	847	1571	1468	456	968	317	1198	SR27	20078
682	357	443	898	359	228	367	174	564	SR27	20080
373	184	306	598	276	163	265	92	424	SR27	20090
589	236	383	713	391	202	356	175	515	SR27	20130
441	167	309	1085	174	145	312	106	387	SR27	20648
495	294	474	792	640	164	482	183	646	SR27	20011
586	**296**	**433**	**913**	**474**	**217**	**435**	**171**	**603**		
46	**23**	**34**	**72**	**37**	**17**	**34**	**13**	**47**		
348	153	281	538	235	153	233	75	397	SR27	20052
364	160	294	563	246	160	244	79	416	SR27	20054
317	149	244	488	207	144	210	72	348	SR27	20061
616	257	490	867	243	198	335	162	540	SR27	20066
317	149	244	488	207	144	210	72	348	SR27	20133
381	168	308	589	258	168	255	83	435	SR27	20444
398	185	339	656	215	183	271	103	470	SR27	20446
353	155	285	546	239	155	236	77	403	SR27	20450
348	153	281	538	235	153	233	75	397	SR27	20452
616	257	490	867	243	198	335	162	540	SR27	20466
520	230	357	710	228	183	281	127	415	SR27	20481
668	298	511	988	298	147	462	185	588	SR27	20499
437	**193**	**344**	**653**	**238**	**166**	**275**	**106**	**441**		
51	**23**	**40**	**77**	**28**	**19**	**32**	**12**	**52**		
26	20	27	39	44	11	28	19	35	SR27	11134
80	34	65	96	105	31	66	21	101	SR27	11352
85	36	69	102	111	33	70	22	107	SR27	11353
66	28	54	80	87	26	55	17	84	SR27	11354

Descrição dos alimentos	Valor energético de 100 g do alimento (kcal)	Valor energético de 1 g de proteína (kcal)	Valor energético total da proteína (kcal)	Porcentagem do valor energético da proteína em relação ao total de calorias do alimento (%)	Quantid[...] de protei[...] (g)
Amiláceos					
Batata, vermelha, polpa e casca	70	2,78	5,25	7,5	1,9
Batata-doce	86	2,78	4,36	5,1	1,6
Inhame	118	2,78	4,25	3,6	1,5
Média	**94**	**2,78**	**4,84**	**5,73**	**1,7**
Para 1 g de proteína					**1,0**
Amidos concentrados					
Farinha de araruta	357	2,78	0,83	0,2	0,3
Amido de milho	381	3,46	0,90	0,2	0,3
Tapioca, desidratada	358	2,78	0,53	0,1	0,2
Média	**365**	**3,01**	**0,75**	**0,21**	**0,3**
Para 1 g de proteína					**1,0**
Leguminosas (cruas)					
Feijão-azuqui	329	3,47	68,9	21,0	19,9
Feijão-preto	341	3,47	75,0	22,0	21,6
Feijão-rim	333	3,47	81,8	24,6	23,6
Feijão-rosa	343	3,47	72,7	21,2	21,0
Feijão-amarelo	345	3,47	76,3	22,1	22,0
Feijão-branco	333	3,47	81,1	24,3	23,4
Fava	341	3,47	90,6	26,6	26,1
Grão-de-bico	378	3,47	71,0	18,8	20,5
Feijão-fradinho	336	3,47	81,6	24,3	23,5
Lentilha	352	3,47	85,5	24,3	24,6
Feijão-lima, grande	338	3,47	74,5	22,0	21,5
Tremoço	371	3,47	125,5	33,8	36,2
Feijão-mungo	341	3,47	87,5	25,7	25,2
Ervilha partida	352	3,47	82,7	23,5	23,8
Feijão-guando (grão vermelho)	343	3,47	75,3	22,0	21,7
Soja	446	3,47	126,6	28,4	36,5
Feijão-alado	409	3,47	102,9	25,2	29,7
Lentilha, rosa ou vermelha	358	3,47	83,0	23,2	23,9
Média	**355**	**3,47**	**85,7**	**24,0**	**24,7**
Para 1 g de proteína					**1,0**

ilalanina (mg)	Histidina (mg)	Isoleucina (mg)	Leucina (mg)	Lisina (mg)	Metionina (mg)	Treonina (mg)	Triptofano (mg)	Valina (mg)	Fonte	Número do alimento na tabela
75	32	61	90	98	29	62	19	95	SR27	11355
89	31	55	92	66	29	83	31	86	SR27	11507
71	34	52	96	59	21	54	12	62	SR27	11601
70	**31**	**55**	**85**	**81**	**26**	**60**	**20**	**81**		
40	**18**	**31**	**49**	**47**	**15**	**34**	**12**	**47**		
12	4	10	19	13	6	12	4	14	SR27	20003
13	8	10	36	6	6	9	1	14	SR27	20027
4	3	4	6	6	2	4	3	5	SR27	20068
10	**5**	**8**	**20**	**8**	**5**	**8**	**3**	**11**		
39	**20**	**32**	**81**	**33**	**19**	**33**	**11**	**44**		
1052	524	791	1668	1497	210	674	191	1023	SR27	16001
1168	601	954	1725	1483	325	909	256	1130	SR27	16014
1275	656	1041	1882	1618	355	992	279	1233	SR27	16027
1133	583	925	1673	1438	315	882	248	1096	SR27	16040
1190	612	972	1756	1510	331	926	260	1151	SR27	16047
1263	650	1031	1865	1603	351	983	277	1222	SR27	16049
1103	664	1053	1964	1671	213	928	247	1161	SR27	16052
1103	566	882	1465	1377	270	766	200	865	SR27	16056
1373	730	956	1802	1591	335	895	290	1121	SR27	16062
1215	693	1065	1786	1720	210	882	221	1223	SR27	16069
1236	656	1129	1850	1438	271	927	254	1291	SR27	16071
1435	1030	1615	2743	1933	255	1331	289	1510	SR27	16076
1473	706	1287	2089	1674	367	875	263	1416	SR27	16083
1132	597	1014	1760	1772	251	872	275	1159	SR27	16085
1858	774	785	1549	1521	243	767	212	937	SR27	16101
2122	1097	1971	3309	2706	547	1766	591	2029	SR27	16108
1429	790	1468	2497	2136	356	1179	762	1530	SR27	16135
1230	702	1078	1809	1740	212	895	223	1238	SR27	16144
1322	**702**	**1112**	**1955**	**1690**	**301**	**969**	**297**	**1241**		
54	**28**	**45**	**79**	**68**	**12**	**39**	**12**	**50**		

Descrição dos alimentos	Valor energético de 100 g do alimento (kcal)	Valor energético de 1 g de proteína (kcal)	Valor energético total da proteína (kcal)	Porcentagem do valor energético da proteína em relação ao total de calorias do alimento (%)	Quantida de protei (g)
Derivados de soja					
Tofu, firme, preparado com sulfato de cálcio	145	3,47	54,8	37,8	15,8
Farinha de soja, com gordura	436	3,47	119,9	27,5	34,5
Farinha de soja, sem gordura	330	3,47	163,1	49,4	47,0
Concentrado de proteínas de soja, produzido por extração de álcool	331	3,47	201,7	60,9	58,1
Proteína isolada de soja	338	3,47	280,0	82,8	80,7
Farinha de soja, gordura total, base de proteína bruta crua (N x 6,25)	434	3,47	131,2	30,2	37,8
Farinha de soja, cheia de gordura, assada, base de proteína bruta (N x 6,25)	439	3,47	132,2	30,1	38,1
Farinha de soja, base de proteína sem gordura, em bruto (N x 6,25)	372	3,47	172,8	46,5	49,8
Farinha de soja, de baixo teor de gordura, base de proteína bruta (N x 6,25)	369	3,47	176,7	47,9	50,9
Concentrado de proteína de soja, produzido por lavagem com ácido	331	3,47	201,7	60,9	58,1
Concentrado de proteína de soja, base de proteína bruta (N x 6,25), produzido por lavagem com ácido	328	3,47	220,8	67,3	63,6
Proteína isolada de soja	326	3,47	280,0	85,9	80,7
Proteína isolada de soja, base de proteína bruta	321	3,47	306,5	95,5	88,3
Média	**346**	**3,47**	**187,8**	**55,6**	**54,1**
Para 1 g de proteína					**1,0**

ilalanina (mg)	Histidina (mg)	Isoleucina (mg)	Leucina (mg)	Lisina (mg)	Metionina (mg)	Treonina (mg)	Triptofano (mg)	Valina (mg)	Fonte	Número do alimento na tabela
768	459	782	1199	1039	202	644	246	796	SR27	16426
1802	931	1675	2812	2298	466	1500	502	1724	SR27	16115
2453	1268	2281	3828	3129	634	2042	683	2346	SR27	16117
3278	1578	2942	4917	3929	814	2474	835	3064	SR27	16121
4593	2303	4253	6783	5327	1130	3137	1116	4098	SR27	16122
1802	931	1675	2812	2298	466	1500	502	1724	SR27	16415
1816	938	1688	2834	2316	469	1511	506	1737	SR27	16416
2453	1268	2281	3828	3129	634	2042	683	2346	SR27	16417
2428	1255	2257	3789	3097	627	2021	676	2322	SR27	16418
3278	1578	2942	4917	3929	814	2474	835	3064	SR27	16420
3278	1578	2942	4917	3929	814	2474	835	3064	SR27	16421
4593	2303	4253	6783	5327	1130	3137	1116	4098	SR27	16422
4593	2303	4253	6783	5327	1130	3137	1116	4098	SR27	16423
2857	**1438**	**2633**	**4323**	**3467**	**718**	**2161**	**742**	**2652**		
53	**27**	**49**	**80**	**64**	**13**	**40**	**14**	**49**		

Descrição dos alimentos	Valor energético de 100 g do alimento (kcal)	Valor energético de 1 g de proteína (kcal)	Valor energético total da proteína (kcal)	Porcentagem do valor energético da proteína em relação ao total de calorias do alimento (%)	Quantida de proteí (g)
Verduras (cruas)					
Brotos de bambu	27	2,44	6,3	23,5	2,6
Brócolis	34	2,44	6,9	20,2	2,8
Couve-de-bruxelas	43	2,44	8,2	19,2	3,4
Repolho	25	2,44	3,1	12,5	1,3
Repolho, vermelho	31	2,44	3,5	11,3	1,4
Acelga chinesa (*bok choy*)	13	2,44	3,7	28,2	1,5
Couve-flor	25	2,44	4,7	18,7	1,9
Aipo	16	2,44	1,7	10,5	0,7
Endívia crespa	17	2,44	2,2	12,9	0,9
Chicória	23	2,44	4,1	18,0	1,7
Cebolinha	30	2,44	8,0	26,6	3,3
Couve	32	2,44	7,4	23,0	3,0
Pepino, com casca	15	2,44	1,6	10,6	0,7
Pepino, sem casca	12	2,44	1,4	12,0	0,6
Endívia	17	2,44	3,1	17,9	1,3
Couve-rábano	27	2,44	4,1	15,4	1,7
Alface, folha verde	15	2,44	3,3	22,1	1,4
Alface, folha vermelha	16	2,44	3,2	20,3	1,3
Folhas de abóbora	19	2,44	7,7	40,5	3,2
Alga kelp	43	2,44	4,1	9,5	1,7
Espinafre	23	2,44	7,0	30,3	2,9
Bertalha	19	2,44	4,4	23,1	1,8
Agrião	11	2,44	5,6	51,0	2,3
Alga espirulina	26	2,44	14,4	55,6	5,9
Alga wakame	45	2,44	7,4	16,4	3,0
Radicchio	23	2,44	3,5	15,2	1,4
Média	**24**	**2,44**	**5,0**	**21,7**	**2,1**
Para 1 g de proteína					**1,0**
Germinados					
Feijão-rim	29	2,44	10,2	35,3	4,2
Feijão-mungo	30	2,44	7,4	24,7	3,0
Feijão-navy	67	2,44	15,0	22,4	6,2
Lentilha	106	2,44	21,9	20,6	9,0
Ervilha	124	2,44	21,5	17,3	8,8

ilalanina (mg)	Histidina (mg)	Isoleucina (mg)	Leucina (mg)	Lisina (mg)	Metionina (mg)	Treonina (mg)	Triptofano (mg)	Valina (mg)	Fonte	Número do alimento na tabela
90	42	88	140	134	30	86	27	106	SR27	11026
117	59	79	129	135	38	88	33	125	SR27	11090
98	76	132	152	154	32	120	37	155	SR27	11098
32	22	30	41	44	12	35	11	42	SR27	11109
36	24	34	46	49	14	39	12	48	SR27	11112
44	26	85	88	89	9	49	15	66	SR27	11116
65	56	71	106	217	20	76	20	125	SR27	11135
20	12	21	32	27	5	20	9	27	SR27	11143
22	15	54	39	35	5	25	16	41	SR27	11151
41	29	101	74	67	10	47	31	77	SR27	11152
105	57	139	195	163	36	128	37	145	SR27	11156
87	47	100	151	117	33	86	31	120	SR27	11161
19	10	21	29	29	6	19	5	22	SR27	11205
31	2	12	25	25	12	12	7	12	SR27	11206
53	23	72	98	63	14	50	5	63	SR27	11213
39	19	78	67	56	13	49	10	50	SR27	11241
55	22	84	79	84	16	59	9	70	SR27	11253
67	19	38	70	45	16	48	22	48	SR27	11257
171	50	156	318	200	54	156	41	181	SR27	11418
43	24	76	83	82	25	55	48	72	SR27	11445
129	64	147	223	174	53	122	39	161	SR27	11457
85	39	53	101	86	19	55	28	65	SR27	11587
114	40	93	166	134	20	133	30	137	SR27	11591
286	112	331	509	312	118	306	96	362	SR27	11666
112	15	87	257	112	63	165	35	209	SR27	11669
34	24	85	62	56	8	40	26	65	SR27	11952
77	**36**	**87**	**126**	**103**	**26**	**80**	**26**	**100**		
37	**17**	**42**	**61**	**50**	**13**	**39**	**13**	**48**		
212	118	186	302	239	44	176	44	216	SR27	11029
117	70	132	175	166	34	78	37	130	SR27	11043
310	172	273	442	350	64	258	64	316	SR27	11046
442	257	326	628	712	105	328	-	399	SR27	11248
251	167	171	365	384	69	186	-	220	SR27	11316

Descrição dos alimentos	Valor energético de 100 g do alimento (kcal)	Valor energético de 1 g de proteína (kcal)	Valor energético total da proteína (kcal)	Porcentagem do valor energético da proteína em relação ao total de calorias do alimento (%)	Quantida de proteí (g)
Germinados					
Soja	122	2,44	31,9	26,2	13,1
Trigo	198	3,59	26,9	13,6	7,5
Média	**97**	**2,60**	**19,3**	**22,9**	**7,4**
Para 1 g de proteína					**1,0**
Legumes					
Alcachofra	47	2,44	8,0	17,0	3,3
Aspargo	20	2,44	5,4	26,8	2,2
Beterraba	43	2,78	4,5	10,4	1,6
Raiz de bardana	72	2,78	4,3	5,9	1,5
Cenoura	41	2,78	2,6	6,3	0,9
Chuchu	19	2,44	2,0	10,5	0,8
Berinjela	25	2,44	2,4	9,6	1,0
Raiz de lótus	74	2,78	7,2	9,8	2,6
Abóbora	26	2,44	2,4	9,4	1,0
Rabanete	16	2,78	1,9	11,8	0,7
Tomate, verde	23	2,44	2,9	12,7	1,2
Tomate, vermelho, médio maduro	18	2,44	2,1	11,9	0,9
Nabo redondo	32	2,44	3,7	11,4	1,5
Rabanete	14	2,78	3,1	21,8	1,1
Abobrinha, verão, todas as variedades	16	2,44	3,0	18,5	1,2
Abobrinha, inverno, todas as variedades	34	2,44	2,3	6,8	1,0
Tomate, amarelo	15	2,44	2,4	15,9	1,0
Cenoura, baby	35	2,78	1,8	5,1	0,6
Média	**32**	**2,57**	**3,4**	**12,3**	**1,3**
Para 1 g de proteína					**1,0**
Cogumelos					
Shitake	34	2,62	5,9	17,3	2,2
Cogumelo-de-paris	22	2,62	8,1	36,8	3,1
Portobello	22	2,62	5,5	25,1	2,1
Porcini	22	2,62	6,6	29,8	2,5
Enoki	37	2,62	7,0	18,8	2,7

ilalanina (mg)	Histidina (mg)	Isoleucina (mg)	Leucina (mg)	Lisina (mg)	Metionina (mg)	Treonina (mg)	Triptofano (mg)	Valina (mg)	Fonte	Número do alimento na tabela
641	348	580	938	752	138	503	159	620	SR27	11452
350	196	287	507	245	116	254	115	361	SR27	20087
332	**190**	**279**	**480**	**407**	**81**	**255**	**84**	**323**		
45	**26**	**38**	**65**	**55**	**11**	**34**	**11**	**44**		
									SR27	11007
75	49	75	128	104	31	84	27	115	SR27	11011
46	21	48	68	58	18	47	19	56	SR27	11080
33	31	30	32	67	9	26	6	33	SR27	11104
61	40	77	102	101	20	191	12	69	SR27	11124
47	15	44	77	39	1	40	11	63	SR27	11149
43	23	45	64	47	11	37	9	53	SR27	11209
47	38	54	69	94	22	51	20	55	SR27	11254
32	16	31	46	54	11	29	12	35	SR27	11422
36	13	20	31	33	10	23	9	35	SR27	11429
31	18	29	44	44	10	30	9	31	SR27	11527
27	14	18	25	27	6	27	6	18	SR27	11529
92	36	78	137	98	34	82	26	102	SR27	11568
36	21	48	58	55	10	45	6	51	SR27	11637
41	25	42	69	65	17	28	11	53	SR27	11641
57	27	57	82	53	18	43	21	62	SR27	11643
25	15	23	36	36	8	24	7	25	SR27	11696
26	13	34	35	33	6	31	9	36	SR27	11960
44	**24**	**44**	**65**	**59**	**14**	**49**	**13**	**52**		
33	**18**	**33**	**49**	**44**	**11**	**37**	**10**	**39**		
111	56	111	189	134	33	134	11	145	SR27	11238
85	57	76	120	107	31	107	35	232	SR27	11260
76	58	82	130	122	29	101	35	76	SR27	11265
97	67	99	153	252	48	113	56	115	SR27	11266
150	70	90	130	130	30	110	40	230	SR27	11950

Descrição dos alimentos	Valor energético de 100 g do alimento (kcal)	Valor energético de 1 g de proteína (kcal)	Valor energético total da proteína (kcal)	Porcentagem do valor energético da proteína em relação ao total de calorias do alimento (%)	Quantida[illegible] de protei[illegible] (g)
Cogumelos					
Ostra	33	2,62	8,7	26,3	3,3
Maitake	31	2,62	5,1	16,4	1,9
Média	**29**	**2,62**	**6,7**	**24,4**	**2,6**
Para 1 g de proteína					**1,0**
Oleaginosas					
Chia	486	3,47	57,4	11,8	16,5
Sementes de abóbora	559	3,47	104,9	18,8	30,2
Sementes de gergelim	573	3,47	61,5	10,7	17,7
Sementes de girassol	584	3,47	72,1	12,3	20,8
Amêndoa	579	3,47	73,4	12,7	21,2
Castanha-do-pará	659	3,47	49,7	7,5	14,3
Castanha de caju	553	3,47	63,2	11,4	18,2
Polpa de coco, sem açúcar	660	3,47	23,9	3,6	6,9
Avelã	628	3,47	51,9	8,3	15,0
Macadâmia	718	3,47	27,4	3,8	7,9
Noz-pecã	691	3,47	31,8	4,6	9,2
Pinhão	673	3,47	47,5	7,1	13,7
Pignoli	629	3,47	40,1	6,4	11,6
Pistache	562	3,47	70,3	12,5	20,3
Noz	654	3,47	52,8	8,1	15,2
Noz, preta	619	3,47	83,5	13,5	24,1
Sementes de melancia	557	3,47	98,3	17,6	28,3
Sementes de linhaça	534	3,47	63,5	11,9	18,3
Amendoim	567	3,47	89,5	15,8	25,8
Sementes de gergelim	631	3,47	71,0	11,2	20,5
Média	**606**	**3,47**	**61,7**	**10,5**	**17,8**
Para 1 g de proteína					**1,0**
Pasta de oleaginosas					
Tahine (gergelim torrado)	586	3,47	62,7	10,7	18,1
Tahine (gergelim não torrado)	607	3,47	62,3	10,3	18,0
Pasta de amêndoa sem sal	614	3,47	72,7	11,8	21,0
Pasta de sementes de girassol sem sal	617	3,47	60,0	9,7	17,3
Pasta de amendoim sem sal	589	3,47	83,5	14,2	24,1
Média	**603**	**3,47**	**68,2**	**11,3**	**19,7**
Para 1 g de proteína					**1,0**

ilalanina (mg)	Histidina (mg)	Isoleucina (mg)	Leucina (mg)	Lisina (mg)	Metionina (mg)	Treonina (mg)	Triptofano (mg)	Valina (mg)	Fonte	Número do alimento na tabela
112	70	112	168	126	42	140	42	197	SR27	11987
60	45	55	80	90	15	95	35	100	SR27	11993
99	**60**	**89**	**139**	**137**	**33**	**114**	**36**	**156**		
39	**24**	**35**	**54**	**54**	**13**	**45**	**14**	**61**		
1016	531	801	1371	970	588	709	436	950	SR27	12006
1733	780	1281	2419	1236	603	998	576	1579	SR27	12014
940	522	763	1358	569	586	736	388	990	SR27	12023
1169	632	1139	1659	937	494	928	348	1315	SR27	12036
1132	539	751	1473	568	157	601	211	855	SR27	12061
639	409	518	1190	490	1124	365	135	760	SR27	12078
951	456	789	1472	928	362	688	287	1094	SR27	12087
349	158	270	511	304	129	251	81	417	SR27	12108
663	432	545	1063	420	221	497	193	701	SR27	12120
665	195	314	602	18	23	370	67	363	SR27	12131
426	262	336	598	287	183	306	93	411	SR27	12142
524	341	542	991	540	259	370	107	687	SR27	12147
443	277	450	834	434	207	367	146	598	SR27	12149
1054	503	893	1542	1142	335	667	271	1230	SR27	12151
711	391	625	1170	424	236	596	170	753	SR27	12155
1094	672	966	1684	713	467	721	318	1271	SR27	12154
2031	775	1342	2149	887	834	1112	390	1556	SR27	12174
957	472	896	1235	862	370	766	297	1072	SR27	12220
1377	652	907	1672	926	317	883	250	1082	SR27	16087
940	550	750	1500	650	880	730	330	980	SR27	12201
941	**477**	**744**	**1325**	**665**	**419**	**633**	**255**	**933**		
53	**27**	**42**	**75**	**37**	**24**	**36**	**14**	**52**		
959	532	778	1385	580	597	751	396	1010	SR27	12169
951	528	772	1375	576	593	745	393	1002	SR27	12171
1149	550	813	1483	612	122	555	159	937	SR27	12195
942	492	842	1315	532	435	723	285	1002	SR27	12540
1185	550	608	1525	671	262	518	228	772	SR27	16397
1.037	**530**	**763**	**1.417**	**594**	**402**	**658**	**292**	**945**		
53	**27**	**39**	**72**	**30**	**20**	**33**	**15**	**48**		

Descrição dos alimentos	Valor energético de 100 g do alimento (kcal)	Valor energético de 1 g de proteína (kcal)	Valor energético total da proteína (kcal)	Porcentagem do valor energético da proteína em relação ao total de calorias do alimento (%)	Quantidade de proteína (g)
Frutas frescas					
Maçã, com casca	52	3,36	0,9	1,7	0,3
Damasco	48	3,36	4,7	9,8	1,4
Abacate	160	3,36	6,7	4,2	2,0
Banana	89	3,36	3,7	4,1	1,1
Mirtilo	57	3,36	2,5	4,4	0,7
Carambola	31	3,36	3,5	11,3	1,0
Cereja, doce	63	3,36	3,6	5,7	1,1
Cranberry	46	3,36	1,3	2,8	0,4
Figo	74	3,36	2,5	3,4	0,8
Uva, tipo americano	67	3,36	2,1	3,2	0,6
Uva, vermelha ou verde (tipo thompson)	69	3,36	2,4	3,5	0,7
Goiaba	68	3,36	8,6	12,6	2,6
Jaca	95	3,36	5,8	6,1	1,7
Kiwi	61	3,36	3,8	6,3	1,1
Longans (espécie de lichia)	60	3,36	4,4	7,3	1,3
Nêspera	47	3,36	1,4	3,1	0,4
Manga	60	3,36	2,8	4,6	0,8
Melão	34	3,36	2,8	8,3	0,8
Nectarina	44	3,36	3,6	8,1	1,1
Laranja	47	3,36	3,2	6,7	0,9
Tangerina	53	3,36	2,7	5,1	0,8
Mamão	43	3,36	1,6	3,7	0,5
Pêssego	39	3,36	3,1	7,8	0,9
Pera	57	3,36	1,2	2,1	0,4
Caqui japonês	70	3,36	1,9	2,8	0,6
Abacaxi	50	3,36	1,8	3,6	0,5
Ameixa	46	3,36	2,4	5,1	0,7
Sapoti	83	3,36	1,5	1,8	0,4
Morango	32	3,36	2,3	7,0	0,7
Melancia	30	3,36	2,0	6,8	0,6
Pera, bartlett	63	3,36	1,3	2,1	0,4
Pera, anjou vermelha	62	3,36	1,1	1,8	0,3
Pera, bosc	67	3,36	1,2	1,8	0,4
Pera, anjou verde	66	3,36	1,5	2,2	0,4
Tâmara, medjool	277	3,36	6,1	2,2	1,8
Média	**66**	**3,36**	**2,9**	**4,9**	**0,9**
Para 1 g de proteína					**1,0**

nilalanina (mg)	Histidina (mg)	Isoleucina (mg)	Leucina (mg)	Lisina (mg)	Metionina (mg)	Treonina (mg)	Triptofano (mg)	Valina (mg)	Fonte	Número do alimento na tabela
6	5	6	13	12	1	6	1	12	SR27	09003
52	27	41	77	97	6	47	15	47	SR27	09021
97	49	84	143	132	38	73	25	107	SR27	09037
49	77	28	68	50	8	28	9	47	SR27	09040
26	11	23	44	13	12	20	3	31	SR27	09050
37	8	44	77	77	21	44	8	50	SR27	09060
24	15	20	30	32	10	22	9	24	SR27	09070
36	18	33	53	39	3	28	3	45	SR27	09078
18	11	23	33	30	6	24	6	28	SR27	09089
13	23	5	13	14	21	17	3	17	SR27	09131
19	22	11	22	27	9	22	11	22	SR27	09132
6	22	93	171	72	16	96	22	87	SR27	09139
52	34	69	103	69	34	86	34	86	SR27	09144
44	27	51	66	61	24	47	15	57	SR27	09148
30	12	26	54	46	13	34	-	58	SR27	09172
14	7	15	26	23	4	15	5	21	SR27	09174
27	19	29	50	66	8	31	13	42	SR27	09176
23	15	21	29	30	12	17	2	33	SR27	09181
21	8	9	14	16	6	9	5	13	SR27	09191
31	18	25	23	47	20	15	9	40	SR27	09200
18	11	17	28	32	2	16	2	21	SR27	09218
9	5	8	16	25	2	11	8	10	SR27	09226
19	13	17	27	30	10	16	10	22	SR27	09236
11	2	11	19	17	2	11	2	17	SR27	09252
26	12	25	42	33	5	30	10	30	SR27	09263
21	10	19	24	26	12	19	5	24	SR27	09266
14	9	14	15	16	8	10	9	16	SR27	09279
13	16	15	24	39	3	12	5	16	SR27	09313
19	12	16	34	26	2	20	8	19	SR27	09316
15	6	19	18	62	6	27	7	16	SR27	09326
11	2	12	20	18	2	12	2	18	SR27	09412
10	1	10	17	15	2	10	1	15	SR27	09413
10	1	11	18	16	2	11	2	16	SR27	09414
13	2	13	22	20	3	14	2	20	SR27	09415
48	29	45	82	54	17	42	7	66	SR27	09421
25	**16**	**26**	**43**	**39**	**10**	**27**	**8**	**34**		
29	**18**	**30**	**50**	**46**	**12**	**31**	**9**	**39**		

Descrição dos alimentos	Valor energético de 100 g do alimento (kcal)	Valor energético de 1 g de proteína (kcal)	Valor energético total da proteína (kcal)	Porcentagem do valor energético da proteína em relação ao total de calorias do alimento (%)	Quantidad de protein (g)
Frutas secas					
Maçã	243	3,36	3,1	1,3	0,9
Damasco	241	3,36	11,4	4,7	3,4
Figo	249	3,36	11,1	4,5	3,3
Pêssego	239	3,36	12,1	5,1	3,6
Pera	262	3,36	6,3	2,4	1,9
Caqui japonês	274	3,36	4,6	1,7	1,4
Ameixa	240	3,36	7,3	3,1	2,2
Uva-passa, sem sementes	299	3,36	10,3	3,4	3,1
Média	**256**	**3,36**	**8,3**	**3,3**	**2,5**
Para 1 g de proteína					**1,0**
Condimentos secos					
Manjericão	233	2,44	56,1	24,1	23,0
Sementes de cominho	333	3,36	66,4	19,9	19,8
Pimenta em pó	282	3,23	43,5	15,4	13,5
Canela em pó	247	1,82	7,3	2,9	4,0
Cravo em pó	274	1,82	10,9	4,0	6,0
Curry em pó	325	3,12	44,6	13,7	14,3
Sementes de dill	305	3,36	53,7	17,6	16,0
Sementes de funcho	345	3,36	53,1	15,4	15,8
Sementes de feno-grego	323	3,47	79,8	24,7	23,0
Alho em pó	331	2,78	46,0	13,9	16,6
Gengibre em pó	335	2,78	25,0	7,5	9,0
Sementes de mostarda em pó	508	3,47	90,5	17,8	26,1
Cebola em pó	341	2,78	28,9	8,5	10,4
Orégano	265	2,44	22,0	8,3	9,0
Páprica	282	3,36	47,5	16,8	14,1
Salsa	292	2,44	65,0	22,3	26,6
Pimenta-do-reino preta	251	1,83	19,0	7,6	10,4
Sementes de papoula	525	3,47	62,4	11,9	18,0
Tomilho	276	2,44	22,2	8,1	9,1
Cúrcuma em pó	312	2,78	26,9	8,6	9,7
Cebola, flocos desidratados	349	2,78	24,9	7,1	9,0
Hortelã	285	2,44	48,6	17,1	19,9
Média	**319**	**2,81**	**42,9**	**13,3**	**14,7**
Para 1 g de proteína					**1,0**

nilalanina (mg)	Histidina (mg)	Isoleucina (mg)	Leucina (mg)	Lisina (mg)	Metionina (mg)	Treonina (mg)	Triptofano (mg)	Valina (mg)	Fonte	Número do alimento na tabela
26	15	37	57	58	9	33	9	43	SR27	09011
62	47	63	105	83	15	73	16	78	SR27	09032
76	37	89	128	88	34	85	20	122	SR27	09094
114	67	104	204	116	87	141	10	197	SR27	09246
49	20	54	94	66	22	49	-	66	SR27	09259
63	27	60	101	78	12	71	24	72	SR27	09264
52	27	41	66	50	16	49	25	56	SR27	09291
65	72	57	96	84	21	77	50	83	SR27	09298
63	**39**	**63**	**106**	**78**	**27**	**72**	**22**	**90**		
26	**16**	**26**	**43**	**32**	**11**	**29**	**9**	**36**		
1250	450	1060	1850	1150	320	760	260	1450	SR27	02003
867	550	826	1218	1031	361	756	244	1037	SR27	02005
370	180	390	630	360	130	270	70	540	SR27	02009
146	117	146	253	243	78	136	49	224	SR27	02010
230	130	240	400	370	80	180	30	340	SR27	02011
580	290	630	890	700	190	350	110	750	SR27	02015
670	320	767	925	1038	143	575	-	1120	SR27	02016
647	331	695	996	758	301	602	253	915	SR27	02018
1089	668	1241	1757	1684	338	898	391	1102	SR27	02019
525	263	414	728	768	111	374	121	667	SR27	02020
311	199	341	513	241	89	289	152	411	SR27	02021
1173	878	1183	2080	1844	483	838	256	1509	SR27	02024
280	160	140	220	490	90	140	60	170	SR27	02026
449	144	441	780	500	127	322	203	585	SR27	02027
610	250	570	920	690	200	490	70	750	SR27	02028
1712	718	1546	2794	2098	596	1193	475	2021	SR27	02029
446	159	366	1014	244	96	244	58	547	SR27	02030
758	471	819	1321	952	502	686	184	1095	SR27	02033
-	-	468	430	207	-	252	186	502	SR27	02042
530	150	470	810	380	140	330	170	660	SR27	02043
229	146	316	314	428	74	216	129	206	SR27	11284
1017	399	816	1496	858	281	816	306	995	SR27	02066
661	**332**	**631**	**1015**	**774**	**225**	**487**	**180**	**800**		
45	**23**	**43**	**69**	**53**	**15**	**33**	**12**	**54**		

Descrição dos alimentos	Valor energético de 100 g do alimento (kcal)	Valor energético de 1 g de proteína (kcal)	Valor energético total da proteína (kcal)	Porcentagem do valor energético da proteína em relação ao total de calorias do alimento (%)	Quantidad de protein (g)
Condimentos frescos					
Manjericão	23	2,44	7,7	33,4	3,2
Dill	43	2,44	8,4	19,6	3,5
Alecrim	131	2,44	8,1	6,2	3,3
Hortelã-pimenta	70	2,44	9,2	13,1	3,8
Hortelã	44	2,44	8,0	18,2	3,3
Alho	149	2,78	17,7	11,9	6,4
Gengibre	80	2,78	5,1	6,3	1,8
Alho-poró	61	2,78	4,2	6,8	1,5
Cebola	40	2,78	3,1	7,6	1,1
Salsa	36	2,44	7,2	20,1	3,0
Pimentão vermelho	31	2,44	2,4	7,8	1,0
Pimentão amarelo	27	2,44	2,4	9,0	1,0
Média	**61**	**2,55**	**7,0**	**13,3**	**2,7**
Para 1 g de proteína					**1,0**
Queijos					
Queijo azul	353	4,27	91,4	25,9	21,4
Queijo brie	334	4,27	88,6	26,5	20,8
Queijo camembert	300	4,27	84,5	28,2	19,8
Queijo cheddar	406	4,27	102,7	25,3	24,0
Queijo colby	394	4,27	101,5	25,8	23,8
Queijo cottage, cremoso	98	4,27	47,5	48,5	11,1
Queijo cottage, com 2% de gordura	81	4,27	44,6	55,1	10,5
Queijo de nata	342	4,27	25,3	7,4	5,9
Queijo feta	264	4,27	60,7	23,0	14,2
Queijo mozarela	300	4,27	94,7	31,6	22,2
Queijo parmesão ralado	420	4,27	121,4	28,9	28,4
Queijo provolone	351	4,27	109,2	31,1	25,6
Ricota, integral	174	4,27	48,1	27,6	11,3
Ricota, desnatada	138	4,27	48,6	35,2	11,4
Queijo roquefort	369	4,27	92,0	24,9	21,5
Queijo suíço	380	4,27	115,0	30,3	26,9
Queijo de cabra tipo macio	264	4,27	79,1	30,0	18,5
Média	**292**	**4,27**	**79,69**	**29,71**	**18,7**
Para 1 g de proteína					**1,0**

nilalanina (mg)	Histidina (mg)	Isoleucina (mg)	Leucina (mg)	Lisina (mg)	Metionina (mg)	Treonina (mg)	Triptofano (mg)	Valina (mg)	Fonte	Número do alimento na tabela
130	51	104	191	110	36	104	39	127	SR27	02044
65	71	195	159	246	11	68	14	154	SR27	02045
169	66	136	249	143	47	136	51	165	SR27	02063
191	75	154	281	161	53	154	58	187	SR27	02064
168	66	135	247	141	46	135	50	164	SR27	02065
183	113	217	308	273	76	157	66	291	SR27	11215
45	30	51	74	57	13	36	12	73	SR27	11216
55	25	52	96	78	18	63	12	56	SR27	11246
25	14	14	25	39	2	21	14	21	SR27	11282
145	61	118	204	181	42	122	45	172	SR27	11297
50	17	21	36	36	6	40	12	31	SR27	11821
31	20	32	52	44	12	37	13	42	SR27	11951
105	**51**	**102**	**160**	**126**	**30**	**89**	**32**	**124**		
38	**19**	**38**	**59**	**46**	**11**	**33**	**12**	**45**		
1087	758	1124	1919	1852	584	785	312	1556	SR27	01004
1158	716	1015	1929	1851	592	751	322	1340	SR27	01006
1105	683	968	1840	1766	565	717	307	1279	SR27	01007
1096	558	1231	1980	1046	558	1066	558	1433	SR27	01009
1251	834	1475	2275	1978	622	845	305	1586	SR27	01011
577	326	591	1116	934	269	500	147	748	SR27	01012
543	306	556	1049	878	253	470	138	703	SR27	01015
291	175	324	657	567	191	233	69	395	SR27	01017
675	397	803	1395	1219	368	637	200	1065	SR27	01019
1011	515	1135	1826	965	515	983	515	1322	SR27	01026
1538	806	1455	2747	2201	751	1075	383	1865	SR27	01032
1287	1115	1091	2297	2646	686	982	345	1640	SR27	01035
556	459	589	1221	1338	281	517	125	692	SR27	01036
562	464	596	1235	1353	284	523	127	700	SR27	01037
1023	602	1217	2114	1848	558	965	303	1614	SR27	01039
1662	1065	1537	2959	2585	784	1038	401	2139	SR27	01040
737	505	766	1597	1330	494	691	195	1274	SR27	01159
951	**605**	**969**	**1774**	**1550**	**491**	**752**	**280**	**1256**		
51	**32**	**52**	**95**	**83**	**26**	**40**	**15**	**67**		

Descrição dos alimentos	Valor energético de 100 g do alimento (kcal)	Valor energético de 1 g de proteína (kcal)	Valor energético total da proteína (kcal)	Porcentagem do valor energético da proteína em relação ao total de calorias do alimento (%)	Quantidade de proteína (g)
Leite e iogurte					
Leite de vaca, 3,7% de gordura	64	4,27	14,0	21,9	3,3
Leite de búfala	97	4,27	16,0	16,5	3,8
Leite de ovelha	108	4,27	25,5	23,6	6,0
Iogurte natural	61	4,27	14,8	24,3	3,5
Iogurte natural com baixo teor de gordura	63	4,27	22,4	35,6	5,3
Leite sem adição de vit. A e D (sem gordura ou desnatado)	34	4,27	14,4	42,3	3,4
Média	**71**	**4,27**	**17,86**	**27,37**	**4,2**
Para 1 g de proteína					**1,0**
Ovos					
Gemada	88	4,27	19,4	22,1	4,6
Ovo de galinha	143	4,36	54,8	38,3	12,6
Clara	52	4,36	47,5	91,4	10,9
Gema	322	4,36	69,1	21,5	15,9
Ovo de pata	185	4,36	55,9	30,2	12,8
Ovo de gansa	185	4,36	60,5	32,7	13,9
Ovo de codorna	158	4,36	56,9	36,0	13,1
Ovo de perua	171	4,36	59,6	34,9	13,7
Média	**163**	**4,35**	**53,0**	**38,4**	**12,2**
Para 1 g de proteína					**1,0**
Frios					
Morcela	379	4,27	62,3	16,4	14,6
Mortadela, carne bovina	299	4,27	46,6	15,6	10,9
Chouriço, suíno e bovino	455	4,27	102,9	22,6	24,1
Salsicha, carne de porco	346	4,27	60,8	17,6	14,3
Mortadela, carne de vaca/porco	311	4,27	69,9	22,5	16,4
Salame, carne de vaca/porco	378	4,27	90,0	23,8	21,1
Peito de peru em fatias	100	4,27	69,7	69,7	16,3
Bacon	517	4,00	116,4	22,5	29,1
Salame, carne de porco	425	4,00	86,8	20,4	21,7
Média	**357**	**4,21**	**78,4**	**25,7**	**18,7**
Para 1 g de proteína					**1,0**

ilalanina (mg)	Histidina (mg)	Isoleucina (mg)	Leucina (mg)	Lisina (mg)	Metionina (mg)	Treonina (mg)	Triptofano (mg)	Valina (mg)	Fonte	Número do alimento na tabela
158	89	198	321	260	82	148	46	220	SR27	01078
162	78	203	366	280	97	182	53	219	SR27	01108
284	167	338	587	513	155	268	84	448	SR27	01109
189	86	189	350	311	102	142	20	287	SR27	01116
286	130	286	529	471	155	216	30	434	SR27	01117
175	102	174	319	282	88	144	43	221	SR27	01151
209	**109**	**231**	**412**	**353**	**113**	**183**	**46**	**305**		
50	**26**	**55**	**98**	**84**	**27**	**44**	**11**	**73**		
225	108	237	383	257	120	201	85	289	SR27	01057
680	309	671	1086	912	380	556	167	858	SR27	01123
686	290	661	1016	806	399	449	125	809	SR27	01124
681	416	866	1399	1217	378	687	177	949	SR27	01125
840	320	598	1097	951	576	736	260	885	SR27	01138
910	346	647	1188	1030	624	797	282	958	SR27	01139
737	315	816	1146	881	421	641	209	940	SR27	01140
773	330	855	1201	924	442	672	219	985	SR27	01141
692	**304**	**669**	**1065**	**872**	**418**	**592**	**191**	**834**		
57	**25**	**55**	**88**	**72**	**34**	**49**	**16**	**69**		
820	710	320	1390	1050	200	570	180	1020	SR27	07005
437	409	508	940	1045	295	514	122	545	SR27	07007
1149	721	2206	1708	2414	470	1473	278	914	SR27	07019
477	411	520	956	1083	346	563	114	572	SR27	07036
598	520	708	1213	1262	394	633	152	735	SR27	07050
875	857	998	1734	1874	577	926	251	1066	SR27	07072
636	483	731	1347	1460	480	749	186	756	SR27	07081
868	699	971	1732	1824	593	959	210	1083	SR27	07921
940	614	1084	1625	1878	470	1012	253	1120	SR27	07926
756	**603**	**894**	**1405**	**1543**	**425**	**822**	**194**	**868**		
40	**32**	**48**	**75**	**82**	**23**	**44**	**10**	**46**		

Descrição dos alimentos	Valor energético de 100 g do alimento (kcal)	Valor energético de 1 g de proteína (kcal)	Valor energético total da proteína (kcal)	Porcentagem do valor energético da proteína em relação ao total de calorias do alimento (%)	Quantidade de proteína (g)
Carne de vaca					
Paleta/peito, inteiro, sem gordura	155	4,27	88,5	57,1	20,7
Fígado	135	4,27	86,9	64,4	20,4
Língua	224	4,27	63,6	28,4	14,9
Carne moída, 70% de carne magra/30% de gordura	332	4,27	61,3	18,5	14,4
Acém com osso, com gordura	244	4,27	82,1	33,7	19,2
Acém, com gordura	248	4,27	73,3	29,5	17,2
Capa de filé, com gordura	306	4,27	70,6	23,1	16,5
Prime rib, com gordura	316	4,27	69,4	22,0	16,3
Filé de costela, com gordura	254	4,27	82,5	32,5	19,3
Miolo de paleta, com gordura	146	4,27**	86,1	59,0	20,2
Paleta (parte inferior), sem osso, com gordura	165	4,27**	86,8	52,6	20,3
Aba de filé, bife, com gordura	228	4,27	88,0	38,6	20,6
Filé-mignon, bife, com gordura	247	4,27	83,7	33,9	19,6
Contrafilé, bife, com 3 mm de gordura	201	4,27	86,7	43,1	20,3
Fraldinha, bife, com gordura	155	4,27	90,6	58,5	21,2
Contrafilé, com 3 mm de gordura	143	4,27**	96,5	67,5	22,6
Contrafilé, sem gordura	128	4,27**	98,4	76,9	23,0
Filé-mignon australiano, criado a pasto, com gordura	151	4,27**	87,7	58,1	20,5
Coxão duro, sem osso, com gordura	124	4,27**	100,3	80,9	23,5
Lagarto, com gordura	125	4,27**	100,1	80,1	23,5
Filé-mignon, inteiro, sem osso, sem gordura	147	4,27**	92,7	63,1	21,7
Carne moída, 75% de carne magra/25% de gordura	293	4,27	67,3	23,0	15,8
Média	**203**	**4,27**	**83,8**	**47,5**	**20**
Para 1 g de proteína					**1,0**

** Valores não apresentados - o valor de 4,27 foi asumido devido ao valor atribuído aos demais.

ilalanina (mg)	Histidina (mg)	Isoleucina (mg)	Leucina (mg)	Lisina (mg)	Metionina (mg)	Treonina (mg)	Triptofano (mg)	Valina (mg)	Fonte	Número do alimento na tabela
809	709	931	1637	1724	530	905	232	1008	SR27	13023
1084	629	967	1910	1607	543	869	263	1260	SR27	13325
615	386	641	1113	1149	315	648	114	713	SR27	13339
559	466	634	1118	1188	369	555	73	705	SR27	13498
742	599	854	1494	1587	489	750	123	932	SR27	13809
670	588	772	1357	1428	439	750	192	835	SR27	13815
645	566	743	1306	1375	423	722	185	804	SR27	13824
635	557	731	1285	1353	416	710	182	791	SR27	13838
763	617	879	1537	1633	503	772	127	959	SR27	13850
767	653	857	1621	1762	572	887	227	911	SR27	13863
773	658	864	1634	1777	577	894	229	918	SR27	13904
814	658	938	1639	1742	537	823	135	1022	SR27	13909
774	626	892	1560	1657	511	783	129	973	SR27	13917
802	648	924	1615	1716	529	811	133	1007	SR27	13929
838	677	965	1688	1793	553	848	139	1053	SR27	13970
985	917	1153	2126	2376	657	1162	277	1218	SR27	23253
1003	935	1174	2167	2421	669	1184	282	1241	SR27	23261
786	665	882	1668	1813	588	912	231	932	SR27	23302
942	880	1094	2025	2250	636	1107	263	1174	SR27	23324
941	879	1092	2021	2246	635	1105	262	1172	SR27	23327
871	814	1012	1872	2081	588	1024	243	1086	SR27	23342
615	512	697	1229	1305	405	610	80	774	SR27	23577
792	**665**	**895**	**1619**	**1727**	**522**	**856**	**187**	**977**		
40	**34**	**46**	**82**	**88**	**27**	**44**	**9**	**50**		

Descrição dos alimentos	Valor energético de 100 g do alimento (kcal)	Valor energético de 1 g de proteína (kcal)	Valor energético total da proteína (kcal)	Porcentagem do valor energético da proteína em relação ao total de calorias do alimento (%)	Quantidad de proteín (g)
Frango					
Coração	153	4,27	66,4	43,4	15,6
Fígado	119	4,27	72,2	60,7	16,9
Frango moído	143	4,27**	74,5	52,1	17,4
Sobrecoxa, carne	106	4,27**	81,9	77,3	19,2
Coxa (carne escura)	110	4,27**	81,6	74,2	19,1
Sobrecoxa, carne e pele	146	4,27**	77,0	52,7	18,0
Coxa, carne e pele	197	4,27**	70,7	35,9	16,6
Média	**139**	**4,27**	**74,9**	**56,6**	**18**
Para 1 g de proteína					**1,0**
Peixe					
Anchova	124	4,27	85,6	69,0	20,0
Carpa	127	4,27	76,1	59,9	17,8
Bacalhau, Atlântico	82	4,27	76,0	92,7	17,8
Bacalhau, Pacífico	69	4,27	65,2	94,5	15,3
Corvina, Atlântico	104	4,27	75,9	73,0	17,8
Enguia	184	4,27	78,7	42,8	18,4
Garoupa	92	4,27	82,8	89,9	19,4
Haddock	74	4,27	69,7	94,2	16,3
Arenque, Atlântico	158	4,27	76,7	48,5	18,0
Cavala, Atlântico	205	4,27	79,4	38,7	18,6
Salmão selvagem	142	4,27	84,7	59,7	19,8
Salmão real	179	4,27	85,1	47,5	19,9
Salmão rosa	127	4,27	87,5	68,9	20,5
Peixe-espada	144	4,27	83,9	58,3	19,7
Truta	148	4,27	88,7	59,9	20,8
Atum, fresco, bluefin	144	4,27	99,6	69,2	23,3
Atum, fresco, gaiado	103	4,27	93,9	91,2	22,0
Atum, fresco, albacora	109	4,27	104,2	95,6	24,4
Badejo	90	4,27	78,2	86,9	18,3
Salmão de cativeiro	208	4,27	87,2	41,9	20,4
Salmão, coho (prateado), de criação, cru	160	4,27	90,8	56,8	21,3
Truta de cativeiro	141	4,27	85,1	60,4	19,9
Tilápia	96	4,27**	85,7	89,3	20,1
Média	**131**	**4,27**	**83,5**	**69,1**	**19,6**
Para 1 g de proteína					**1,0**

** Valores não apresentados – o valor de 4,27 foi assumido devido ao valor atribuído aos demais.

ilalanina (mg)	Histidina (mg)	Isoleucina (mg)	Leucina (mg)	Lisina (mg)	Metionina (mg)	Treonina (mg)	Triptofano (mg)	Valina (mg)	Fonte	Número do alimento na tabela
696	408	833	1355	1303	376	704	199	880	SR27	05025
824	507	813	1512	1332	432	725	176	998	SR27	05027
683	529	794	1361	1509	446	727	147	826	SR27	05332
700	522	836	1492	1652	501	828	198	851	SR27	05678
735	549	878	1567	1735	526	870	208	894	SR27	05682
648	480	761	1366	1506	456	760	177	786	SR27	05688
609	447	699	1263	1385	418	705	159	735	SR27	05691
699	**492**	**802**	**1417**	**1489**	**451**	**760**	**181**	**853**		
39	**27**	**45**	**79**	**83**	**25**	**42**	**10**	**47**		
782	590	923	1629	1840	593	878	224	1032	SR27	15005
696	525	822	1449	1638	528	782	200	919	SR27	15008
695	524	821	1447	1635	527	781	199	917	SR27	15015
595	324	679	1211	1399	418	658	188	731	SR27	15019
694	523	819	1445	1633	526	780	199	916	SR27	15020
720	543	850	1499	1694	546	809	207	950	SR27	15025
756	570	893	1575	1779	574	849	217	998	SR27	15031
738	557	871	1537	1736	560	829	212	974	SR27	15033
701	529	828	1460	1650	532	787	201	925	SR27	15039
726	548	857	1512	1708	551	815	208	958	SR27	15046
775	584	914	1613	1822	587	870	222	1022	SR27	15076
783	590	924	1630	1842	594	879	225	1033	SR27	15078
845	543	954	1562	1759	577	1066	221	1100	SR27	15083
773	583	912	1609	1818	586	868	222	1020	SR27	15110
811	611	957	1688	1907	615	911	233	1070	SR27	15114
911	687	1075	1896	2142	690	1023	261	1202	SR27	15117
859	648	1014	1788	2020	651	964	246	1133	SR27	15123
913	688	1077	1900	2147	692	1025	262	1204	SR27	15127
715	539	844	1488	1682	542	803	205	943	SR27	15132
845	549	968	1615	1870	626	860	209	1107	SR27	15236
830	626	980	1729	1953	629	932	238	1096	SR27	15238
815	614	962	1696	1916	618	915	234	1075	SR27	15240
810	470	930	1603	1810	593	950	210	970	SR27	15261
773	**564**	**908**	**1590**	**1800**	**581**	**871**	**219**	**1013**		
39	**29**	**46**	**81**	**92**	**30**	**44**	**11**	**52**		

Descrição dos alimentos	Valor energético de 100 g do alimento (kcal)	Valor energético de 1 g de proteína (kcal)	Valor energético total da proteína (kcal)	Porcentagem do valor energético da proteína em relação ao total de calorias do alimento (%)	Quantidade de proteína (g)
Porco					
Inteiro, com gordura	376	4,27	59,4	15,8	13,9
Pernil, lombo e paleta, sem gordura	134	4,27	90,5	67,6	21,2
Lombo, inteiro, com gordura	198	4,27	84,3	42,6	19,7
Lombo, inteiro, sem gordura	143	4,27	91,5	64,0	21,4
Filé de lombo, sem gordura	109	4,27	89,5	82,1	21,0
Paleta, parte superior, com gordura	236	4,27	73,4	31,1	17,2
Bacon	111	4,27**	86,4	77,9	20,2
Carne moída, 84% de gordura	218	4,27**	76,8	35,2	18,0
Carne moída, 96% de gordura	121	4,27**	90,1	74,5	21,1
Carne de porco, fresca, toucinho	812	4,27	12,5		2,9
Média	**183**	**4,27**	**82,4**	**54,5**	**19,3**
Para 1 g de proteína					**1,0**
Peru					
Inteiro, carne e pele	143	4,27	92,4	64,6	21,6
Inteiro, só carne	112	4,27	96,7	86,3	22,6
Peito, carne e pele	157	4,27	93,5	59,5	21,9
Coxa, carne e pele	144	4,27	83,4	57,9	19,5
Asa, carne e pele	197	4,27	86,3	43,8	20,2
Carne moída	148	4,27**	83,9	56,7	19,7
Média	**150**	**4,27**	**89,4**	**61,5**	**20,9**
Para 1 g de proteína					**1,0**
Crustáceos					
King Alaska	84	4,27	78,1	93,0	18,3
Azul	87	4,27	77,1	88,6	18,1
Camarão	71	4,27	58,1	81,9	13,6
Lagosta	112	4,27	88,0	78,5	20,6
Média	**89**	**4,27**	**75,3**	**85,5**	**17,6**
Para 1 g de proteína					**1,0**

** Valores não apresentados – o valor de 4,27 foi assumido devido ao valor atribuído aos demais.

ilalanina (mg)	Histidina (mg)	Isoleucina (mg)	Leucina (mg)	Lisina (mg)	Metionina (mg)	Treonina (mg)	Triptofano (mg)	Valina (mg)	Fonte	Número do alimento na tabela
547	509	616	1088	1230	347	610	160	737	SR27	10001
877	894	1027	1773	1947	577	957	238	1121	SR27	10002
785	770	910	1572	1766	514	891	244	1064	SR27	10020
855	856	1003	1719	1927	567	978	272	1162	SR27	10024
881	905	1031	1784	1943	577	940	220	1095	SR27	10060
681	656	781	1360	1531	441	768	208	921	SR27	10070
841	823	958	1666	1800	555	890	241	1024	SR27	10130
766	711	822	1435	1547	480	763	232	905	SR27	10972
898	834	964	1683	1815	564	895	272	1061	SR27	10973
117	117	137	234	263	77	133	37	158	SR27	10004
792	**773**	**901**	**1564**	**1723**	**514**	**855**	**232**	**1010**		
41	**40**	**47**	**81**	**89**	**27**	**44**	**12**	**52**		
688	573	608	1471	1746	554	768	223	686	SR27	05165
730	614	649	1569	1868	592	822	241	724	SR27	05167
857	660	1099	1704	1996	616	957	242	1141	SR27	05191
769	598	998	1537	1809	557	861	219	1028	SR27	05193
780	585	975	1531	1773	551	866	217	1031	SR27	05195
765	582	880	1622	1757	578	901	223	910	SR27	05305
765	**602**	**868**	**1572**	**1825**	**575**	**863**	**228**	**920**		
37	**29**	**41**	**75**	**87**	**27**	**41**	**11**	**44**		
773	372	887	1452	1592	515	741	255	861	SR27	15136
763	367	875	1433	1572	508	731	251	849	SR27	15139
593	300	627	1165	1297	397	540	155	637	SR27	15149
870	418	998	1634	1792	580	834	287	969	SR27	15154
750	**364**	**847**	**1421**	**1563**	**500**	**712**	**237**	**829**		
43	**21**	**48**	**81**	**89**	**28**	**40**	**13**	**47**		

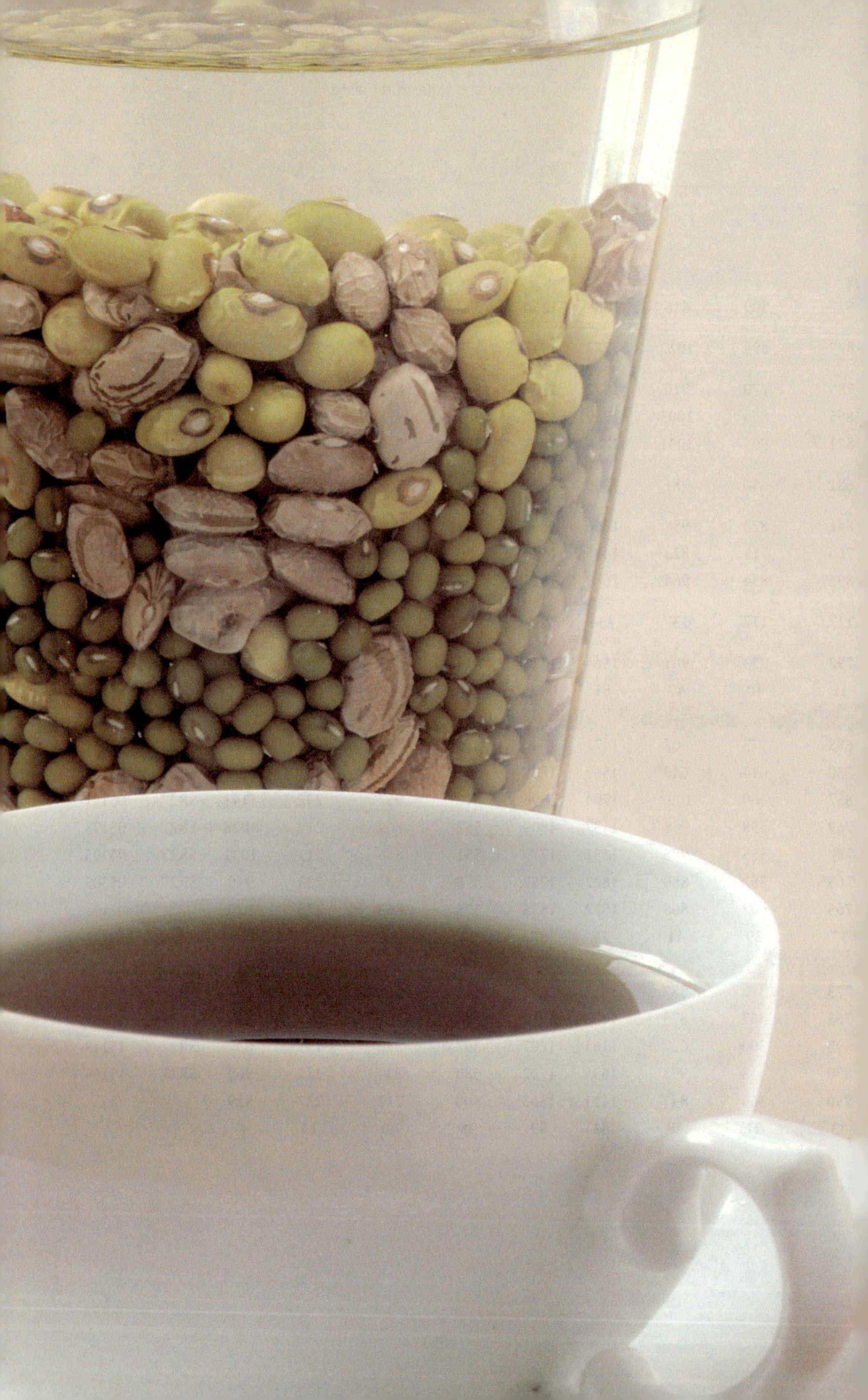

Fatores antinutricionais

Com as novas descobertas que a nutrição tem nos proporcionado, é normal encontrarmos pessoas perdidas com relação ao consumo de alguns alimentos. Afinal, é comum descobrirmos que um alimento é rico em determinada substância boa e assistir a uma verdadeira corrida para incluí-lo na dieta. Não raro, pouco tempo depois, divulga-se que o mesmo alimento contém algo que é ruim e as pessoas passam a demonizá-lo.

O fato é que muitos alimentos *in natura* podem trazer compostos que o organismo precisa processar e eliminar. Alguns deles são eliminados naturalmente, mas às vezes necessitamos de um pouco de conhecimento para evitar ou anular outros. Por isso, vou apresentar medidas bastante simples e eficazes e depois darei ênfase às características de dois elementos: o ácido oxálico e o ácido fítico (fitato).

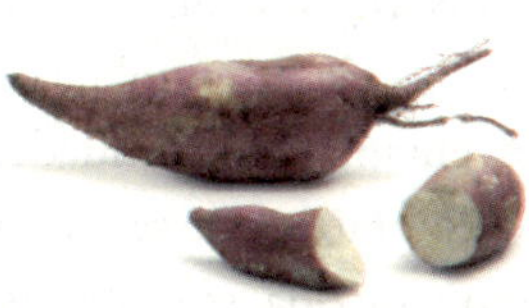

Toxinas naturalmente encontradas nos alimentos

Vamos conhecer algumas substâncias potencialmente tóxicas presentes no reino vegetal.

Inibidores de proteinase (enzimas que digerem proteínas): dificultam a digestão de proteínas. São encontrados em diversos tipos de feijão, na soja, no amendoim, na batata e na batata-doce. O aquecimento reduz a quantidade presente no alimento, fazendo com que sobre apenas de 5% a 20% do teor inicial, especialmente na soja. Algumas pessoas se queixam de flatulência depois de ingerir soja, o que provavelmente ocorre porque o processo térmico não foi realizado de forma adequada, dificultando a digestão; como já vimos, a proteína (assim como o carboidrato e a gordura) mal digerida é fermentada no intestino, aumentando a flatulência. E não podemos nos esquecer da presença da rafinose, estaquinose e verbascose, cujos efeitos expliquei no início do livro.

Hemaglutininas: proteínas vegetais que podem aglutinar as células vermelhas do sangue. Entre seus representantes, temos a lectina, que pode causar lesão intestinal. As hemaglutininas estão presentes em diversos tipos de feijão, inclusive a soja. O cozimento e a germinação desses grãos reduzem o seu potencial tóxico. Por esse motivo, as leguminosas não devem ser ingeridas cruas, mas podem ser ingeridas germinadas.

Alcaloides: são encontrados em diversos alimentos consumidos comumente, como a batata, o tomate, a berinjela, o café, o chá, o cacau, o chocolate e as pimentas vermelhas. Essas substâncias podem, dependendo da quantidade utilizada, causar lesões intestinais e danos ao sistema nervoso. No entanto, atingir altas doses dessas substâncias não é algo corriqueiro, pois seria necessário consumir uma enorme quantidade. Para se ter uma ideia, 1 kg de batata pode conter até 200 mg de alcaloides, e essa quantidade ainda é segura para o consumo humano.

Compostos bociogênicos: podem interferir na absorção do iodo ou no funcionamento da glândula tireoide. Presentes em ervilhas, no painço e nas brássicas (brócolis, repolho, couve, couve-de-bruxelas, couve-flor e couve-rábano). O seu efeito em seres humanos é muito pequeno. O consumo desses alimentos deve ser restrito aos que não têm fontes alimentares de iodo, o que não ocorre no Brasil, já que nosso sal é iodado.

Inibidores da alfa-amilase: prejudicam a digestão do amido. Estão presentes em grãos de cereais, ervilhas, grãos em geral. O aquecimento reduz o teor desse antinutriente.

Tiaminase: destrói a vitamina B_1 (tiamina). Presente em peixes e frutos do mar, na couve-de-bruxelas e no repolho roxo. O aquecimento inativa esse antinutriente.

Polifenóis: ligam-se ao ferro vegetal, dificultando a sua absorção. Estão presentes nas plantas e têm função protetora contra bactérias, fungos e vírus. São mais de 3 mil compostos identificados, como catequinas, taninos e isoflavonas. O feijão-preto contém altas quantidades de polifenóis. O uso concomitante de vitamina C pode reduzir o efeito negativo dos polifenóis com relação ao ferro. A germinação reduz o teor de compostos fenólicos (como a catequina) do grão, mas a fermentação aumenta a sua quantidade.

O fitato e os alimentos integrais

O fitato, ou ácido fítico, é considerado um antinutriente por ser um composto que dificulta a absorção de um ou mais nutrientes. Está presente nas sementes, nos grãos dos cereais integrais e nas leguminosas. Os vegetais amiláceos, como a cenoura e a batata, também contêm fitato, mas em menor quantidade.

A ação do fitato pode ser anulada, ou no mínimo reduzida, se tivermos alguns cuidados no preparo dos alimentos. Um deles é ativar uma enzima chamada fitase, que existe dentro do próprio grão, como explico a seguir.

É importante conhecer o fitato, porque ele está presente em diversos alimentos e pode dificultar a absorção de minerais como o cálcio, o ferro e principalmente o zinco.

Qual é a função do fitato?

Certamente, o fitato não serve apenas para atrapalhar a sua nutrição. Esse composto é responsável pelo estoque de energia do grão, que ocorre por meio do armazenamento de fósforo. O fitato pode corresponder de 1% a 7% do peso do grão seco. O fósforo contido no fitato representa 80% do total existente na semente. Fazendo uma analogia, é como se o fitato fosse uma pilha, e o fósforo que ele contém, a energia oferecida.

Essa energia é necessária para a germinação do grão na natureza. No começo, a planta ainda não tem condições de realizar a fotossíntese para produzir energia, e é o fitato que fornece essa energia inicial para a planta germinar.

O fitato e o processamento de alimentos

O processamento de alimentos pode alterar o teor de fitato e/ou de fitase. Com isso, a biodisponibilidade de minerais também sofre mudanças.

Entende-se como processamento de alimentos as seguintes técnicas: fermentação, cozimento, extrusão, assadura, tostagem, embebição em água, amassamento, etc. Os procedimentos que você pode fazer em casa para melhorar a atividade de fitase e reduzir o teor de fitato são: embeber o grão em água, germiná-lo e fermentá-lo (processo utilizado para fazer pão). Falo sobre esses processos adiante.

Para exemplificar, o aquecimento suave aumenta a digestibilidade de alguns alimentos e reduz o fitato de vegetais amiláceos (batatas, inhame, cará, mandioca, etc.), mas não tem o mesmo efeito em cereais. As perdas de fitato no cozimento são variáveis, pois dependem da espécie da planta, das condições de temperatura, do pH e da presença de outros cátions (cálcio, magnésio e sódio).

A moagem do grão pode reduzir o teor de fitato (e da fibra dietética) de cereais e de alguns óleos de sementes (exceto da soja). Já a extrusão é utilizada na preparação industrial de alimentos, como snacks e cereais matinais (tipo *corn flakes*). Esse processo é realizado em alta temperatura (110 a 180 °C), e o alimento é forçado a passar por uma fenda mecânica, assumindo uma forma específica. Esse não é o melhor método para destruir o ácido fítico, pois também reduz a biodisponibilidade de minerais (como o zinco) por causar alterações químicas e inativa a fitase.

A biotecnologia consegue produzir fitase extraída do fungo *Aspergillus niger*. Provavelmente, essa enzima poderá ser comprada e utilizada nas preparações culinárias daqui a algum tempo. Atualmente, ela é usada na elaboração de fórmulas lácteas substitutas do aleitamento materno e em alimentos infantis, assim como em rações para animais. A fitase comercial consegue degradar o fitato completamente em duas horas.

O Departamento de Agricultura dos Estados Unidos e outras entidades têm isolado culturas de milho, cevada, arroz e soja que apresentam mutações genéticas. Essas modificações fazem com que a semente apresente menor teor de fitato, com redução entre 50% e 95%.

FITATO: BANDIDO OU MOCINHO?

Algumas pesquisas mostram que o consumo de alimentos ricos em fitato pode ter efeitos benéficos na redução do colesterol e do triglicérides, no controle do excesso de ferro no intestino (que forma radicais livres) e na prevenção do câncer de cólon (intestino grosso). É bem provável que o fitato participe diretamente desse efeito protetor, além de ser capaz de reduzir a toxicidade de metais pesados ingeridos, como cádmio e chumbo, já que inibe a sua absorção. Por outro lado, como o fitato prejudica a absorção de minerais, seria como se estivéssemos ingerindo menos cálcio, ferro e zinco.

Como reduzir o teor de fitato ingerido em casa?

Alguns procedimentos como a germinação, a fermentação e deixar o grão de molho na água ativam a fitase e, consequentemente, degradam o ácido fítico.

Germinação

Os grãos apresentam diferentes teores de fitato ou de fitase. Além disso, outros fatores também influenciam a germinação, como o pH da água, a temperatura a que os grãos são expostos – faz diferença se o dia estiver quente ou frio – e o tempo transcorrido até a semente brotar, que é diferente para cada tipo de grão. Portanto, fora do laboratório, não é possível precisar o tempo exato para o fitato ser degradado na semente.

O processo de germinação compreende o período em que o grão é colocado de molho na água, até o momento em que é levado para a panela. De forma geral, os grãos devem permanecer de 12 a 24 horas nesse processo. Para os vegetarianos crudívoros, esse tempo poderá ser prolongado, a fim de facilitar a mastigação.

De qualquer forma, é preciso oferecer condições para a semente brotar. Deixe-a de molho na água de 8 a 12 horas; depois disso, despreze essa água para que parte do fitato vá embora junto com ela. Agora, as sementes devem permanecer úmidas, mas não encharcadas. Coloque-as em uma vasilha à sombra e, duas ou três vezes por dia, encha o pote com bastante água. Deixe-as absorverem bem a água por cerca de dois minutos e escorra completamente a água.

Em geral, a recomendação é deixar os grãos em processo de germinação de 12 a 24 horas. De forma prática, de 8 a 12 horas bastam. Lembre-se de que a germinação começa quando você coloca o grão de molho na água.

O FITATO E A GERMINAÇÃO

O nome químico do fitato é hexafosfato de mioinositol, o que significa que esse composto (mioinositol) apresenta seis (hexa) fósforos (fosfato). Conforme o processo de germinação ocorre, a quantidade de fósforo no mioinositol diminui para cinco, quatro e assim por diante.

É importante saber que a absorção de minerais como ferro, zinco e cálcio é mais prejudicada quando o ácido fítico apresenta cinco ou seis fósforos. Quando há menos fósforo, a biodisponibilidade desses minerais aumenta bastante.

Dessa forma, conforme a semente vai germinando, o fósforo vai sendo utilizado e os minerais ficam mais disponíveis para a absorção. No processo de germinação, uma enzima chamada fitase quebra o fósforo do fitato, liberando-o.

Memorize isto: a germinação reduz o teor de fitato do grão.

Fermentação da farinha do pão

Os alimentos fermentados apresentam ácidos orgânicos, como o acético, cítrico, lático e málico. Esses compostos deixam o meio intestinal ácido e facilitam a absorção dos minerais, especialmente o zinco. Isso vale para a farinha de trigo ou centeio usada para fazer pão caseiro.

Além disso, a fermentação ativa a fitase do grão, que vai degradar o fitato, ou seja, causar a redução do ácido fítico. Isso pode variar de acordo com o tipo de pão e o modo de produção. Essa redução costuma variar entre 13% e 100%, sendo as taxas mais baixas nos pães não fermentados naturalmente (como os que utilizam bicarbonato de sódio).

A fermentação "espontânea", sem o uso de leveduras, é mais eficiente ainda para reduzir o fitato. Esse método é adotado por alguns naturalistas que aguardam um tempo maior para a fermentação do pão, sem utilizar fermentos de espécie nenhuma.

É possível colocar o grão de trigo de molho na água e esperar o processo de germinação. Depois, deixá-lo secar completamente e moê-lo para extrair a sua farinha. Pode-se utilizar essa farinha para fazer pão, misturando-a com água e deixando fermentar.

Molho na água

O fitato é hidrossolúvel (se dissolve na água) e pode ser parcialmente removido por difusão desde que o grão seja embebido na água. A fração de fitato hidrossolúvel pode ser de 10% no gergelim até entre 70% e 97% em alguns feijões (soja em flocos, feijão-branco e azuqui). Embeber o grão em água é fundamental para ativar e acelerar o processo de germinação.

Probióticos

Atualmente, estuda-se a possibilidade de usar probióticos (micro-organismos benéficos, como o *Lactobacillus*, e viáveis à colonização do intestino) como forma de melhorar a absorção de minerais. É relevante a hipótese de que as bactérias intestinais possam reduzir o pH intestinal (o que favorece a assimilação de minerais), melhorando a ação da fitase.

DESVENDANDO MITOS

Os alimentos germinados contêm mais minerais?

Vamos raciocinar juntos. Uma semente não consegue retirar nenhum nutriente do meio externo e ela recebe apenas água quando você a coloca para germinar. Portanto, não há como a semente aumentar seu teor de nutrientes. O que ocorre é uma redução de fitato que possibilita maior absorção de ferro, cálcio ou zinco.

O organismo absorve mais minerais se utilizarmos alimentos refinados?

A refinação remove boa parte do fitato presente nos grãos, mas também elimina parte de seus minerais, como zinco, ferro, cálcio, magnésio, manganês e cobre. Se pensarmos em termos de nutrientes aproveitados, seria como trocar seis por meia dúzia: os alimentos integrais contêm bastante fitato, mas também alto teor de minerais; já os refinados possuem baixa proporção tanto de fitato quanto de minerais. A escolha mais inteligente é manter os alimentos com alto teor de minerais (os integrais) na dieta e diminuir o teor de fitato deles antes do consumo.

Uso de alimentos ricos em vitamina C

A vitamina C consegue reduzir os efeitos do fitato. O uso de 30 mg da vitamina em uma refeição baseada em pão pode ser suficiente para dobrar a absorção do ferro. Leia mais no capítulo sobre o ferro.

Oxalato

Como vimos anteriormente, os vegetarianos estritos costumam apresentar menor ingestão de cálcio que os outros grupos de vegetarianos e os onívoros. O oxalato, ou ácido oxálico, é o inibidor mais potente da absorção de cálcio. Por esse motivo, precisamos conhecê-lo melhor. Ingerir alimentos ricos em oxalato significa consumir menos cálcio, pois este não será bem absorvido.

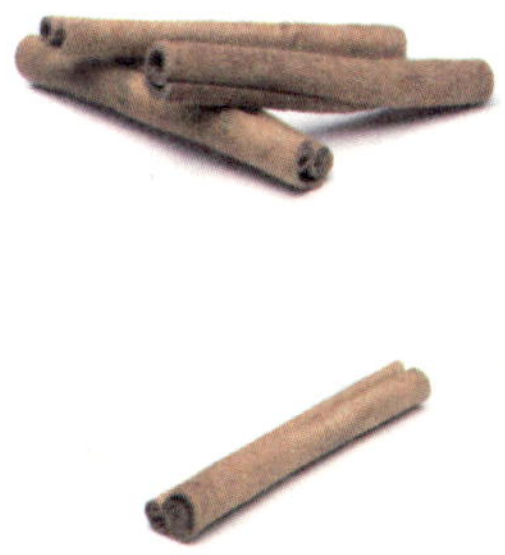

Qual é a função do oxalato?

Em primeiro lugar, é preciso entender que o cálcio deve ser mantido sempre em níveis muito bem delimitados. Ele não pode, em hipótese alguma, ficar em falta ou em excesso dentro do organismo, seja humano ou vegetal, pois o cálcio livre e em excesso causa a morte das células ao reagir com diversas substâncias.

Para se proteger desse perigo, as plantas se valem do oxalato, que se liga ao cálcio e não o deixa solto. Essa defesa é a principal função desse importante composto para o reino vegetal. No entanto, como você viu no capítulo sobre o cálcio, nós conseguimos controlar nosso metabolismo desse mineral de outra forma, ou seja, sem o oxalato.

Quantidade de ácido oxálico nos vegetais

Os alimentos com maior quantidade de oxalato (acima de 600 mg por 100 g de alimento) são o espinafre, o ruibarbo, a beterraba, a acelga e o cacau em pó (desidratado). É interessante notar que as folhas das plantas contêm níveis de oxalato mais elevados que os talos. As brássicas (brócolis, couve, acelga chinesa, repolho, mostarda, folha de nabo) são diferentes no reino vegetal. Elas não precisam de oxalato para se proteger do excesso de cálcio e da morte celular. Por conta disso, esses alimentos possuem cálcio de boa absorção. Confira mais exemplos na tabela a seguir:

TEOR DE OXALATO NOS ALIMENTOS	
Alimento	mg de oxalato/100 g
Espinafre cozido	750
Ruibarbo enlatado	600
Beterraba cozida	675
Acelga suíça	654
Cacau em pó	623
Pimenta	419
Canela em pó	362,74
Gérmen de trigo	299
Noz-pecã	202
Amendoim torrado	187
Quiabo	146
Manjericão	115,6
Gengibre	115,03
Salsa	100
Alho-poró	89
Couve	74
Batata-doce	56
Escarola	31
Farinha de trigo integral	25,03
Folhas de dente-de-leão	24,6
Abóbora	22
Pão de trigo integral	20,9
Aipo	20
Sementes de girassol descascadas	18,9
Berinjela	18
Feijão-verde cozido	15
Frutas vermelhas	14 a 88
Agrião	10
Orégano seco	8,58
Lentilha cozida	8,48
Arroz integral cozido	6,54
Aspargo	5,2

Alimento	mg de oxalato/100 g
Tofu firme	5,08
Pão branco	4,9
Ervilha cozida	4,83
Cevada cozida	3,46
Alface	3
Cebola cozida	3
Cogumelo	2
Tomate	2
Cebolinha	1,1
Pepino	1
Nabo cozido	1
Chá de saquinho (infusão por 5 min)	0,63 a 19,26
Café preto fervido	0,61
Leite integral	0,54
Rabanete	0,3
Leite	0,15
Coca-cola	0,1
Frutas	0 a 10
Carnes (boi, frango, peixe e porco)	0 a 7,1
Manteiga e margarina	0
Brócolis cozidos	0
Couve-de-bruxelas cozida	0
Repolho cozido	0
Couve-flor cozida	0
Batata-inglesa cozida	0

Fonte: Adaptado de Shils ME *et al. Modern nutrition in health and disease.* Baltimore: Williams & Wilkins, 1999. p. A-199-202.

Competição para a absorção: cálcio e oxalato

O efeito preocupante do oxalato está na sua capacidade de dificultar a absorção de cálcio. Quanto mais oxalato o vegetal apresenta, menos cálcio conseguimos absorver. Para exemplificar, a absorção do cálcio proveniente do espinafre, que é rico em oxalato, é de apenas 5%.

O oxalato pode ser absorvido quando não se encontra ligado ao cálcio no intestino. Quando absorvido, posteriormente ele é excretado pelo rim, sem ser aproveitado.

Cerca de 75% dos cálculos renais são provocados por pedras compostas de oxalato de cálcio. Os estudos ainda não conseguiram comprovar se a redução de consumo de oxalato é capaz de inibir a formação de cálculos renais. De qualquer forma, acho prudente adotar essa medida na prevenção de cálculos compostos por oxalato nas pessoas com predisposição a isso.

Conclusões

O uso de alimentos integrais promove diversos benefícios à saúde. No entanto, eles contêm fitato, substância que pode reduzir a absorção de minerais como zinco, ferro e cálcio. Esse efeito pode ser anulado ou reduzido se o indivíduo preparar o alimento conforme os métodos descritos neste capítulo. Um dos mais eficazes é a imersão dos grãos, especialmente leguminosas, em água por 8 a 12 horas (mas é possível deixá-los mais tempo). Também é interessante notar que devemos ingerir menos oxalato para otimizar a absorção do cálcio. A maneira mais prática para fazer isso é escolher alimentos com pouco oxalato. Confira a lista de alimentos na tabela da página 262.

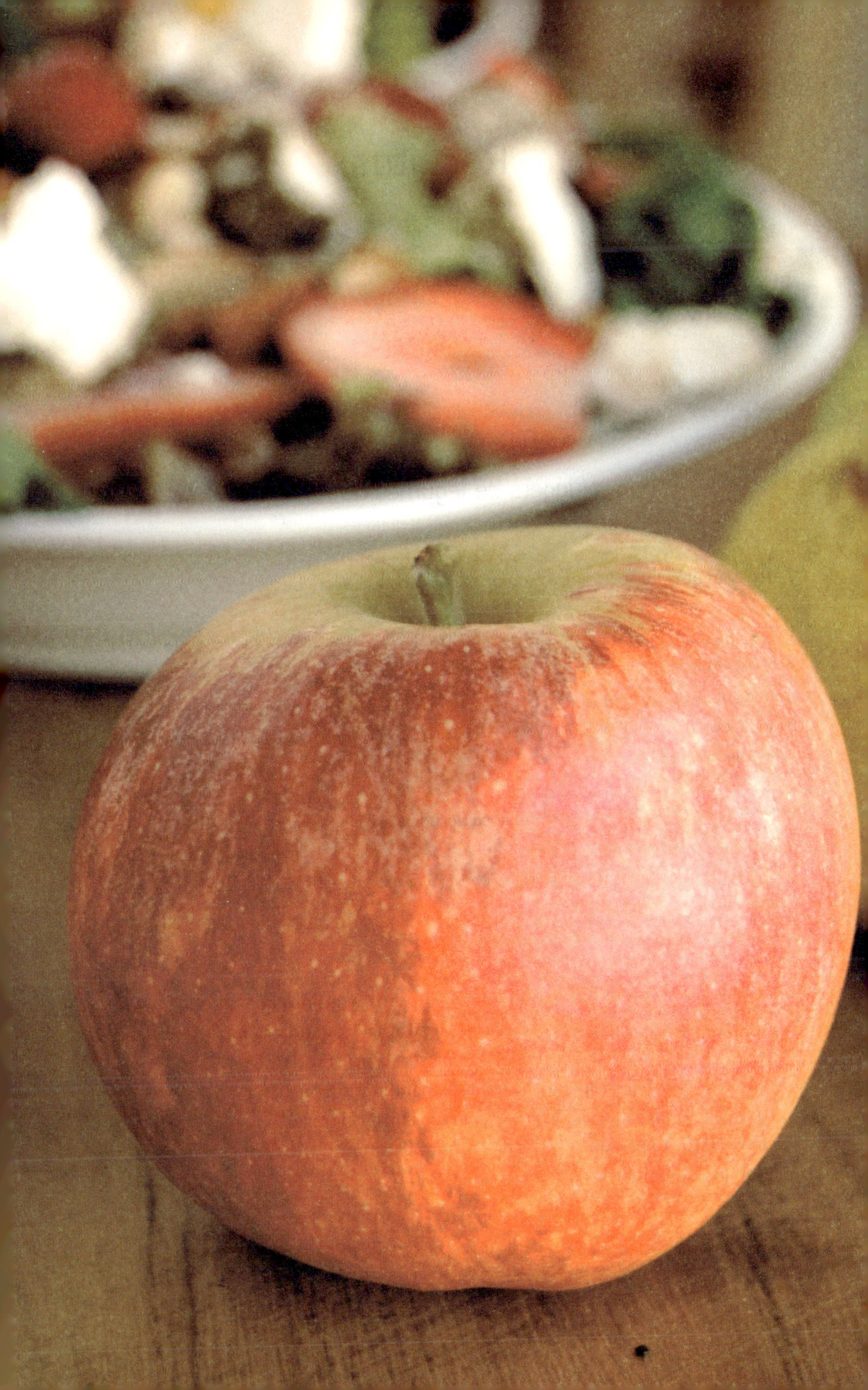

Receitas

Nuggets de legumes ao forno

Rendimento: 8 nuggets

Junto com uma fatia de pão, é uma ótima opção para o lanche da tarde.

½ cebola (65 g)
½ abobrinha (125 g)
6 cm de alho-poró (50 g)
2 ramos de salsinha (10 g)
1 fatia de tofu (130 g)
2 tomates secos (10 g)
9 colheres (sopa) de farinha de mandioca flocada (36 g)
¼ de colher (chá) de cominho (2 g)
¼ de colher (chá) de pimenta-do-reino preta (0,75 g)
1 colher (chá) de sal (4 g)
2½ colheres (sopa) de farinha de mandioca fina (25 g)

- Rale a cebola e a abobrinha. Pique o alho-poró e a salsinha bem fino.
- Misture todos os ingredientes, exceto a farinha de mandioca fina. Amasse bem e deixe descansar por 10 minutos, até a massa absorver toda a água.
- Modele 8 nuggets. Espalhe a farinha de mandioca fina em um prato raso e empane os nuggets um a um. Transfira-os para uma fôrma untada.
- Leve ao forno preaquecido a 280 °C por 20 minutos, vire os nuggets e deixe assar por mais 20 minutos.

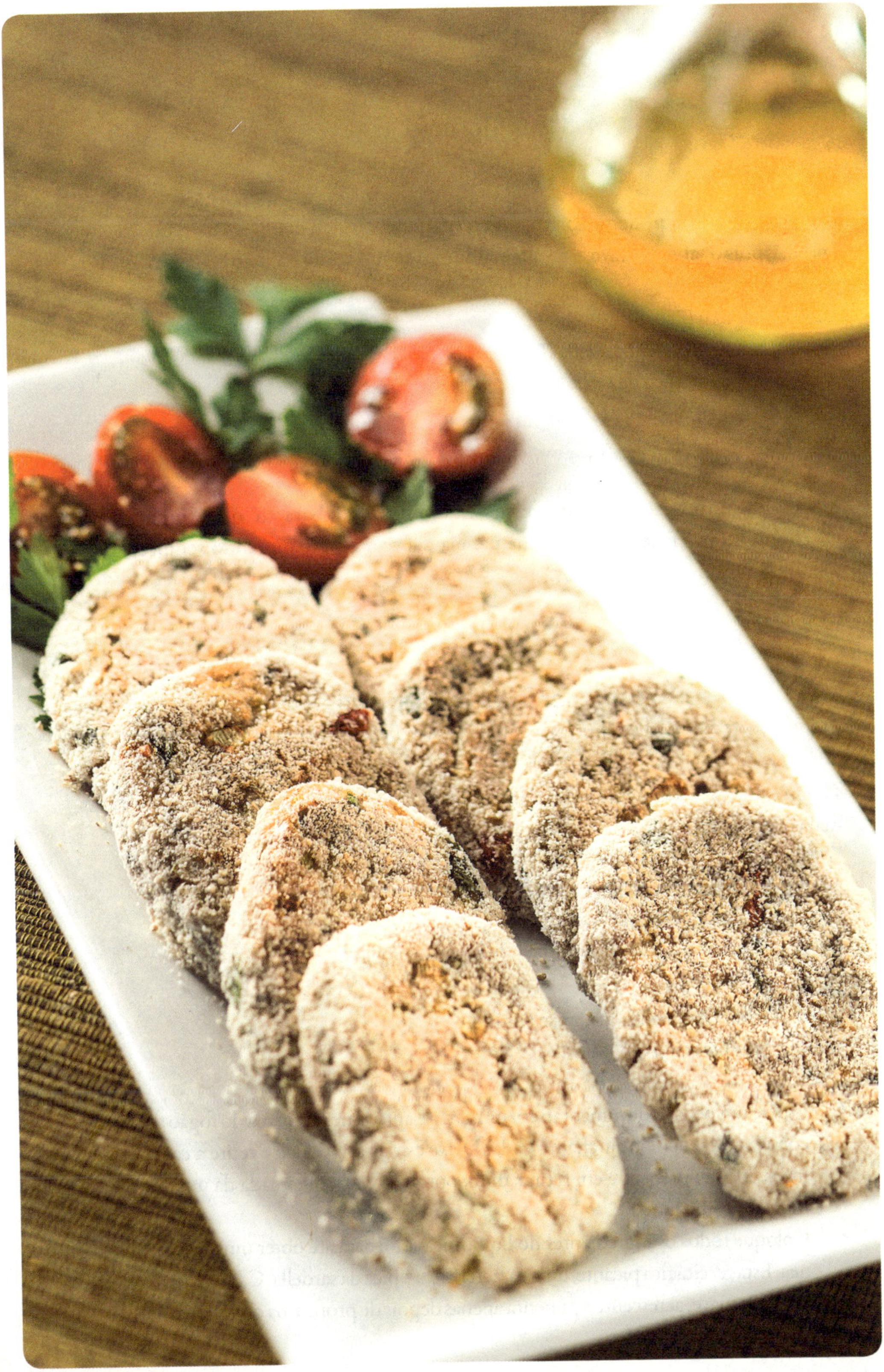

Tofupiri

Rendimento: 6 porções

Rende bastante e é pouco calórico. Ótimo para substituir a manteiga e o requeijão pela manhã, pois o sabor é suave, e também pode ser usado como recheio de pizza e lasanha.

1 pedaço de tofu (250 g)
1 colher (sopa) de polvilho azedo (8 g)
1 colher (sopa) de suco de limão (8 ml)
2 colheres (sopa) de azeite (16 ml)
¼ de colher (chá) de sal (1 g)

- Coloque todos os ingredientes no liquidificador e bata até obter uma mistura homogênea. Transfira para uma panela e leve ao fogo, mexendo sempre até dar liga, por cerca de 5 minutos.

Sardella vegetariana

Rendimento: 18 porções

Pouco calórica, é ideal para passar no pão. A alga faz o prato ficar com o sabor da sardella original.

3 pedaços médios de pimentão vermelho (46 g)
1 folha de alga nori rasgada grosseiramente (2 g)
1 xícara de molho de tomate (186 g)
1 colher (sopa) de azeite (8 ml)
½ colher (chá) de pimenta calabresa (1 g)
½ colher (chá) de sal (2 g)

- Espete um pedaço de pimentão em um garfo e aproxime da chama do fogão até a casca começar a estalar e ficar chamuscada. Deixe esfriar um pouco e retire a casca com as mãos. Não se preocupe em retirar tudo, porque a casca queimada dá um gosto levemente defumado.
- Coloque todos os ingredientes no liquidificador e bata até obter uma pasta homogênea. Esta receita fica picante, uma característica típica da sardella. Caso prefira uma versão mais suave, acrescente a pimenta apenas depois de pronto, na quantidade desejada.

Salaminho macrobiótico

Rendimento: 4 porções

Prato típico da culinária macrobiótica, lembra o sabor do salame, mas é muito mais saudável.

1 colher (chá) de missô (6 g)
2 colheres (sopa) de tahine (20 g)
1 dente de alho pequeno (4 g)
½ colher (chá) de água morna (5 ml)

- Coloque todos os ingredientes em uma tigela e amasse com um garfo, especialmente o alho. Está pronto para servir.

Omelete de tofu

Rendimento: 2 porções

Fica com cara de ovo mexido, mas não tem o mesmo gosto. É ótimo para comer com pão. Rende bastante e é pouco calórico.

¼ de colher (chá) de azeite (1,5 ml)
¼ de colher (chá) de orégano (0,25 g)
½ cebola ralada fino (65 g)
1 dente de alho grande espremido (8 g)
1 pedaço de tofu amassado com garfo (250 g)
½ cenoura ralada fino (75 g)
½ colher (chá) de açafrão (1 g)
1 colher (chá) de sal (4 g)
1 talo de cebolinha picada (18 g)

- Numa panela, aqueça o azeite e o orégano por alguns segundos. Acrescente a cebola e o alho e refogue por 1 minuto. Adicione o tofu, a cenoura, o açafrão e o sal e cozinhe por 2 minutos, mexendo sempre.
- Desligue o fogo, junte a cebolinha e misture bem antes de servir.

Tofu xadrez

Rendimento: 2 porções

Rende bastante, é pouco calórico e fica muito bonito.

1 fatia de tofu (135 g)
¼ de pimentão vermelho (40 g)
¼ de pimentão verde (40 g)
¼ de pimentão amarelo (40 g)
½ cebola pequena (70 g)
1 maço de salsão (50 g)
½ cenoura (75 g)
1 colher (sopa) de fécula de mandioca (10 g)
1 xícara de água (200 ml)
¼ de colher (chá) de azeite (1,5 ml)
1 colher (sopa) de amendoim (10 g)
3 colheres (sopa) de shoyu (60 ml)

- Corte o tofu em cubos e coloque em uma fôrma untada. Leve ao forno preaquecido a 280 °C por 10 minutos, virando os cubinhos na metade do tempo.
- Pique os pimentões e a cebola em cubos e fatie o salsão e a cenoura.
- Dissolva a fécula de mandioca em ¾ da água, mexendo bem. Reserve.
- Aqueça o azeite em uma panela e acrescente a cenoura e o amendoim e refogue por 1 minuto. Adicione o restante da água para cozinhar melhor a cenoura. Coloque os demais legumes e cozinhe por 4-5 minutos. Junte o tofu e regue com o shoyu. Acrescente a fécula de mandioca e mexa delicadamente por 5 minutos. Sirva em seguida.

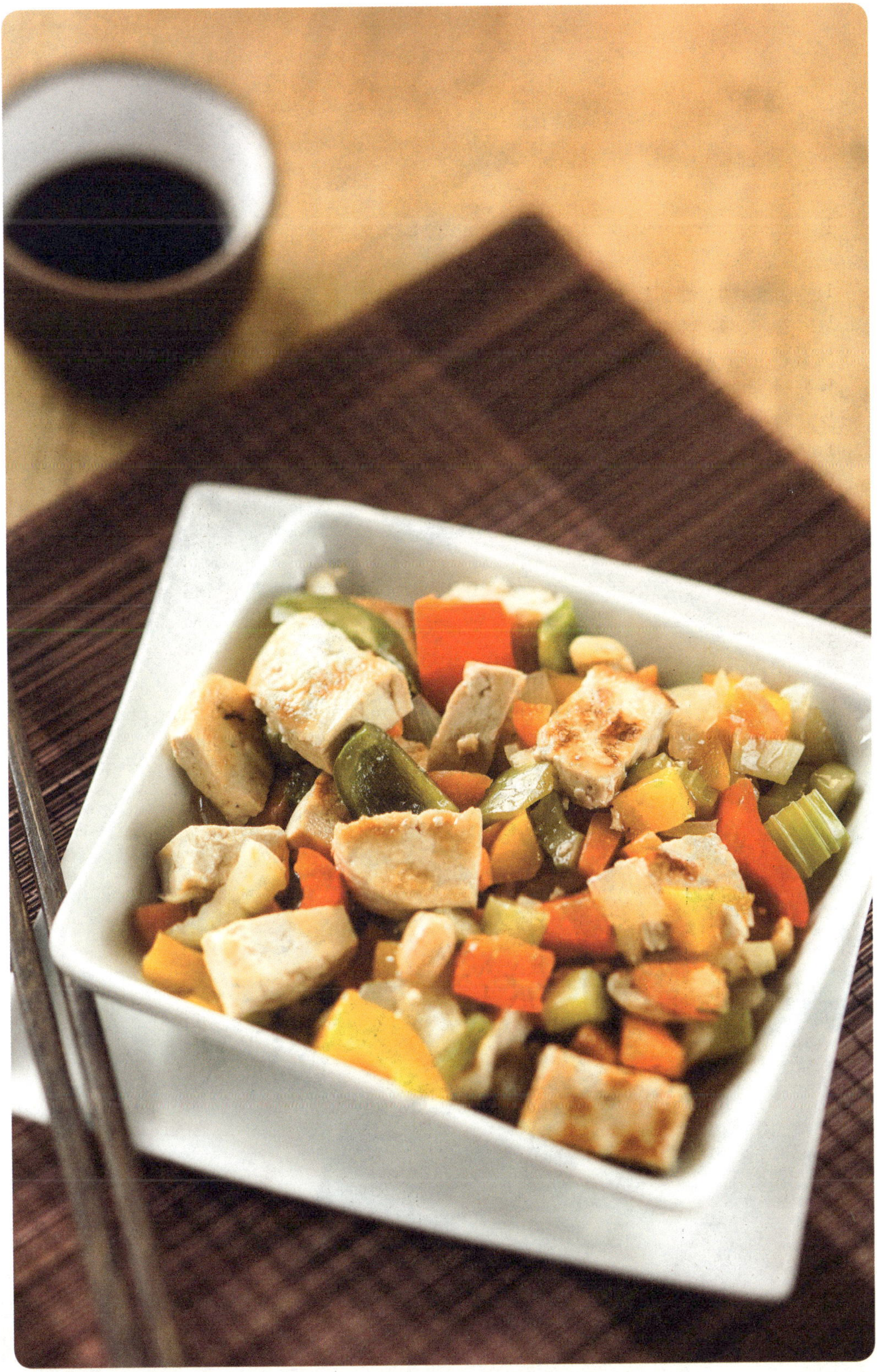

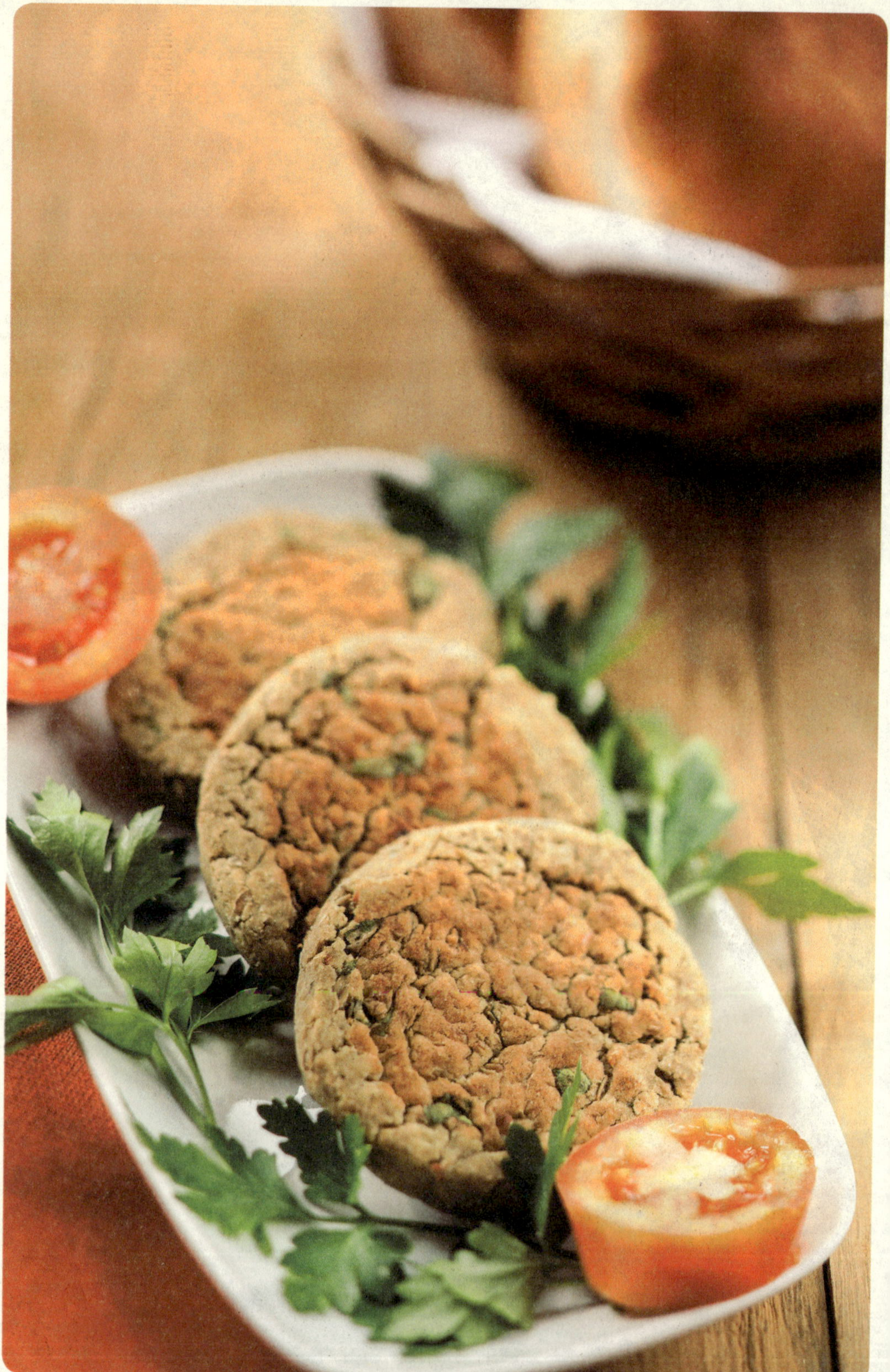

Hambúrguer de lentilha

Rendimento: 8 unidades

Ótima opção para lanches e almoços rápidos. Prato bastante proteico e rico em fibras. Cuidado para não colocar pimenta demais.

1 xícara de lentilha (175 g)
½ cebola picada (75 g)
1 dente de alho grande picado (8 g)
¼ de colher (chá) de azeite (1,5 ml)
1 colher (chá) de sal (4 g)
½ colher (chá) de orégano (0,5 g)
½ colher (chá) de pimenta calabresa (1 g)
2 xícaras de água (400 ml)
½ xícara de farinha de aveia (50 g)
1 ramo de coentro picado (4 g)
3 hastes inteiras de cebolinha picadas (30 g)

- Deixe a lentilha de molho em água por 12 horas. Escorra e descarte a água.
- Refogue a cebola e o alho no azeite por 1 minuto. Acrescente o sal, o orégano, a pimenta, a lentilha hidratada e a água. Depois que ferver, cozinhe por 10 minutos, até quase secar completamente a água.
- Espere esfriar um pouco e bata a lentilha no liquidificador, sem água, até obter uma pasta. Acrescente a farinha de aveia e bata mais um pouco.
- Transfira para uma travessa e misture o coentro e a cebolinha. Deixe descansando por 15 minutos para a aveia absorver água.
- Unte uma fôrma de vidro refratária com um pouco de óleo. Modele 8 hambúrgueres e leve ao forno preaquecido a 280 °C por 20 minutos, virando-os na metade do tempo.

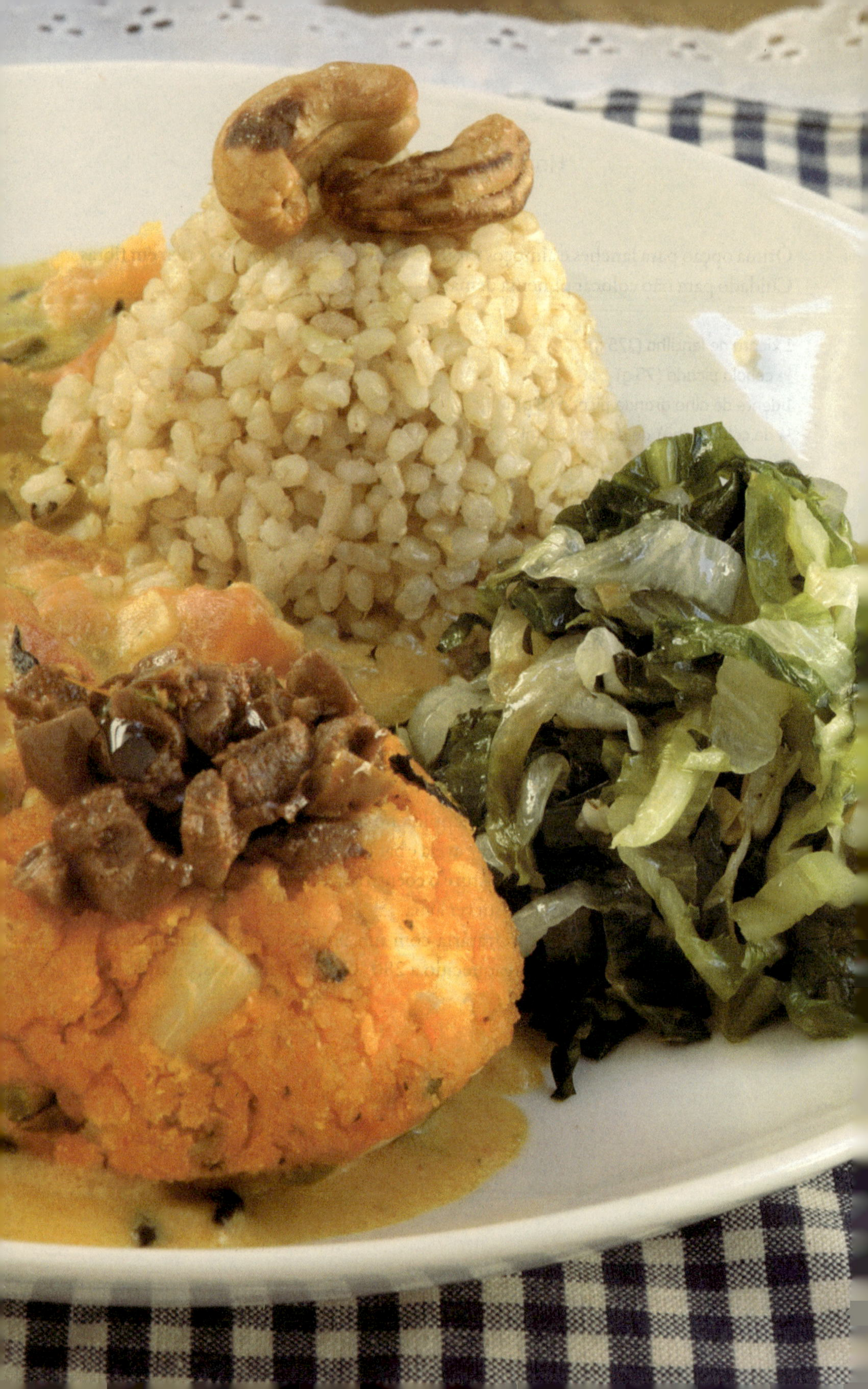

Bibliografia

Capítulo 1 - Introdução ao vegetarianismo

BNDES obstrui auditoria sobre empréstimos de R$ 8 bi ao JBS/Friboi, diz TCU. Disponível em: http://www1.folha.uol.com.br/mercado/2014/09/1517673-bndes-obstrui-auditoria-sobre-emprestimos-de-r-8-bi-ao-jbsfriboi-diz-tcu.shtml. Último acesso em 11 de janeiro de 2015.

Campeã em doações, Friboi virou gigante da carne com R$ 10 bi do BNDES. Disponível em: http://eleicoes.uol.com.br/2014/noticias/2014/08/10/campea-em-doacoes-friboi-virou-gigante-da-carne-com-r-10-bi-do-bndes.htm. Último acesso em 11 de janeiro de 2015.

Costa de Oliveira, Admar et al. O processamento doméstico do feijão-comum ocasionou uma redução nos fatores antinutricionais fitatos e taninos, no teor de amido e em fatores de flatulência rafinose, estaquiose e verbascose. **ALAN**, Caracas, v. 51, n. 3, set. 2001 . Disponível em <http://www.scielo.org.ve/scielo.php?script=sci_arttext&pid=S0004-06222001000300010&lng=pt&nrm=iso>. Último acesso em 24 de março de 2015.

Coutinho V, Cozzolino SMF. Castanha-do-pará supre necessidades orgânicas de selênio. Disponível em: http://www.usp.br/agen/bols/2000/rede599.htm. Último acesso em 27 de junho de 2006.

Davey GK, Spencer EA, Appleby PN, Allen NE, Knox KH, Key TJ. EPIC-Oxford: lifestyle characteristics and nutrient intakes in a cohort of 33 883 meat-eaters and 31 546 non meat-eaters in the UK. Public Health Nutr. 2003;6(3):259-69.

Haddad EH, Berk LS, Kettering JD, Hubbard RW, Peters WR. Dietary intake and biochemical, hematologic, and immune status of vegans compared with nonvegetarians. Am J Clin Nutr. 1999;70(3 Suppl):586S-593S.

Institute of Medicine of the National Academies. Dietary Reference Intakes. Elements. Disponível em: http://www.iom.edu/Object.File/Master/7/294/Webtableminerals.pdf. Último acesso em 27 de junho de 2006.

Institute of Medicine of the National Academies. Dietary Reference Intakes. Vitamins. Disponível em: http://www.iom.edu/Object.File/Master/7/296/webtablevitamins.pdf. Último acesso em 27 de junho de 2006.

Larsson CL, Johansson GK. Dietary intake and nutritional status of young vegans and omnivores in Sweden. Am J Clin Nutr. 2002;76(1):100-6.

Larsson CL, Johansson GK. Young Swedish vegans have different sources of nutrients than young omnivores. J Am Diet Assoc. 2005;105(9):1438-41.

Millet P, Guilland JC, Fuchs F, Klepping J. Nutrient intake and vitamin status of healthy French vegetarians and non vegetarians. Am J Clin Nutr. 1989;50(4):718-27.

Nas asas oficiais. Disponível em: http://oglobo.globo.com/economia/miriam/posts/2012/05/10/nas-asas-oficiais-444362.asp. Último acesso em 11 de janeiro de 2015.

Novo escândalo da JBS Friboi liga BNDES e governos do PT. Disponível em: http://www.epochtimes.com.br/novo-escandalo-jbs-friboi-liga-bndes-governos-pt/#.VLKRd3sYF7t . Último acesso em 11 de janeiro de 2015.

Portal Brasil. Quantidade de iodo no sal consumido no Brasil será reduzida. Disponível em http://www.brasil.gov.br/saude/2013/04/quantidade-de-iodo-no-sal-consumido-no-brasil-sera-reduzido. Último acesso em 12 de janeiro de 2015.

Sarno, Flavio et al. Estimativa de consumo de sódio pela população brasileira, 2002-2003. Rev. Saúde Pública, São Paulo, v. 43, n. 2, Apr. 2009. Disponível em: http://www.scielo.br/scielo.php?script=sci_arttext&pid=S0034-89102009000200002&lng=en&nrm=iso. Último acesso em 11 de janeiro de 2015. Epub Feb 13, 2009. http://dx.doi.org/10.1590/S0034-89102009005000002.

The National Academies Press. Dietary Reference Intakes for Energy, Carbohydrate, Fiber, Fat, Fatty Acids, Cholesterol, Protein, and Amino Acids (Macronutrients) (2005). Disponível em: http://fermat.nap.edu/books/0309085373/html. Último acesso em 27 de junho de 2006.

Capítulo 2 - Como planejar a refeição vegetariana

Brasil. Ministério da Saúde. Secretaria de Atenção à Saúde. Coordenação-Geral da Política de Alimentação e Nutrição. Guia alimentar para a população brasileira. Promovendo a alimentação saudável. Disponível em: http://dtr2004.saude.gov.br/nutricao/documentos/guia_alimentar_conteudo.pdf. Último acesso em 30 de junho de 2006.

Brasil. Ministério da Saúde. Ministério do Desenvolvimento Social e Combate à Fome/Universidade Estadual de Campinas (Unicamp). Tabela Brasileira de Composição de Alimentos. Disponível em: http://www.unicamp.br/nepa/taco/contar/tabela1_pdf.pdf. Último acesso em 27 de junho de 2006.

Fisberg RM, Marchioni DML, Slater B. Recomendações nutricionais. In: Fisberg RM, Slater B, Marchioni DML, Martini LA, editores. Inquéritos alimentares - Métodos e bases científicos. Barueri: Manole; 2005. p. 190-236.

Messina V, Melina V, Mangels AR. A new food guide for North American vegetarians. J Am Diet Assoc. 2003;103(6):771-5.Salatino A, Kraus JE, Solózano-Filho JA. Que parte das plantas aproveitamos em nossa alimentação. In: Carlota AR, editor. Importância de alimentos vegetais na proteção da saúde: fisiologia da nutrição protetora e preventiva de enfermidades degenerativas. São Paulo: Atheneu; 2001. p. 55-74. Sítio vegetariano. Atletas vegetarianos. Disponível em: http://www.vegetarianismo.com.br/esportes/atletas-veg.html. Último acesso em 27 de junho de 2006.

Rodriguez Martinez, D.; Perez Mendez, L. F. Intolerancia a la lactosa. Rev. esp. enferm. dig., Madrid, v. 98, n. 2, fev. 2006. Disponível em <http://scielo.isciii.es/scielo.php?script=sci_arttext&pid=S1130-01082006000200009&lng=es&nrm=iso>. Último acesso em 11 de janeiro de 2015.

United States Department of Agriculture. MyPyramid.gov. Inside the pyramid. How many grain foods are needed daily? Disponível em: http://www.mypyramid.gov/pyramid/grains_amount.aspx. Último acesso em 27 de junho de 2006.

United States Department of Agriculture. MyPyramid.gov. Inside the pyramid. Vegetarian choices in the meat & beans group. Disponível em: http://www.mypyramid.gov/pyramid/vegetarian.html. Último acesso em 28 de junho de 2006.

Capítulo 3 - Ferro

Brasil. Ministério da Saúde. Agência Nacional de Vigilância Sanitária. Portaria nº 14, de 3 de janeiro de 2002. Institui a Comissão Interinstitucional de condução e implementação das ações de fortificação de farinhas de trigo e de milho e seus subprodutos com o objetivo. D.O.U. – Diário Oficial da União; Poder Executivo, de 8 de janeiro de 2002. Disponível em: http://e-legis.anvisa.gov.br/leisref/public/showAct.php?id=6229&word=. Último acesso em 27 de junho de 2006.

Brasil. Ministério da Saúde. Agência Nacional de Vigilância Sanitária. Resolução RDC no 344, de 13 de dezembro de 2002. Aprova o Regulamento Técnico para a Fortificação das Farinhas de Trigo e das Farinhas de Milho com Ferro e Ácido Fólico, constante do anexo desta Resolução. D.O.U. – Diário Oficial da União; Poder Executivo, de 18 de dezembro de 2002. Disponível em: http://e-legis.anvisa.gov.br/leisref/public/showAct.php?id=1679&word=. Último acesso em 27 de junho de 2006.

Brasil. Ministério da Saúde. Ministério do Desenvolvimento Social e Combate à Fome/Universidade Estadual de Campinas (Unicamp). Tabela Brasileira de Composição de Alimentos. Disponível em: http://www.unicamp.br/nepa/taco/contar/tabela1_pdf.pdf. Último acesso em 27 de junho de 2006.

Conrad ME, Umbreit JN, Moore EG. Iron absorption and transport. Am J Med Sci. 1999;318(4):213-29.

Davidsson L, Ziegler E, Zeder C, Walczyk T, Hurrell R. Sodium iron EDTA [NaFe(III) EDTA] as a food fortificant: erythrocyte incorporation of iron and apparent absorption of zinc, copper, calcium, and magnesium from a complementary food based on wheat and soy in healthy infants. Am J Clin Nutr. 2005;81(1):104-9.

Dietary Guidelines for Americans 2005. Appendix b. food sources of selected nutrients. Appendix B-9. Food Sources of Vitamin C. Disponível em: http://www.health.gov/dietaryguidelines/dga2005/document/html/appendixB.htm#AppB9. Último acesso em 27 de junho de 2006.

Gibson GR, Beatty ER, Wang X, Cummings JH. Selective stimulation of bifidobacteria in the human colon by oligofructose and inulin. Gastroenterology. 1995;108(4):975-82.

Fairweather-Tait SJ, Teucher B. Iron and calcium bioavailability of fortified foods and dietary supplements. Nutr Rev. 2002;60(11):360-7.

Figueiredo MS, Kerbauy J. Anemias. In: Borges DR, Rothschild HA, org. Atualização terapêutica. São Paulo: Artes Médicas; 2003. p. 703-7.

Fischer Walker C, Kordas K, Stoltzfus RJ, Black RE. Interactive effects of iron and zinc on biochemical and functional outcomes in supplementation trials. Am J Clin Nutr. 2005;82(1):5-12.

Hallberg L, Hulthen L. Perspectives on iron absorption. Blood Cells Mol Dis. 2002;29(3):562-73.

Hambraeus L. Animal- and plant-food-based diets and iron status: benefits and costs. Proc Nutr Soc. 1999;58(2):235-42.

Huang YC. Nutrient intakes and iron status of vegetarians. Nutrition. 2000;16(2):147-8.

Hunt JR, Roughead ZK. Non heme-iron absorption, fecal ferritin excretion, and blood indexes of iron status in women consuming controlled lactoovovegetarian diets for 8 wk. Am J Clin Nutr. 1999;69(5):944-52.

Hunt JR. Bioavailability of iron, zinc, and other trace minerals from vegetarian diets. Am J Clin Nutr. 2003;78(3 Suppl):633S-639S.

Hunt JR. Moving toward a plant-based diet: are iron and zinc at risk? Nutr Rev. 2002;60(5 Pt 1):127-34.

Lopez MA, Martos FC. Iron availability: An updated review. Int J Food Sci Nutr. 2004;55(8):597-606.

Lynch SR. Interaction of iron with other nutrients. Nutr Rev. 1997;55(4):102-10.

Papanikolaou G, Pantopoulos K. Iron metabolism and toxicity. Toxicol Appl Pharmacol. 2005;202(2):199-211.

Quintaes KD, Amaya-Farfan J, Tomazini FM, Morgano MA, Mantovani DMB. Migração de minerais de panelas brasileiras de aço inoxidável, ferro fundido e pedra-sabão (esteatito) para simulantes de alimentos. [Mineral migration from stainless steel, cast iron and soapstone pans (steatite) onto a food simulants]. Ciênc Tecnol Aliment. 2004;24(3):397-402.

Roe MA, Heath AL, Oyston SL, Macrow C, Hoogewerff JA, Foxall R, et al. Iron absorption in male C282Y heterozygotes. Am J Clin Nutr. 2005;81(4):814-21.

Roughead ZK, Zito CA, Hunt JR. Inhibitory effects of dietary calcium on the initial uptake and subsequent retention of heme and non heme iron in humans: comparisons using an intestinal lavage method. Am J Clin Nutr. 2005;82(3):589-97.

Tapiero H, Gate L, Tew KD. Iron: deficiencies and requirements. Biomed Pharmacother. 2001;55(6):324-32.

Teucher B, Olivares M, Cori H. Enhancers of iron absorption: ascorbic acid and other organic acids. Int J Vitam Nutr Res. 2004;74(6):403-19.

World Health Organization. Micronutrient deficiencies. Iron deficiency anaemia. Disponível em: http://www.who.int/nutrition/topics/ida/en/. Último acesso em 27 de junho de 2006.

Capítulo 4 - Zinco

Brasil. Ministério do Planejamento, Orçamento e Gestão. Instituto Brasileiro de Geografia e Estatística (IBGE). Diretoria de Pesquisas. Coordenação de Índices de Preços. Pesquisa de Orçamentos Familiares 2002-2003. Análise da disponibilidade domiciliar de alimentos e do estado nutricional do Brasil. Rio de Janeiro: Instituto Brasileiro de Geografia e Estatística (IBGE); 2004. Disponível em: http://www.ibge.gov.br/home/estatistica/populacao/condicaodevida/pof/2002analise/pof2002analise.pdf. Último acesso em 28 de junho de 2006.

Dardenne M. Zinc and immune function. Eur J Clin Nutr. 2002;56 Suppl 3:S20-3.

Fischer Walker C, Black RE. Zinc and the risk for infectious disease. Annu Rev Nutr. 2004;24:255-75.

Hambidge M. Human zinc deficiency. J Nutr. 2000;130(5S Suppl):1344S-9S.

Hunt JR. Bioavailability of iron, zinc, and other trace minerals from vegetarian diets. Am J Clin Nutr. 2003;78(3 Suppl):633S-639S.

Hunt JR. Moving toward a plant-based diet: are iron and zinc at risk? Nutr Rev. 2002;60(5 Pt 1):127-34.

Joint FAO/WHO Expert Consultation. Zinc. In: Joint FAO/WHO Expert Consultation. Vitamin and mineral requirements in human nutrition. 2nd ed. Bangkok: World Health Organization; 1998. p. 230-45. Disponível em:

http://whqlibdoc.who.int/publications/2004/9241546123_chap12.pdf. Último acesso em 28 de junho de 2006.

Lonnerdal B. Dietary factors influencing zinc absorption. J Nutr. 2000;130(5S Suppl):1378S-83S.

Capítulo 5 – Cálcio

Alves GM, de Moraes MB, Fagundes-Neto U. Estado nutricional e teste do hidrogênio no ar expirado com lactose e lactulose em crianças indígenas terenas. [Nutritional status and breath hydrogen test with lactose and lactulose in Terena Indian children]. J Pediatr (Rio J). 2002;78(2):113-9.

Bronner F. Calcium nutrition and metabolism. Dent Clin North Am. 2003;47(2):209-24.

Bronner F, Pansu D. Nutritional aspects of calcium absorption. J Nutr. 1999;129(1):9-12.

Cashman K. Prebiotics and calcium bioavailability. Curr Issues Intest Microbiol. 2003;4(1):21-32.

Cashman KD. Calcium intake, calcium bioavailability and bone health. Br J Nutr. 2002;87 Suppl 2:S169-77.

Consumo per capita não cresce em 2012, após vários anos de forte crescimento. Disponível em: http://www.milkpoint.com.br/cadeia-do-leite/panorama/consumo-per-capita-nao-cresce-em-2012-apos-varios-anos-de-forte-crescimento--86033n.aspx. Último acesso em 21 de março de 2015.

Costa-Paiva L, Horovitz AP, Santos AO, Fonsechi-Carvasan GA, Pinto-Neto AM. Prevalência de osteoporose em mulheres na pós-menopausa e associação com fatores clínicos e reprodutivos. [Prevalence of osteoporosis in postmenopausal women and association with clinical and reproductive factors]. Rev Bras Ginecol Obstet. 2003;25(7).507-12.

Coxam V. Inulin-type fructans and bone health: state of the art and perspectives in the management of osteoporosis. Br J Nutr. 2005;93 Suppl 1:S111-23.

da Silveira TR, Pretto FM. Estado nutricional e teste do hidrogênio no ar expirado com lactose e lactulose em crianças. [Nutritional status and breath hydrogen test with lactose and lactulose in children]. J Pediatr (Rio J). 2002;78(2):89-90.

Fairweather-Tait SJ, Teucher B. Calcium bioavailability in relation to bone health. Int J Vitam Nutr Res. 2002;72(1):13-8.

Fairweather-Tait SJ, Teucher B. Iron and calcium bioavailability of fortified foods and dietary supplements. Nutr Rev. 2002;60(11):360-7.

Fishbein L. Multiple sources of dietary calcium-some aspects of its essentiality. Regul Toxicol Pharmacol. 2004;39(2):67-80.

Gueguen L, Pointillart A. The bioavailability of dietary calcium. J Am Coll Nutr. 2000;19(2 Suppl):119S-136S.

Hashimoto LA, Nunes EFPA. Osteoporose nas unidades básicas de saúde: conhecimento e práticas preventivas na visão das coordenadoras no município de Cianorte, Paraná. Osteoporosis on the health basic units: knowledge and preventive practices in the view of the coordinators in Cianorte city, state of Paraná, Brazil. Revista Espaço para a Saúde, Londrina. 2005;7(1):1-9.

Kerstetter JE, O'Brien KO, Insogna KL. Dietary protein, calcium metabolism, and skeletal homeostasis revisited. Am J Clin Nutr. 2003;78(3 Suppl):584S-592S.

Kerstetter JE, O'Brien KO, Caseria DM, Wall DE, Insogna KL. The impact of dietary protein on calcium absorption and kinetic measures of bone turnover in women. J Clin Endocrinol Metab. 2005;90(1):26-31.

Kohlenberg-Mueller K, Raschka L. Calcium balance in young adults on a vegan and lactovegetarian diet. J Bone Miner Metab. 2003;21(1):28-33.

Lovelace HY, Barr SI. Diagnosis, symptoms, and calcium intakes of individuals with self-reported lactose intolerance. J Am Coll Nutr. 2005;24(1):51-7.

Mei J, Yeung SS, Kung AW. High dietary phytoestrogen intake is associated with higher bone mineral density in postmenopausal but not premenopausal women. J Clin Endocrinol Metab. 2001;86(11):5217-21.

New SA. Do vegetarians have a normal bone mass? Osteoporos Int. 2004;15(9):679-88.

Pereira Filho D, Furlan SA. Prevalência de intolerância à lactose em função da faixa etária e do sexo: experiência do Laboratório Dona Francisca, Joinville (SC). Revista Saúde e Ambiente/Health and Environment Journal. 2004;5(1):24-30.

Pinto Neto AM, Soares A, Urbanetz AA, Souza ACA, Ferrari AEM, Amaral B, et al. Consenso brasileiro de osteoporose 2002. [Brazilian consensus on osteoporosis 2002]. Rev Bras Reumatol. 2002;42(6):343-54.

Reis JC, Morais MB, Fagundes-Neto U. Teste do H2 no ar expirado na avaliação de absorção de lactose e sobrecrescimento bacteriano no intestino delgado de escolares. [Breath hydrogen test to evaluate lactose absorption and small bowel bacterial overgrowth in children]. Arq Gastroenterol. 1999;36(4):169-76.

Walters JR. The role of the intestine in bone homeostasis. Eur J Gastroenterol Hepatol. 2003;15(8):845-9.

Weaver CM, Proulx WR, Heaney R. Choices for achieving adequate dietary calcium with a vegetarian diet. Am J Clin Nutr. 1999;70(3 Suppl):543S-548S.

Weaver CM, Liebman M. Biomarkers of bone health appropriate for evaluating functional foods designed to reduce risk of osteoporosis. Br J Nutr. 2002;88 Suppl 2:S225-32.

Zittermann A. Effects of vitamin K on calcium and bone metabolism. Curr Opin Clin Nutr Metab Care. 2001;4(6):483-7.

Capítulo 6 - Vitamina B_{12}

Allen, L.H., Folate and vitamin B12 status in the Americas. Nutr Rev, 2004. 62(6 Pt 2): p. S29-33; discussion S34.

Almeida, L.C., et al., Preditores sócio-demográficos, de estilo de vida e gineco-obstétricos das concentrações séricas ou plasmáticas de homocisteína, ácido fólico e vitaminas B12 e B6 em mulheres de baixa renda de São Paulo, Brasil. Cadernos de Saúde Pública, 2008. 24: p. 587-596.

Alpers DH. What is new in vitamin B(12)? Curr Opin Gastroenterol. 2005;21(2):183-6.

Andres E, Loukili NH, Noel E, Kaltenbach G, Abdelgheni MB, Perrin AE, et al. Vitamin B12 (cobalamin) deficiency in elderly patients. CMAJ. 2004 Aug 3;171(3):251-9.

Antony AC. Vegetarianism and vitamin B12 (cobalamin) deficiency. Am J Clin Nutr. 2003;78(1):3-6.

Arguin, H., et al., Impact of adopting a vegan diet or an olestra supplementation on plasma organochlorine concentrations: results from two pilot studies. Br J Nutr, 2010. 103 (10): p. 1433-41.

Bissoli L, Di Francesco V, Ballarin A, Mandragona R, Trespidi R, Brocco G, et al. Effect of vegetarian diet on homocysteine levels. Ann Nutr Metab. 2002;46(2):73-9.

Croft MT, Lawrence AD, Raux-Deery E, Warren MJ, Smith AG. Algae acquire vitamin B12 through a symbiotic relationship with bacteria. Nature. 2005;438(7064):90-3.

Desouza C, Keebler M, McNamara DB, Fonseca V. Drugs affecting homocysteine metabolism: impact on cardiovascular risk. Drugs. 2002;62(4):605-16.

Donaldson MS. Metabolic vitamin B12 status on a mostly raw vegan diet with follow-up using tablets, nutritional yeast, or probiotic supplements. Ann Nutr Metab. 2000;44(5-6):229-34.

Figueiredo MS, Kerbauy J. Anemias. In: Borges DR, Rothschild HA, org. Atualização terapêutica. São Paulo: Artes Médicas; 2003. p. 703-7.

Garcia A, Zanibbi K. Homocysteine and cognitive function in elderly people. CMAJ. 2004;171(8):897-904.

Garcia, M.T., F.S. Granado, and M.A. Cardoso, Alimentação complementar e estado nutricional de crianças menores de dois anos atendidas no Programa Saúde da Família em Acrelândia, Acre, Amazônia Ocidental Brasileira. Cadernos de Saúde Pública, 2011. 27: p. 305-316.

Herrmann W, Geisel J. Vegetarian lifestyle and monitoring of vitamin B12 status. Clin Chim Acta. 2002;326(1-2):47-59.

Hoffbrand V, Provan D. ABC of clinical haematology. Macrocytic anaemias. BMJ. 1997;314(7078):430-3.

Howden CW. Vitamin B12 levels during prolonged treatment with proton pump inhibitors. J Clin Gastroenterol. 2000;30(1):29-33.

Hu FB, Willett WC. Optimal diets for prevention of coronary heart disease. JAMA. 2002;288(20):2569-78.

Krajcovicova-Kudlackova M, Blazicek P, Babinska K, Kopcova J, Klvanova J, Bederova A, et al. Traditional and alternative nutrition levels of homocysteine and lipid parameters in adults. Scand J Clin Lab Invest. 2000;60(8):657-64.

Koebnick C, Hoffmann I, Dagnelie PC, Heins UA, Wickramasinghe SN, Ratnayaka ID, et al. Long-term ovo-lacto vegetarian diet impairs vitamin B12 status in pregnant women. J Nutr. 2004;134(12):3319-26.

Markle HV. Cobalamin. Crit Rev Clin Lab Sci. 1996;33(4).247-356.

Nallamothu BK, Fendrick AM, Omenn GS. Homocyst(e)ine and coronary heart disease: pharmacoeconomic support for interventions to lower hyperhomocyst(e) inaemia. Pharmacoeconomics. 2002;20(7):429-42.

Ravaglia G, Forti P, Maioli F, Martelli M, Servadei L, Brunetti N, et al. Homocysteine and folate as risk factors for dementia and Alzheimer disease. Am J Clin Nutr. 2005;82(3):636-43.

Rogers LM, Boy E, Miller JW, Green R, Rodriguez M, Chew F, Allen LH. Predictors of cobalamin deficiency in Guatemalan school children: diet, Helicobacter pylori, or bacterial overgrowth? J Pediatr Gastroenterol Nutr. 2003;36(1):27-36.

Russell RM, Baik HW. Clinical implications of vitamin B12 deficiency in the elderly. Nutr Clin Care. 2001;4(4):214-20.

Snow CF. Laboratory diagnosis of vitamin B12 and folate deficiency: a guide for the primary care physician. Arch Intern Med. 1999;159(12):1289-98.

Shuval-Sudai O, Granot E. An association between Helicobacter pylori infection and serum vitamin B12 levels in healthy adults. J Clin Gastroenterol. 2003;36(2):130-3.

Stabler SP, Allen RH. Vitamin B12 deficiency as a worldwide problem. Annu Rev Nutr. 2004;24:299-326.

Thame, G., et al., Folato, vitamina B12 e ferritina sérica e defeitos do tubo neural. Revista Brasileira de Ginecologia e Obstetrícia, 1998. 20: p. 449-453.

Venti CA, Johnston CS. Modified food guide pyramid for lactovegetarians and vegans. J Nutr. 2002;132(5):1050-4.

Watanabe F, Takenaka S, Kittaka-Katsura H, Ebara S, Miyamoto E. Characterization and bioavailability of vitamin B12-compounds from edible algae. J Nutr Sci Vitaminol (Tokyo). 2002;48(5):325-31.

Capítulo 7 – Ômega-3

Calder PC, Grimble RF. Polyunsaturated fatty acids, inflammation and immunity. Eur J Clin Nutr. 2002;56 Suppl 3:S14-9.

Crawford M, Galli C, Visioli F, Renaud S, Simopoulos AP, Spector AA. Role of plant-derived omega-3 fatty acids in human nutrition. Ann Nutr Metab. 2000;44(5-6):263-5.

Conquer JA, Holub BJ. Supplementation with an algae source of docosahexaenoic acid increases (n-3) fatty acid status and alters selected risk factors for heart disease in vegetarian subjects. J Nutr. 1996;126(12):3032-9.

Davis BC, Kris-Etherton PM. Achieving optimal essential fatty acid status in vegetarians: current knowledge and practical implications. Am J Clin Nutr. 2003;78(3 Suppl):640S-646S.

Li D, Sinclair A, Wilson A, Nakkote S, Kelly F, Abedin L, et al. Effect of dietary alpha-linolenic acid on thrombotic risk factors in vegetarian men. Am J Clin Nutr. 1999;69(5):872-82.

Mezzano D, Kosiel K, Martinez C, Cuevas A, Panes O, Aranda E, et al. Cardiovascular risk factors in vegetarians. Normalization of hyperhomocysteinemia with vitamin B12 and reduction of platelet aggregation with n-3 fatty acids. Thromb Res. 2000;100(3):153-60.

Pereira C, Li D, Sinclair AJ. The alpha-linolenic acid content of green vegetables commonly available in Australia. Int J Vitam Nutr Res. 2001;71(4):223-8.

Rosell MS, Lloyd-Wright Z, Appleby PN, Sanders TA, Allen NE, Key TJ. Long-chain n-3 polyunsaturated fatty acids in plasma in British meat-eating, vegetarian, and vegan men. Am J Clin Nutr. 2005;82(2):327-34.

Simopoulos AP. Omega-3 fatty acids and antioxidants in edible wild plants. Biol Res. 2004;37(2):263-77.

Simopoulos AP. Omega-3 fatty acids in inflammation and autoimmune diseases. J Am Coll Nutr. 2002;21(6):495-505.

Stuchlik M, Zak S. Vegetable lipids as components of functional foods. Biomed Pap Med Fac Univ Palacky Olomouc Czech Repub. 2002;146(2):3-10.

Weiss LA, Barrett-Connor E, von Muhlen D. Ratio of n-6 to n-3 fatty acids and bone mineral density in older adults: the Rancho Bernardo Study. Am J Clin Nutr. 2005;81(4):934-8.

Wijendran V, Hayes KC. Dietary n-6 and n-3 fatty acid balance and cardiovascular health. Annu Rev Nutr. 2004;24:597-615.

Capítulo 8 – Vitamina D

Berry JL, Davies M, Mee AP. Vitamin D metabolism, rickets, and osteomalacia. Semin Musculoskelet Radiol. 2002;6(3):173-82.

Bischoff-Ferrari HA, Willett WC, Wong JB, Giovannucci E, Dietrich T, Dawson--Hughes B. Fracture prevention with vitamin D supplementation: a meta-analysis of randomized controlled trials. JAMA. 2005;293(18):2257-64.

Bischoff-Ferrari HA, Dawson-Hughes B, Willett WC, Staehelin HB, Bazemore MG, Zee RY, et al. Effect of Vitamin D on falls: a meta-analysis. JAMA. 2004;291(16):1999-2006.

Calvo MS, Whiting SJ, Barton CN. Vitamin D intake: a global perspective of current status. J Nutr. 2005;135(2):310-6.

Institute of Medicine. DRIs dor Calcium and Vitamin D. Disponível em http://www.iom.edu/Reports/2010/Dietary-Reference-Intakes-for-Calcium-and-Vitamin-D/DRI-Values.aspx . Último acesso em 1º de fevereiro de 2015.

Mastaglia SR, Mautalen CA, Parisi MS, Oliveri B. Vitamin D2 dose required to rapidly increase 25OHD levels in osteoporotic women. Eur J Clin Nutr. 2006;60(5):681-7.

Tangpricha V, Turner A, Spina C, Decastro S, Chen TC, Holick MF. Tanning is associated with optimal vitamin D status (serum 25-hydroxyvitamin D concentration) and higher bone mineral density. Am J Clin Nutr. 2004;80(6):1645-9.

Whiting SJ, Calvo MS. Dietary recommendations for vitamin D: a critical need for functional end points to establish an estimated average requirement. J Nutr. 2005;135(2):304-9.Whiting SJ, Calvo MS. Dietary recommendations to meet both endocrine and autocrine needs of Vitamin D. J Steroid Biochem Mol Biol. 2005;97(1-2):7-12.

Capítulo 9 - Proteínas

Kunkel ME, Beauchene RE. Protein intake and urinary excretion of protein-derived metabolites in aging female vegetarians and non vegetarians. J Am Coll Nutr. 1991;10(4):308-14.

Martin A, Touvier M, Volatier JL. The basis for setting the upper range of adequate intake for regulation of macronutrient intakes, especially amino acids. J Nutr. 2004;134(6 Suppl):1625S-1629S; discussion 1630S-1632S, 1667S-1672S.

McDougall J. Plant foods have a complete amino acid composition. Circulation. 2002;105(25):e197.

Millward DJ, Jackson AA. Protein/energy ratios of current diets in developed and developing countries compared with a safe protein/energy ratio: implications for recommended protein and amino acid intakes. Public Health Nutr. 2004;7(3):387-405.

Millward DJ. The nutritional value of plant-based diets in relation to human amino acid and protein requirements. Proc Nutr Soc. 1999;58(2):249-60.

Mills EN, Breiteneder H. Food allergy and its relevance to industrial food proteins. Biotechnol Adv. 2005;23(6):409-14.

Rand WM, Pellett PL, Young VR. Meta-analysis of nitrogen balance studies for estimating protein requirements in healthy adults. Am J Clin Nutr. 2003;77(1):109-27.

Read RSD. Macronutrient innovations and their educational implications: proteins, peptides and amino acids. Asia Pacific J Clin Nutr. 2002;11(S6):S174-S183. Disponível em: http://www.healthyeatingclub.com/APJCN/Volume11/vol-11sup6/S174.pdf. Último acesso em 28 de junho de 2006.

The National Academies Press. Protein and Amino Acids. In: The National Academies Press. Dietary Reference Intakes for Energy, Carbohydrate, Fiber, Fat, Fatty Acids, Cholesterol, Protein, and Amino Acids (Macronutrients) (2005). Disponível em: http://darwin.nap.edu/books/0309085373/html/589.html. Último acesso em 27 de junho de 2006.

Young VR, Pellett PL. Plant proteins in relation to human protein and amino acid nutrition. Am J Clin Nutr. 1994;59(5 Suppl):1203S-1212S.

Ziegler, Fabiane La Flor; Sgarbieri, Valdemiro Carlos. Caracterização químico--nutricional de um isolado proteico de soro de leite, um hidrolisado de colágeno bovino e misturas dos dois produtos. Rev. Nutr., Campinas , v. 22, n. 1, Feb. 2009. Disponível em http://www.scielo.br/scielo.php?script=sci_arttext&pid=S1415-52732009000100006&lng=en&nrm=iso>. Último acesso em 2 de fevereiro de 2015. http://dx.doi.org/10.1590/S1415-52732009000100006.

Capítulo 10 - Fatores antinutricionais

Champ MM. Non-nutrient bioactive substances of pulses. Br J Nutr. 2002;88 Suppl 3:S307-19.

Cuppari L, Avesani CM, Mendonça COG, Martini LA, Monte JCM. Doenças renais. In: Cuppari L. Nutrição clínica no adulto. 2ª ed. Barueri: Manole; 2005. p 167-99.

Famularo G, De Simone C, Pandey V, Sahu AR, Minisola G. Probiotic lactobacilli: an innovative tool to correct the malabsorption syndrome of vegetarians? Med Hypotheses. 2005;65(6):1132-5.

Fishbein L. Multiple sources of dietary calcium-some aspects of its essentiality. Regul Toxicol Pharmacol. 2004;39(2):67-80.Gibson RS, Yeudall F, Drost N, Mtitimini B, Cullinan T. Dietary interventions to prevent zinc deficiency. Am J Clin Nutr. 1998;68(2 Suppl):484S-487S.

Hurrell RF. Influence of vegetable protein sources on trace element and mineral bioavailability. J Nutr. 2003;133(9):2973S-7S.

Lopez HW, Leenhardt F, Coudray C, Remesy C. Minerals and phytic acid interactions: is it a real problem for human nutrition? International Journal of Food Science & Technology. 2002;37(7):727-39.

Minihane AM, Rimbach G. Iron absorption and the iron binding and anti-oxidant properties of phytic acid. International Journal of Food Science & Technology. 2002;37(7):741-8.

Raboy V. Progress in breeding low phytate crops. J Nutr. 2002;132(3):503S-505S.

Reynolds TM. ACP Best Practice No 181: Chemical pathology clinical investigation and management of nephrolithiasis. J Clin Pathol. 2005;58(2):134-40.

Ruel MT, Bouis HE. Plant breeding: a long-term strategy for the control of zinc deficiency in vulnerable populations. Am J Clin Nutr. 1998;68 (2 Suppl):488S-494S.

Sandberg AS. Bioavailability of minerals in legumes. Br J Nutr. 2002;88 Suppl 3:S281-5.

Shils ME, Olson JA, Shike M, Ross AC. Modern nutrition in health and disease. Baltimore: Williams & Wilkins; 1999.

Zhou JR, Erdman JW Jr. Phytic acid in health and disease. Crit Rev Food Sci Nutr. 1995;35(6):495-508.